AF476479

# LES ARTHRITES

# ALVÉOLO-DENTAIRES

PAR

**ÉLIE FOURQUET**

CHIRURGIEN-DENTISTE DE LA FACULTÉ DE MÉDECINE DE PARIS

Chef de Clinique à l'École Odontotechnique de France

---

Avec 35 figures dans le texte

---

PARIS

OCTAVE DOIN ET FILS, ÉDITEURS

8, PLACE DE L'ODÉON, 8

1910

# LES ARTHRITES
# ALVÉOLO-DENTAIRES

# LES ARTHRITES
# ALVÉOLO-DENTAIRES

ÉTUDE ANATOMIQUE, PHYSIOLOGIQUE,
PATHOLOGIQUE ET THÉRAPEUTIQUE

PAR

**Élie FOURQUET**

CHIRURGIEN-DENTISTE DE LA FACULTÉ DE MÉDECINE DE PARIS
Chef de Clinique à l'École Odontotechnique de France

---

Avec 35 figures dans le texte

---

PARIS
OCTAVE DOIN ET FILS, ÉDITEURS
8, PLACE DE L'ODÉON, 8

1910

# PRÉFACE

Si nous jetons un coup d'œil sur l'ensemble des travaux concernant l'*étude complète* du ligament alvéolo-dentaire, nous pouvons constater que la littérature dentaire ne nous offre que deux mémoires remplissant cette condition : ceux de V. PIETKIEWICZ (1) et de NUYTS (2).

Tous les autres auteurs — et ils sont nombreux — ont étudié l'articulation alvéolo-dentaire dans une ou plusieurs de ses parties, mais jamais dans son ensemble. C'est ainsi que l'*histo-physiologie* a été étudiée, tour à tour, par FAUCHARD (3); CUVIER (4); FOX (5) ; LEMAIRE (6); OUDET (7) ; BLANDIN (8) ; J. HUNTER (9) ; MAGITOT (10) ; HUXLEY (11) ;

(1) Victorien Pietkiewicz. « *De la périostite alvéolo-dentaire* ». Th. de Paris, 1876.

(2) Nuyts. « *De l'arthrite alvéolo-dentaire et, en particulier, de l'arthrite consécutive à la carie* ». Th. de Lille, 1895.

(3) Fauchard. *Le chirurgien dentiste*. Paris, 1786.

(4) Cuvier. Art. « *Dent* » in Chirurg. des sciences médicales. 1814.

(5) Fox. *Histoire naturelle et maladie des dents de l'espèce humaine*. (Traduit par Lemaire, 1821.)

(6) Lemaire. *Traité sur les dents*.

(7) Oudet. Art. « *Dent* » in Diction. en 30 volumes. Paris, 1835.

(8) Blandin. « *Des dents* ». Th. Paris, 1836.

(9) J. Hunter. Traité des dents humaines (*articulation des dents*). Traduction par Richelot. Paris, 1845.

(10) Magitot. *1° Sur les tumeurs du périoste dentaire.*

*2° Sur la pathogénie des kystes et des abcès des mâchoires.* (Gazette des Hôpitaux, juin 1869, pages 245-250).

*3° Sur les kystes des mâchoires* (archives générales de médecine, 1872, t. II, pages 399-681).

*4°* Mémoire « *sur les tumeurs du périoste dentaire et sur l'ostéo-périostite alvéolo-dentaire* ». Paris, 1873.

(11) Huxley. *Elém. d'anat. comp. des animaux vertébrés* (traduit de l'anglais par Bruvet, 1875).

Ch. Tomes (1) ; Kölliker (2) ; Verneuil (3) ; Aguilhon de Sarran (4) ; Ranvier (5) ; Malassez (6) ; Black (7) (Amérique) ; Collaud (8) (Suisse) ; Beltrami (9) ; Poirier (10) ; etc., etc.

L'étude pathologique et thérapeutique des arthrites alvéolo-dentaires — *particulièrement dans leur forme chronique* — basée sur un grand nombre d'observations, a suscité d'importantes thèses parmi lesquelles nous pouvons citer celles de Boyer (11) ; Diday (12) ; Forget (13) ; Albrecht (14) ; Vinsac (15) ; Richaud (16) ; Cl. Martin (17) ; Malassez ;

(1) Tomes. *Traité d'anatomie dentaire humaine et comparée.* (Traduction de Cruet, 1876.) (1880).

(2) Kolliker. *Histologie humaine.* Traduction française, p. 490.

(3) Verneuil. *Kystes périostiques du maxillaire supérieur.* Observation publiée et commentée par *M. Weiss*, élève de Verneuil. *Progrès médical,* 14 février 1874, p 73-74.)

(4) Aguilhon de Sarran. 1o *Note sur la gingivite expulsive.* Société de Biologie. Séance du 16 juin 1880. Compte rendu, p. 402).

2o *Note sur les Kystes dits « périostiques »* (Société de Biologie. Séance du 29 mars 1884. Compte rendu, p. 185).

(5) Ranvier. *Cours du Collège de France,* 1883-1884.

(6) Malassez. 1o *Sur l'existence d'amas épithéliaux autour de la racine des dents chez l'homme adulte et à l'état normal.* (Débris épithéliaux paradentaires).

2o *Appendice:* Sur le prétendu périoste alvéolo-dentaire (*in Archives de Physiologie :* nos des 15 février, mai et août 1885).

(7) Black. *The peridendal membrane.* (Dental Review, Chicago, 1887).

(8) Collaud. Etude du ligament alvéolo-dentaire. Genève 1892.

(9) Beltrami, E. *L'articulation alvéolo-dentaire chez l'homme.* Thèse Paris, 1895.

(10) Prof. Poirier. Cour magistral « *sur le tube digestif et ses annexes* » (Grand amphithéâtre de l'Ecole pratique de médecine. Paris, novembre et décembre 1904. Leçons inédites recueillies par *nous-même*).

(11) Boyer. Traité des *maladies chirurgicales et des opérations qui les concernent,* t. VI, p. 361, année 1818.

(12) Diday. *Des maladies de la face.* (Th. agr. chirurgie, 1839, p. 35-36).

(13) Forget. *Sur les Kystes des os maxillaires* (Société de chirurgie, 1853, t. III, p 237).

(14) Albrecht. *Die Krankheiter an der Wurselhaut der Zaehne.* Berlin, 1860.

(15) Vinsac. *Considérations sur les abcès sous-périostiques consécutifs à la carie dentaire.* Th. Paris, 1874.

(16) Richaud. « *Fistules dentaires* ». Th. Paris, 1877.

(17) Cl. Martin. *Technique opératoire dans la résection de l'apex* « in situ » in Lyon médical, 1881.

ALBARRAN (1) ; GALIPPE (2) ; CH. BOUVET (3) ; GÉRARD-MARCHAND (4) ; TELLIER (5) ; OVIZE (6) ; GIRES (7) ; MURET (8) ; W.-B. PIETKIEWICZ (9); O. AMOËDO (10); J. PRUDHOMME (11); CRUET (12) ; REDIER (de Lille) (13) ; P. JACQUES (de Nancy) (14) ; CAVALIÉ (de Bordeaux) (15) ; M. ROY (16), etc., etc.

Mais si, dans leur ensemble, ces auteurs ont pu, par leurs travaux — dont quelques-uns ont constitué et constitueront encore la pierre angulaire des travaux passés et futurs — ont pu, disons-nous, faire faire un bond prodigieux au progrès de nos connaissances sur la région arthro-dentaire, aucun d'eux n'a, comme nous le disions plus haut, traité la question dans son ensemble, c'est-à-dire au point de vue à la fois *anatomique, pathologique* et *thérapeutique.*

De plus, nous nous permettrons de faire remarquer que

---

(1) Albarran, 1° Société de Biologie et Société Anatomique, 18.7.
2° « *Kystes des mâchoires* ». (Anatomie pathologique, pathogénie et quelques points de clinique), *in* Revue de chirurgie, 1888, n° 6, p. 429.

(2) Galippe Journal des Connaissances médicales, 1888-1889.

(3) Ch Bouvet. *Étude critique sur la variété des Kystes des mâchoires.* (Variété radiculo-dentaire). Th. Paris, 1891.

(4) Gérard-Marchand. *Des abcès et des fistules du menton, symptomatiques d'une lésion non apparente de la racine de l'une des incisives inférieures.* (Bulletin de la Société de Chirurgie, Paris, 1892).

(5) Tellier. *Traitement des fistules dentaires.* Th. Paris, 1893.

(6) Ovize. *Les fistules dentaires et d'origine dentaire.* Th. Paris, 1897.

(7) Gires. *Fistules odontopathiques* et technique opératoire. Revue de Stomatologie, 1900.

(8) Muret. *Traitement des fistules dentaires et des fistules mentonnières en particulier.* Th. de Paris, 1903.

(9) W.-B. Pietkiewicz. *Cure radicale des fistules d'origine dentaire*, Th. de Paris, 1904.

(10) O. Amoëdo. *Fistules du menton d'origine dentaire. In* Revue de Stomatologie, 1904.

(11) Prud'homme. *Des fistules du cou d'origine dentaire.* Th. Paris, 1906.

(12) Cruet. « *Greffes dentaires chaudes* ». *In* Revue de Stomatologie, Octobre 1907.

(13) Redier. « *Note sur la pathogénie des kystes radiculo-dentaires* ». *In* Revue de Stomatologie, octobre 1907.

(14) Jacques, *de Nancy. Symptômes, diagnostic et traitement des kystes para-dentaires du maxillaire supérieur. In* Odontologie, octobre 1907.

(15) Cavalié (de Bordeaux). *Les kystes dentaires* (Communication à l'A. F. A. S , Lille, 1909).

(16) M. Roy. *Le curettage alvéolo-radiculaire* (Communication à l'A. F. A. S., Lille, 1909)

les mémoires de V. Pietkeiwicz (1876) et de Nuyts (1895), écrits à des époques respectivement éloignées, reposent chacun d'eux, au point de vue anatomique, sur des théories diamétralement opposées : marquant ainsi comme les points de repère principaux, ou, si l'on préfère, les deux principales étapes de la *vérité* sur la nature anatomique des moyens d'union des dents avec leurs alvéoles.

Enfin, ces deux mémoires — admirables comme richesse documentaire tant clinique que pathogénique — quoique très suffisants pour un clinicien ayant fait ses études médicales, ne présentent plus les mêmes conditions lorsqu'il s'agit de nos élèves auxquels il faut, de plus en plus, des résumés dont la clarté et la méthode dans la description ne doivent le disputer qu'à la simplicité.

De telle sorte qu'à l'heure actuelle, si un étudiant désirait consulter, nous ne dirons pas un traité complet, mais un résumé de tout ce qui concerne l'articulation alvéolo-dentaire, il ne le pourrait qu'à la condition de se procurer, soit toute une série de travaux — dont chacun d'eux constituerait une partie de cette étude — soit alors les deux mémoires sus-mentionnés, mais où son peu d'expérience médicale et son faible entraînement clinique auraient de la peine à se mouvoir et à en retirer un profit scientifique et pratique.

D'autre part — et c'est une des raisons principales qui nous ont suggéré ce travail — il est facile de constater, qu'au point de vue thérapeutique, aucun mémoire n'indique d'une façon succincte et suffisamment didactique l'ensemble des méthodes de traitement que nous connaissons à l'heure actuelle.

Il en résulte que l'étudiant, et même le praticien, ne peuvent puiser, selon leur initiative, que des éléments de thérapeutique incomplets et qui, pour la plupart, ne peuvent être considérés que comme de simples palliatifs.

Aussi leur confiance se trouve très souvent être mitigée à la fois de scepticisme et d'incertitude quant aux résultats à obtenir.

Nous avons divisé notre travail en trois chapitres.

Le 1er comprendra l'Histo-Physiologie ; le 2e la Pathologie ; enfin le 3e la Thérapeutique de l'articulation alvéolo-dentaire.

Dans l'*Histo-Physiologie* nous passerons rapidement en revue les différentes théories qui ont précédé la théorie articulaire. Nous nous inspirerons pour l'étude de celle-ci, d'une part des travaux de MALASSEZ et de BELTRAMI, et d'autre part de nos notes prises aux cours magistraux de notre grand anatomiste français, le professeur POIRIER.

Nous avons été assez heureux, en effet, d'assister, durant 3 années consécutives (1904-1905-1906), aux cours si intéressants de l'éminent professeur POIRIER.

La description anatomique que nous donnerons de l'articulation alvéolo-dentaire sera donc la reproduction aussi exacte que possible des seules et uniques leçons faites par le professeur POIRIER sur cette région anatomique.

Ce sera là, croyons-nous, le plus respectueux et reconnaissant hommage posthume que nous puissions rendre à ce grand savant, qui fut partout et toujours l'ami et le défenseur du chirurgien-dentiste et dont la didactique, exposée avec autant de science que d'éloquence, était pour tous ceux qu'il instruisait un régal à la fois littéraire et scientifique.

Dans la *Pathologie*, nous insisterons tout d'abord sur l'étiologie des arthrites, puis nous exposerons nos idées concernant leur classification et symptomatologie. Enfin nous réserverons une place importante aux complications de voisinage et à distance.

Dans la *Thérapeutique*, nous aurons surtout pour but d'exposer d'une façon éclectique, l'ensemble des méthodes de traitement connues jusqu'à ce jour.

Nous nous adressons, ne l'oublions pas, à des étudiants, c'est-à-dire à des élèves dont l'unique désir et le plus pressant besoin consistent à connaître tout ce qui leur sera nécessaire pour affronter dignement leurs examens de fin d'études en vue de l'obtention du diplôme d'État.

C'est pour ces raisons, du reste, que nous nous sommes efforcé d'être très prudent dans nos critiques, de façon à ne pas fausser par avance leur esprit et être, de ce fait, une cause indirecte d'échec pour les dits examens.

Plus tard, lorsque l'étudiant sera devenu praticien, il pourra alors, à son tour, choisir dans l'ensemble des méthodes de traitement celle qui conviendra le mieux à son habileté et aux nécessités de sa clientèle.

Le travail que nous avons l'honneur de présenter n'a, hâtons-nous de le dire, aucune prétention : *il tient à la fois du résumé synoptique et du mémoire original*. C'est ainsi que, dans le désir de respecter la propriété scientifique d'autrui, nous aurons soin, chaque fois, d'indiquer entre parenthèses et à la fin de l'emprunt, le nom de l'auteur auquel nous aurons emprunté *la ligne directrice* ou *le principe* dans la description ou l'interprétation d'un organe ou d'un phénomène quelconques.

Par ailleurs, nous avons au cours de notre étude, semé, de place en place, *quelques conceptions personnelles* — que nos lecteurs découvriront peut-être — concernant l'*étiologie*, la *pathogénie*, le *diagnostic* et le *traitement* dans la pathologie de l'articulation alvéolo-dentaire : ce sera là, si on veut nous le permettre, *la partie originale* de notre travail.

L'étudiant, espérons-le, trouvera dans cet ensemble quelques facilités pour la fixation dans sa mémoire de ce qui est indispensable à tout praticien de connaître, concernant les arthropathies alvéolo-dentaires. Cela lui permettra de respecter davantage cette petite partie de notre individu

— la dent — et de n'avoir recours à l'extraction qu'à son corps défendant et lorsque toute thérapeutique conservatrice paraît ou aura été jugée impossible.

Nous n'émettrons pas la prétention d'avoir élaboré un mémoire *complet* — puisque nous laissons volontairement de côté la polyarthrite qui, étiologiquement et pathogéniquement, se trouve être en dehors de notre sujet d'études — ni *exempt de critique*, mais nous pensons avoir accompli une faible partie de notre devoir confraternel en nous rendant utile à nos élèves — c'est-à-dire à nos futurs confrères — qui, par leur stimulation et l'orientation constante de leur activité vers le côté purement scientifique de leur art — sans oublier, bien entendu, la partie mécanique — symbolisent actuellement un épisode important dans le relèvement scientifique et moral de notre art professionnel.

Qu'il nous soit permis enfin, d'adresser tous nos remercîments à nos maîtres, amis ou confrères qui, soit par leurs travaux ou leurs cours magistraux, comme sources d'enseignement, soit par leur concours amical ou confraternel, nous ont aidé à mener à bien notre modeste travail.

Notre gratitude ira tout particulièrement à ceux d'entre nos amis qui, par le concours dévoué de leur talent, ont illustré ce travail d'une façon aussi artistique et dont le moindre mérite, espérons-le, sera de le rendre intéressant.

Nos sincères remercîments, donc, à notre excellent ami M. le D^r J. Belot, qui a mis à notre disposition tout son talent, si personnel et si réputé, de radiographe. De même, à notre très distingué dessinateur et ami M. Keller, dont les dessins à la plume sont remarquables de finesse et d'exactitude scientifique. Enfin, à M. Normand, l'excellent préparateur au Laboratoire central de l'hôpital Boucicaut, à qui nous devons les si belles reproductions photographiques de nos documents anatomo-pathologiques inédits.

Nous ne voudrions point clore cette préface sans dire à MM. Octave Doin et Fils, combien nous leur sommes reconnaissant d'avoir bien voulu accepter d'éditer notre modeste travail.

A tous donc, et encore une fois, merci !

E. FOURQUET.

Paris, 1er février 1910.

# LES
# ARTHRITES ALVÉOLO-DENTAIRES

## CHAPITRE I

### HISTO PHYSIOLOGIE DE L'ARTICULATION ALVÉOLO-DENTAIRE

#### A. — Historique.

Bien que le titre de notre travail ne comporte que l'étude clinique et thérapeutique des arthrites alvéolo-dentaires, nous nous croyons cependant obligé d'esquisser — à grands traits — une description très succincte de l'articulation alvéolo-dentaire, ainsi que des diverses théories qui ont été émises à ce sujet.

Cette obligation est la déduction, selon nous, de cette idée : qu'étudier la pathologie d'un organe sans en connaître l'anatomie et la physiologie équivaudrait à vouloir entreprendre, par exemple, la réparation d'un appareil à mécanisme compliqué dont on ignorerait à la fois les éléments qui le constituent et son fonctionnement....

#### 1° Théorie de l'implantation mécanique.

Les anciens auteurs, depuis FAUCHARD, CUVIER et FOX, jusqu'à OUDET et HUNTER, comparaient volontiers l'articulation alvéolo-dentaire à une sorte d'*implantation* de la dent dans son alvéole — *à la façon d'un clou enfoncé dans une planche*, — d'où le nom *gomphose*, γνμφοσ : clou.

Par cette appellation, ils exprimaient cette idée « que la « dent et le maxillaire étaient unis l'un à l'autre d'une « façon purement mécanique. » (Beltrami).

Déjà donc, *l'idée* d'articulation flottait dans l'esprit de ces auteurs : non pas une articulation avec le sens physiologique que nous lui appliquons à l'heure actuelle, mais une *articulation immobile*.

Cette idée d'articulation immobile ou implantation des dents (gomphose) fit place à la théorie périostique, qui eut comme précurseurs Lemaire (1) et Blandin (2). Mais, à cette époque, il régnait encore une certaine confusion dans les idées des auteurs : les uns croyaient à une simple gomphose ; d'autres, au contraire, admettaient l'interposition d'une membrane que d'aucuns comparaient à un périoste parce que, pour eux, la dent ne se différenciait pas de l'os. *La théorie périostique*, pourtant, ne devait s'implanter définitivement qu'après l'apparition des travaux de Magitot.

### 2° Théorie périostique.

Dans un premier travail qui date de 1859 (3) et d'autres de 1869, 1872 et 1873, Magitot eut l'occasion d'étudier la formation des kystes radiculo-dentaires *(kystes périostiques)* et indiqua, à ce propos, la nature et la structure de la membrane péridentaire — qu'il désigna sous le nom de *périoste alvéolo-dentaire*. Voici, du reste, le résumé de la description que Magitot donne du périoste alvéolo-dentaire :

« Le périoste alvéolo-dentaire est constitué par un

---

(1) Lemaire. *Traité sur les dents*, 1822. Paris.
(2) Blandin. *Des dents*. Th. d'agr., Paris, 1836.
(3) Travaux cités, p. 1.

« feuillet membraneux *simple*, interposé entre la dent et « la mâchoire. Son épaisseur, qui varie avec l'âge, est de « $0^{mm}1$ à $0^{mm}2$.

« Très considérable chez l'enfant, elle diminue chez le « vieillard. *Elle est en continuité de tissu avec la gencive.* « Enfin, dans le voisinage de l'apex, il se perd dans la « gaîne propre du faisceau vasculo-nerveux pulpaire. Les « vaisseaux et nerfs s'anastomosent d'une part avec ceux « du tissu osseux de l'alvéole et, d'autre part, avec ceux « de l'alvéole, à son insertion au collet de la dent.

« Au point de vue histologique, le périoste est constitué « par une trame de tissu fibreux extrêmement serrée. La « densité dans la constitution de cette membrane est va-« riable : très dense dans la partie qui touche la dent, les « fibres se divisent en faisceaux et sont plus facilement « dilascérables du côté de l'alvéole. Les nerfs ont une cou-« che névrilématique. Au microscope, on décèle des cel-« lules myéloplaxes — analogues à celles du périoste « osseux, — des cytoblastions sous la forme *nucléaire* et « revêtus des caractères qu'on leur reconnaît dans le derme « de la peau ou des muqueuses. Enfin, *on y rencontre des « traînées de granulations* et de véritables gouttes de « graisses dont le diamètre peut s'élever de $0^{mm}02$ à $0^{mm}03$. « *Pas de lymphatiques, absence complète de fibres élastiques « et beaucoup de filets nerveux...*, etc., etc... » (Magitot, *Mémoire sur les tumeurs du périoste et sur l'ostéo-périostiste alvéolo-dentaire.* 1873).

Si, maintenant, nous consultons Tomes, nous y trouverons une précieuse confirmation des théories de Magitot :

« Le périoste alvéolo-dentaire ou membrane de la ra-« cine, est formé d'un tissu conjonctif de moyenne den-« sité, *dépourvu de fibres élastiques* et *très riche en vais-« seaux et nerfs.....* au niveau du collet *il se transforme « pour former la gencive* et le périoste du bord alvéo-

« laire..... ; un simple examen des faisceaux du tissu con-
« jonctif — comme on peut le voir sur une coupe transver-
« sale faite sur une dent décalcifiée dans son alvéole —
« suffira pour démontrer qu'il y a *une membrane unique* et
« qu'il est impossible de distinguer rien qui ressemble à
« deux membranes, une pour la racine et l'autre pour l'al-
« véole ; l'étude du développement du périoste alvéolo-
« dentaire prouve également que le tissu mou qui entoure
« la racine et celui qui tapisse l'alvéole sont une seule et
« même chose. Il n'y a donc *qu'une seule membrane* qui
« s'appelle le périoste alvéolo-dentaire... » (Tomes, *Traité d'anatomie dentaire humaine et comparée*, 1876. Traduction Cruet, 1880.)

Donc, avec Magitot et Tomes, on pouvait croire que la théorie périostique, qui n'admettait *qu'un seul et unique périoste en continuité de tissu avec la gencive et le périoste des tables alvéolaires*, résisterait à toute critique et resterait *classique*. Il n'en fut pas ainsi ; car, de même que l'idée de *gomphose* avait déjà fait place à la théorie périostique, celle-ci devait être remplacée, à son tour, par une autre, celle de nos jours : — la *théorie articulaire vraie*.

### 3° Théorie articulaire.

C'est à Malassez que revient l'honneur — d'après les résultats de ses recherches histologiques — d'avoir détrôné — et cela d'une façon *définitive*, — la théorie périostique.

Nous disons, à dessein, *d'une façon définitive*, car si Malassez a fait la preuve histo-pathologique de l'existence d'un ligament alvéolo-dentaire, il est juste de constater, avec Malassez lui-même (1), que c'est à Kölliker (2) que

(1) Malassez. *Archives de Physiologie*, n° 15, février 1885, p. 147.
(2) Kölliker. *Histologie humaine* (traduction française, page 490).

revient le mérite d'avoir été le premier précurseur de la théorie articulaire. MALASSEZ rapporte, en effet, que KOLLIKER, observant sur une coupe de maxillaire de chat le périoste alvéolo-dentaire d'une incisive temporaire, ne manque pas de comparer celui-ci à un véritable ligament, et il présume que cette même disposition doit se rencontrer sur les dents permanentes.

Après KÖLLIKER vient AGUILHON DE SARRAN, qui dit que « le prétendu périoste alvéolo-dentaire ne ressemblait en rien au périoste ordinaire et qu'il appartenait, en réalité, au système ligamenteux ».

Enfin, précédant de peu les travaux de MALASSEZ, RANVIER, dans ses cours de 1883-1884, au Collège de France, détruit cette idée de « cavité indépendante » que l'on attribuait à l'alvéole, en démontrant que celui-ci n'était autre qu'une cavité aréolaire agrandie en communication avec les aréoles osseuses voisines du tissu diploïque alvéolaire.

En 1885, paraît, enfin, le travail de MALASSEZ sur *les débris épithéliaux paradentaires*, dans lequel l'auteur consacre un chapitre spécial, intitulé : *sur le prétendu périoste alvéolo-dentaire* concernant le ligament du même nom.

Au cours de ce chapitre, MALASSEZ indique que l'expression de périoste alvéolo-dentaire est *fausse* tant au point de vue anatomique que physiologique, et qu'à quelque point de vue que l'on se place, il n'y a pas de périoste entre le maxillaire et la dent, mais un véritable ligament :

« *Je ferai remarquer* (1), *tout d'abord, que s'il existait un véritable périoste entre le maxillaire et la dent, la mastication serait absolument impossible, car cette membrane se trouverait sujette à des compressions considérables, qui seraient atrocement douloureuses en raison de sa grande richesse en nerfs. Et de fait, si l'on examine des coupes*

(1) Malassez. *Archives de Physiologie*, n° 15, février 1885, page 144.

*microscopiques longitudinales ou transversales comprenant à la fois et la dent et les parties voisines du maxillaire, on ne voit, dans l'espace alvéolo-dentaire, rien qui ressemble à un périoste ou à toute autre membrane enveloppante ; on y voit* de solides faisceaux fibreux *qui, des parois de la cavité alvéolaire, vont en convergeant s'insérer à la surface de la racine dentaire et forment ainsi dans leur ensemble une sorte* de ligament circulaire; *ils pénètrent profondément sous forme de fibres de Sharpey dans le maxillaire comme dans le cément, ainsi que cela a lieu dans les solides insertions tendineuses. Quelques-uns des faisceaux les plus superficiels, de ceux qui partent du rebord alvéolaire, se dirigent parfois en haut ou sont horizontaux ; mais tous les autres ont en général leur point d'attache maxillaire plus élevé ou plus superficiel que le dentaire ; en sorte que la dent se trouve comme suspendue par ces faisceaux à l'intérieur de la cavité alvéolaire. »*

*La mastication ne pourra donc produire de ces compressions dont nous parlions plus haut, mais de simples tractions comme sur tout ligament. De plus, il existe entre les faisceaux tendineux d'assez larges interstices* (1) *remplis d'un tissu cellulaire lâche ou médullaire, communiquant avec les espaces médullaires voisins, et c'est dans ces interstices que se trouvent et les volumineux vaisseaux et les nombreux nerfs de cette région.... etc., etc. »*

S'inspirant des travaux de MALASSEZ, E. BELTRAMI fit, en 1895, sa thèse sur *« l'articulation alvéolo-dentaire chez l'homme. »* Dans cette thèse, BELTRAMI poussa plus avant nos connaissances sur l'articulation alvéolo-dentaire. En des conclusions aussi claires que précises, BELTRAMI synthétise l'étude complète de l'articulation tant au point de vue histologique que physiologique.

---

(1) ... que POIRIER appellera « *logettes interligamenteuses* ».

Voici du reste quelques-unes de ses conclusions :

« L'articulation alvéolo-dentaire peut être considé-
« rée comme une articulation du genre des amphiar-
« throses et sert de passage entre l'amphiarthrose vraie
« et la diarthro-amphiarthrose..... ; — La membrane
« péri-dentaire n'est autre chose que la paroi folliculaire
« arrivée à son complet développement. Cette même mem-
« brane peut être considérée comme composée de deux
« feuillets, l'un *interne*, l'autre *externe*, qui joue durant
« toute son existence le rôle de lien d'union entre la dent
« et l'alvéole et se transforme plus tard en *appareil liga-
« menteux*....... ; — L'appareil ligamenteux qu'on peut
« diviser en *ligament alvéolo-dentaire proprement dit*, et le
« *ligament externe de l'articulation alvéolo-dentaire.*

« Comme toute articulation, nous avons ici à considé-
« rer des surfaces articulaires : la racine d'une part et la
« cavité alvéolaire d'autre part. Entre les deux, le ligament
« alvéolo-dentaire, limitant à la région la plus profonde de
« l'articulation un espace de même nom, qu'on peut consi-
« dérer comme un espace articulaire. Au niveau du collet
« de la dent, est fixé le ligament externe *recouvert* par la
« gencive qui contribue ainsi à la sertissure de la dent
« sur son alvéole..... ; — Au point de vue physiologique,
« l'articulation alvéolo-dentaire, quoique susceptible de
« *mouvements, est surtout disposée pour la résistance....* »
(E. Beltrami, *l'articulation alvéolo-dentaire* chez l'homme. Thèse Paris, 1895).....

Ainsi, nous voyons que Beltrami — tout en complétant au point de vue embryologique, anatomique et physiologique les travaux de Malassez — ne parvient pas, ou plutôt n'ose pas identifier l'articulation alvéolo-dentaire à une articulation normale, car, dit-il, « l'articulation alvéolo-dentaire n'a pas de membrane synoviale, pas plus que de cavité articulaire..... » Beltrami est donc, à ce sujet, du même avis que MALASSEZ et, antérieurement à ce dernier, SAPPEY.

## B. — EMBRYOLOGIE ET ANATOMIE

Contrairement, cependant, à l'avis de SAPPEY, MALASSEZ, et BELTRAMI, POIRIER va plus loin et prétend : qu'il y a *véritablement* articulation avec surfaces articulaires, ligaments et *synoviale.*

Lors de son cours magistral d'anatomie, du 1er semestre 1904-1905, consacré à l'étude du « tube digestif et de ses annexes » — cours inédit — le regretté professeur POIRIER nous décrivit, et cela d'une façon absolument complète, l'articulation alvéolo-dentaire (1).

### I. — Embryologie.

Cette description fut, à peu de chose près, celle que donne BELTRAMI, mais amplifiée.

C'est vers le cinquième mois de la vie intra-utérine que le sac folliculaire, qui est d'origine mésodermique, se différencie en deux feuillets : un interne et un externe.

Le feuillet interne, ou *feuillet cémentogène*, est en rapport direct avec la papille dentaire. Il est constitué par une seule assise de cellules appelées *cémentoblastes* et dont la fonction consistera à former le cément de la racine. Une fois sa fonction embryologique accomplie, c'est-à-dire lorsque la dent est complètement formée, le feuillet cémentogène persiste et se présente, sur une dent quelconque, sous la forme

(1) Il nous semble encore l'entendre — avant d'entreprendre la description de l'*odontogenèse* — dire, avec sa bonne humeur coutumière, qu'il s'était, au préalable, documenté de vive voix auprès de celui qu'il appelait volontiers « le père du ligament alvéolo-dentaire », c'est-à-dire MALASSEZ.

d'une membrane excessivement mince (POIRIER) entourant le cément. Sans aucune fonction physiologique nettement définie, elle peut cependant récupérer sa fonction cémentogène, mais, cette fois, dans un but de défense contre une irritation, de nature spéciale. (Voir chap. II, § Hypercémentose.)

Quant au feuillet externe, il donnera naissance ou plutôt constituera plus tard le ligament alvéolo-dentaire : ce sera donc le feuillet ligamenteux ou mieux le *feuillet arthrogène.*

Au point de vue histogénique, ce feuillet (externe) est tout d'abord constitué par des faisceaux fibreux entrecroisés et feutrés, lesquels, au fur et à mesure, se disposent sur un plan plus ou moins perpendiculaire au germe dentaire : disposition qui deviendra oblique au cours de la formation de la racine et l'éruption de la dent.

## II. — Anatomie

Nous inspirant à la fois des travaux de MALASSEZ et de BELTRAMI, ainsi que des leçons du professeur POIRIER, nous pouvons, dès maintenant, schématiser de la façon suivante, la description des divers éléments constitutifs de l'articulation alvéolo-dentaire.

### I. — SURFACES ARTICULAIRES

*a*) Le *cément,* recouvert lui-même de sa membrane cémentogène (feuillet périostique de BELTRAMI), et dont les inégalités de surface sont en rapport avec son degré de développement ainsi que la forme des racines ; *b*) l'*alvéole* qui, n'étant autre chose qu'un espace médullaire considérablement agrandi (RANVIER-POIRIER), présente par conséquent une surface très inégale avec des *saillies* et des *anfractuosités* — lesquelles communiquent avec les espaces médullaires voisins du tissu diploïque alvéolaire.

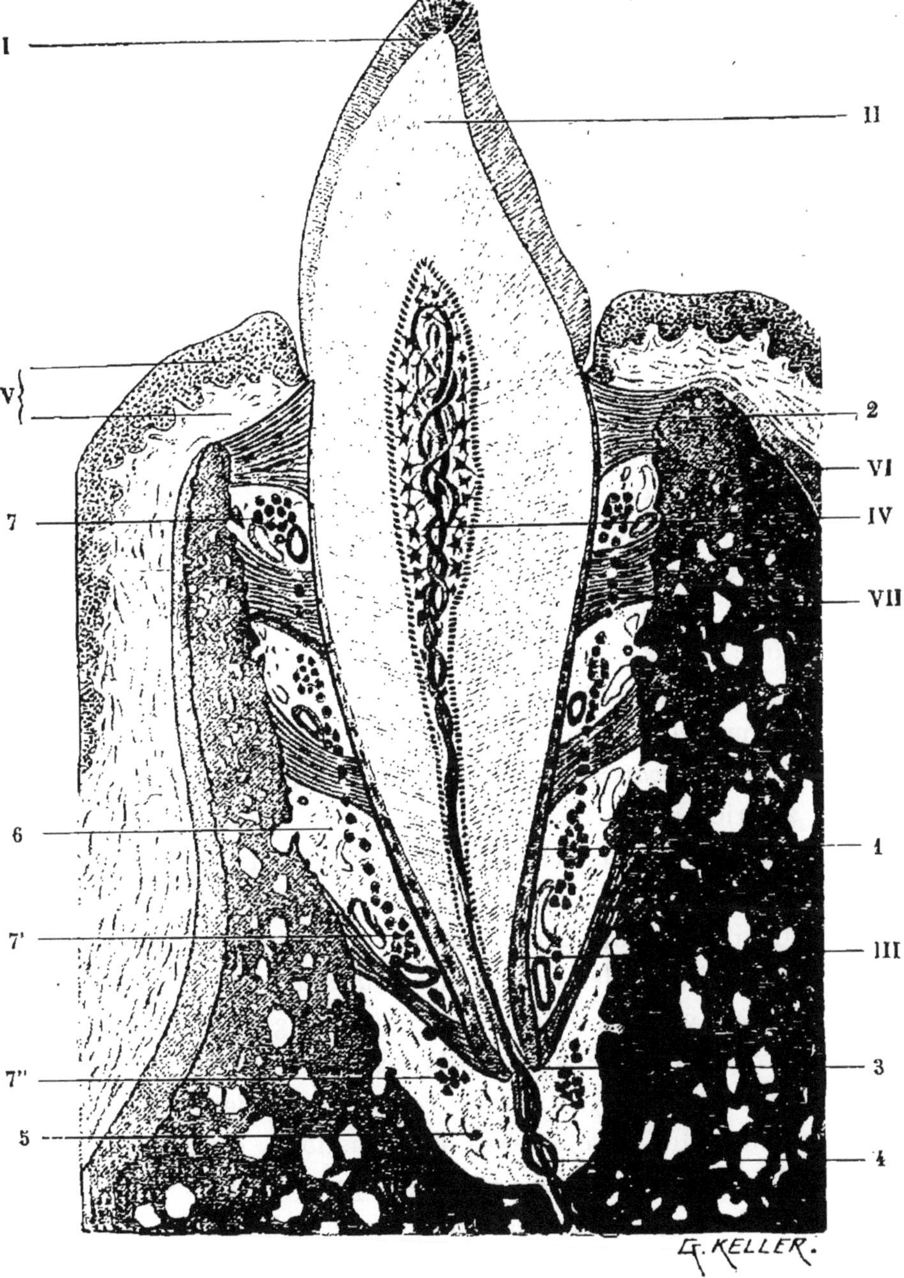


Fig. 1.

**L'Articulation alvéolo-dentaire chez l'homme**
(d'après un schéma inédit du professeur Poirier)

Pour la simplification du dessin, la paroi alvéolaire a été très écartée de la paroi cémentaire, les faisceaux ligamenteux ont été diminués de nombre et les logettes interligamenteuses considérablement augmentées de volume.

LÉGENDE

I. Email.
II. Dentine.
III. Cément.
IV. Pulpe.
V. Muqueuse gingivale.
VI. Périoste osseux.
VII. Tissu diploïque alvéolaire.

1. { Membrane cémentogène de Poirier. / Feuillet périostique de Beltrami.
2. { Ligament circulaire de Kölliker. / — externe de Beltrami. / — gingivo-cervical de Lebe-
3. Foramen apical.
4. Faisceau vasculo nerveux pulpaire.
5. { Espace articulaire de Beltrami. / — apical de Black.
6. Logette interligamenteuse.
7. Groupe superficiel. }
7'. — moyen. } débris épithéliaux para-dentaires
7''. — inférieur. }

## II. — Ligament alvéolo-dentaire

Le ligament alvéolo-dentaire est constitué par un ensemble de faisceaux fibreux (1) circulaires — sortes de diaphragmes fibreux — disposés autour et sur toute la hauteur de la racine. Entre chacun d'eux se trouve un espace que l'on appelle interstice ou *logette interligamenteuse*. Chaque logette possède quatre parois : deux — supérieure et inférieure — constituées par les faisceaux fibreux et deux, latérales, dont une radiculaire et l'autre alvéolaire. De ces quatre parois, l'*alvéolaire seule est immobile.*

Si l'on vient maintenant à examiner le contenu de chacune de ces logettes interligamenteuses, on peut y rencontrer — baignant dans les mailles d'un tissu cellulaire très lâche — les éléments suivants (Malassez-Poirier) :

1° Des *vaisseaux sanguins* tributaires, au point de vue artériel, de l'artère maxillaire interne par l'intermédiaire des artères sous-orbitaire, alvéolaire ou dentaire inférieure; 2° des *vaisseaux lymphatiques*, aboutissant à la série des divers ganglions géniens et de la chaîne céphalo-cervicale (Cunéo); 3° des *corpuscules graisseux*; 4° des *fibres nerveuses* avec leur gaîne de myéline (origines (2) arthro-dentaires des branches maxillaires supérieur et inférieur du trijumeau); 5° des *cellules conjonctives* migratrices ou fixes (leucocytes, myéloplaxes, cytoblastions, etc., etc.); 6° des *amas de cellules épithéliales* (3) qui, examinés sur l'ensemble des logettes, forment une chaîne ininterrompue le long et près de la racine. Cette chaîne présente à différents

---

(1) *Nous disons* « fibreux » *par opposition à* « élastique ». Il n'y a, en effet, aucune trace de tissu élastique dans le ligament alvéolo-dentaire.

(2) Nous disons « *origines* » et non « *terminaisons* » parce que, physiologiquement, le fluide sensitif suit un trajet *centripède* (de la périphérie au centre) — contrairement au fluide moteur qui est *centrifuge*, c'est-à-dire va des centres à la périphérie.

(3) Malassez. *Archives de Physiologie*, n° 15, février 1885, pages 139-143.

endroits des renflements, constitués par des amas plus denses de cellules épithéliales. Ces renflements sont au nombre de *trois* — que MALASSEZ désigne par groupes supérieur ou superficiel, moyen, inférieur ou périapical.

D'après MALASSEZ, ces cellules épithéliales, de formes différentes, constitueraient les vestiges soit du « gubernaculum dentis », soit de « l'organe adamantin lui-même », soit de « formation aberrante », soit enfin « de dentitions supplémentaires avortées ». L'ensemble de ces productions épithéliales est désigné, par Malassez, sous le terme générique de « *paradontarium* » ou « *débris épithéliaux paradentaires* ». . . . . . . . . . . . . . . . . . . . . .

Les faisceaux fibreux qui constituent par leur ensemble le ligament alvéolo-dentaire proprement dit — et entre lesquels se trouvent les logettes que nous venons de décrire ont une disposition et une direction particulières.

Chaque faisceau présente des interstices, qui permettent aux logettes interligamenteuses de communiquer entre elles, par l'intermédiaire du tissu cellulaire très lâche, que nous avons décrit à ce niveau.

Les fibres conjonctives qui les constituent, s'insèrent, d'après RANVIER, à la façon de fibres de Sharpey sur les saillies (1) que présente la paroi alvéolaire, pour de là aller s'enfoncer *obliquement* dans l'épaisseur même du cément.

Les faisceaux qui sont situés au niveau du rebord alvéolaire (partie la plus superficielle du ligament) convergent tous vers la partie la plus supérieure du cément et y pénètrent en formant un puissant faisceau circulaire : ***véritable ligament de maintien*** de la dent et ***de protection*** de l'articulation alvéolo-dentaire.

(1) *Le point d'insertion alvéolaire des faisceaux fibreux se prenant sur les dites saillies, il s'ensuit donc que les anfractuosités de la paroi alvéolaire contribuent à augmenter d'autant la capacité des logettes interligamenteuses.*

Ce ligament, que Kölliker avait désigné sous le nom de *ligament circulaire externe*, a été très bien décrit par Beltrami, qui l'a appelé « *ligament externe de l'articulation alvéolo-dentaire* » (1) par opposition au ligament alvéolo-dentaire proprement dit.

Ensuite, chaque faisceau ligamenteux se dirige obliquement en descendant de l'alvéole vers la dent. Cette obliquité augmente au fur et à mesure qu'on se rapproche de l'apex, et l'ensemble des faisceaux ligamenteux — par rapport à la racine — rappelle par leur disposition *les haubans disposés autour d'un mât de bateau, mais en sens renversé* (2).

Enfin, en même temps que l'obliquité des faisceaux devient plus grande — en se dirigeant vers l'apex, — leur nombre diminue, ce qui, par conséquent, augmente d'autant la capacité des logettes voisines de l'apex. Celle qui est immédiatement en rapport avec l'apex et le cordon vasculo-nerveux pulpaire extra-foraménien est, par suite de l'absence de tout faisceau à ce niveau, très grande : aussi la désigne-t-on sous le nom d'*espace apical* de Black, qui en a signalé le premier l'existence (3).

## III. — Synoviale

Poirier comparaît volontiers l'ensemble des logettes interligamenteuses à autant de synoviales, sortes de « coussinets » permettant à la dent de céder dans une certaine mesure aux chocs et à la pression de la mastication. Il ne saurait être question, bien entendu, de *synovie*, mais il est aisé de comprendre que le tissu cellulaire lâche permet,

---

(1) *Ligament gingivo-cervical* de Lebedinsky.

(2) *Terme de comparaison dû, paraît-il, à Malassez, et rapporté par Poirier. (Cours d'anatomie, 24 novembre 1904.)*

(3) *Espace, désigné par Beltrami, sous le nom* « d'espace articulaire de l'articulation alvéolo-dentaire ».

par sa présence, une certaine liberté de jeu à chaque organe contenu dans les logettes interligamenteuses : *ce qui les met à l'abri de toute compression au cours de la mastication.*

## C. — **Physiologie.**

Après avoir décrit, d'une façon très schématique l'anatomie de l'articulation alvéolo-dentaire, il nous reste à parler de son rôle physiologique et des conditions nécessaires à son intégrité.

Au point de vue du rôle physiologique, nous croyons qu'il serait logique d'envisager séparément celui du ligament externe ou gingivo-cervical, pour terminer ensuite, par quelques mots concernant l'utilité de la fonction masticatoire en vue de l'intégrité physiologique de l'articulation.

### *a)* Ligament alvéolo-dentaire proprement dit.

Par suite de la disposition qu'affectent dans leur ensemble les faisceaux fibreux circulaires (obliques par rapport à la racine), *la dent est pour ainsi dire suspendue dans son alvéole* et chaque faisceau circulaire constituera un faisceau suspenseur. Cette disposition, comme l'a dit si justement Beltrami, permet d'attribuer à l'articulation une *action de résistance* aux divers traumatismes qui peuvent influer sur la dent.

En effet, *au cours de la mastication, la pression a tendance à enfoncer la dent dans son alvéole, mais cette pression se trouve répartie sur l'ensemble des faisceaux suspenseurs ; chacun d'eux n'a par conséquent qu'un léger effort de résistance à opposer, et cet effort sera d'autant moindre que les faisceaux seront plus nombreux et plus rapprochés de l'apex.*

D'autre part, étant donné que l'intensité de la pression diminue au fur et à mesure qu'on se rapproche de l'apex, il s'ensuit qu'au niveau de l'espace apical elle devient nulle ou presque nulle : voilà les raisons qui, selon nous, expliquent la protection du paquet vasculo-nerveux pulpaire dans l'espace apical et des organes contenus dans chaque logette interligamenteuse contre les divers traumatismes dont la dent peut être l'objet au cours de la mastication ou venus de l'extérieur. Enfin, nous verrons plus loin que la disposition des faisceaux fibreux permet quelquefois de faciliter la cure radicale de certaines caries interstícielles (1).

### *b*) Ligament externe de l'articulation alvéolo-dentaire

Ce rôle est double : 1° il sert de *principal soutien* à la dent (traumatisme-mastication) ; 2° il offre *une protection* efficace à l'articulation alvéolo-dentaire.

Comme on le voit, son rôle physiologique est important, car non seulement c'est lui qui reçoit, le premier, le choc et subit des tiraillements dans leur maximum d'intensité, mais encore c'est sur lui que vient s'insérer la fibromuqueuse gingivale, après s'être repliée sur elle-même, pour constituer le collet gingival. Il oppose donc, outre le maximum de résistance aux traumatismes de la dent, une barrière difficile à franchir pour les microorganismes de la flore buccale et protège de ce fait l'intégrité physiologique de l'articulation alvéolo-dentaire contre toute propagation infectieuse.

### *c*) Conditions nécessaires a l'intégrité physiologique de l'articulation alvéolo-dentaire

Ces conditions sont sous la dépendance de l'intégrité de la fonction masticatoire des dents. Le mécanisme s'ex-

---

(1) Voir plus loin : Etiologie des arthrites. *(Usage des écarteurs en cas de caries interstícielles.)*

plique aisément. Au cours de la mastication, chaque logette interligamenteuse voit sa capacité diminuer légèrement, par suite de la transmission par les faisceaux fibreux des efforts de pression que la dent reçoit de l'extérieur. L'intérieur des logettes a donc des alternatives de compression et d'expansion par retour à l'état normal sitôt que cesse la compression. Ces alternatives de compression et d'expansion se transmettent aux vaisseaux contenus dans le stroma conjonctif des logettes et activent par conséquent la circulation. La circulation étant plus active, cet état ne peut qu'*influer heureusement sur la nutrition* de l'articulation alvéolo-dentaire et indirectement du parenchyme pulpaire. C'est précisément l'abolition de cette fonction masticatoire qui peut entraîner — comme nous le verrons plus loin à l'étiologie et symptomatologie des arthrites — la congestion de l'articulation avec toutes ses conséquences.

L'abolition de la fonction masticatoire peut provoquer aussi un autre résultat bien connu des prothésistes : c'est *l'allongement des dents par défaut d'articulation avec les dents antagonistes* extraites ou à l'état de racines.

Cet état d'allongement des dents, que l'on désigne sous le nom de *loi de Baumé* ou d'antagonisme vital des dents et des maxillaires, trouve son explication dans la disposition et l'impotence fonctionnelle des faisceaux ligamenteux. Ceux-ci n'étant plus maintenus dans leur obliquité, ont tendance à devenir horizontaux, soit par congestion des logettes inter-ligamenteuses ou sclérose des faisceaux fibreux, et entraînent de ce fait la dent hors de son alvéole.

# CHAPITRE II

## PATHOLOGIE

### A. — Définition.

On entend par Arthrite alvéolo-dentaire, toute lésion, de nature microbienne ou congestive, de l'articulation alvéolo-dentaire.

Cette affection a reçu, des différents auteurs, des dénominations variées : telles que périostite alvéolo-dentaire ; ostéo-périostite alvéolo-dentaire ; périodontite ; péricémentite et enfin arthrite alvéolo-dentaire.

Mais de tous ces termes, celui qui a servi et sert encore communément — on ne sait pourquoi — à désigner cette partie de notre pathologie bucco-dentaire, est celui de périostite alvéolo-dentaire. Et, il faut bien le dire, ce terme a si bien réussi à s'implanter, par l'usage, dans la nosologie bucco-dentaire, que bon nombre de confrères — et non des moindres — le conservent encore dans leur esprit ou leur enseignement, et ce, malgré l'adhésion de la plupart d'entre eux à la théorie articulaire.

D'autres, au contraire, plus prudents et voulant par là rester neutres entre les théories périostique et articulaire, désignent simplement cette affection sous le nom de périodontite ou péricémentite.

Cette neutralité, pour nous, ne s'explique pas, car, comme nous le disions dans notre description anatomique, tout concourt à l'existence d'une articulation réelle.

Et cette conception anatomique reçoit par surcroît sa confirmation clinique au cours des manifestations diathésiques ou spécifiques dont cet organe peut devenir le siège (rhumatismes, goutte, fièvres éruptives, grippe, etc.).

Aussi, nous paraît-il logique et rationnel d'employer le

terme d'arthrite alvéolo-dentaire — puisque articulation il y a.

### B. — Étiologie et Pathogénie.

Les causes qui peuvent influencer ou détruire l'intégrité physiologique de l'articulation alvéolo-dentaire sont, en général, de trois sortes :

1° Causes tramautiques.

2° Causes infectieuses ou toxi-infectieuses. = < Voie exogène. / Voie endogène.

3° Causes chimiques.

Sauf pour les causes infectieuses, qui peuvent atteindre l'articulation alvéolo-dentaire à la fois par les voies exogène et endogène, toutes reconnaissent comme processus la voie exogène.

La voie exogène peut reconnaître également deux origines :

1° Origine interne ou pulpaire.

2° Origine externe ou péridentaire.

Il existe donc une différence — au point de vue pathogénique — entre ces deux origines : c'est que, dans une arthrite d'origine interne, le processus infectieux est *descendant,* c'est-à-dire de l'apex au collet, contrairement à l'arthrite d'origine externe où le processus est à marche *ascendante.*

Toutefois, malgré cette divergence d'origine, certaines causes — ainsi qu'on pourra le constater — peuvent emprunter indifféremment l'une ou l'autre de ces origines ou les deux à la fois.

## I. — ARTHRITES D'ORIGINE INTERNE OU PULPAIRE

Les causes d'arthrite alvéolo-dentaire d'origine interne ou pulpaire peuvent, à notre avis, être comprises dans le tableau synoptique suivant :

## Arthrites d'origine interne ou pulpaire.

Voie exogène.

A. — *Causes traumatiques.*

| | | | | |
|---|---|---|---|---|
| I. Traumatismes indirects | 1° Mécaniques | *a*) brusque | 1° accidentels | Chocs. |
| | | | 2° opératoire | Pulpectomie totale et immédiate. |
| | | *b*) lente | Abrasion mécanique des dents. | |
| | 2° Thermiques | *a*) brusque | Brusques transitions de température par liquides trop chauds ou trop froids | |
| | | *b*) lent | Mortification pulpaire sous obturation métallique. | |
| II. Traumatismes directs | Mécaniques lents | | 1° de l'espace apical de Black | Matières obturatrices dépassant le for ment apical. |
| | | | 2° de l'articulation alvéolo-dentaire à un endroit quelconque de la hauteur. | Matières obturatrices dépassant l'orifi anormal de la paroi radiculaire par fa canal. |

B. — *Causes infectieuses.*

| | | | |
|---|---|---|---|
| 1° Provoquées. . . . . . . . . . | *a*) Obturation des canaux par accumulation d'aliments. | | |
| | *b*) Fausses manœuvres opératoires. | 1° Infection de l'espace apical de *Black*. | *a*). — *Refoulement* du magma intra-cana culaire (par phénomène de *piston*) a cours de la stérilisation des canaux. |
| | | | *b*). — *Cathétérisme accidentel* du forame par sondes ou fraises à canaux infectée au cours d'une pulpectomie ou de ne toyage mécanique des canaux. |
| | | 2° Infection de l'articulation alvéolo-dentaire, à un endroit quelconque de son étendue. | *Faux canaux* provoqués par les fraises c Gates ou de Beutelrock, au cours c l'évidement des canaux. |
| | *c*) Obturation intempestive. | | |
| 2° Spontanées. . . . . . . . . . . . . . . | | Rupture de l'équilibre biologique microbien intracanaliculaire. | Rupture consécutive à une *cause généra* (spécifique ou non, physiologique, dy crasique ou diathésique). |

C. — *Causes chimiques.*

| | |
|---|---|
| 1° *Formol* | A la suite de son application *immédiate* après une pulpectomie totale et *immédiate*. |
| 2° *Acide arsénieux.* | *Par infection secondaire* de la pulpe nécrobiosée, consécutive à une pénétration microbienne entre l parois de la cavité de carie et la gutta obturatrice, insuffisamment scellée. |

Reprenant, maintenant, une à une, ces différentes causes, nous allons nous appliquer à en étudier la pathogénie, en leur donnant le plus de clarté possible dans leur développement descriptif.

## A. — Causes traumatiques

Les traumatismes, qui peuvent provoquer une arthrite d'origine interne ou pulpaire, se divisent en deux classes suivant qu'ils agissent directement sur le ligament ou indirectement par l'intermédiaire de la dent qui transmet le choc, infecte ou irrite le ligament :

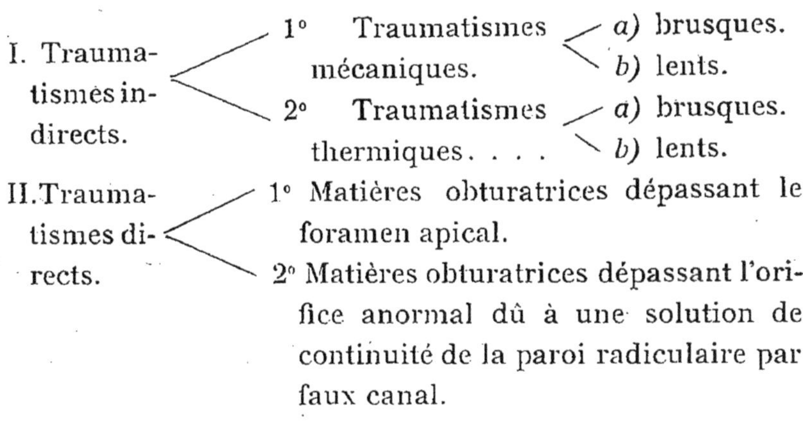


## I. — Traumatismes indirects

### 1° Traumatismes mécaniques

Sont de deux ordres :

*a)* Traumatismes mécaniques brusques.

*b)* Traumatismes mécaniques lents.

#### *a) Traumatismes mécaniques brusques.*

Peuvent relever d'une cause extérieure ou opératoire.

1° *Cause extérieure.* — Parmi les premiers, nous avons les

coups violents portant sur la dent : coups de poing, de pied d'homme ou de cheval, de pierre, chute sur les dents contre un corps dur ou anguleux (rebord de trottoir, escalier, jeux scolaires), etc.

Cette variété de traumatismes brusques peut avoir deux conséquences, simultanées ou non : 1° soit une *contusion* ou *section* du cordon vasculo-nerveux pulpaire au niveau de l'apex, accompagnée de phénomènes de tiraillements et de compression sur toute la hauteur du ligament ; 2° soit *une solution de continuité de l'émail* et même quelquefois de l'ivoire.

La première de ces conséquences rentre dans le cadre des arthrites alvéolo-dentaires d'origine externe : nous n'en parlerons donc pas pour le moment.

Quant à la deuxième conséquence, elle se complique presque fatalement d'une mortification pulpaire par pénétration microbienne au travers de la fissure constituant la solution de continuité ; d'où gangrène pulpaire et... arthrite alvéolo-dentaire, qui, quoique en réalité d'ordre infectieux, n'en est pas moins d'origine traumatique.

2° *Causes opératoires.* — Parmi les traumatismes mécaniques brusques, il en est un, peu connu, consécutif parfois à une pulpectomie totale et immédiate : c'est ce que nous appellerons la *congestion compensatrice de l'articulation alvéolo-dentaire par suppression brusque du débit pulpaire.*

Expliquons-nous. Lorsque nous sommes en présence d'une carie pénétrante, deux moyens s'offrent à nous en vue de la pulpectomie coronaire ou totale : 1° la méthode médiate ou arsenicale ; 2° la méthode immédiate par différents procédés et plus particulièrement par ce que Barden (1) a appelé la méthode par *compression analgésique* et qui n'est autre que la méthode utilisée pour

(1) A. Barden. *La pulpectomie coronaire.*

la première fois et préconisée par Losada, de Madrid (1).

C'est, en effet, à la suite d'une pulpectomie totale par compression analgésique cocaïnique (2) que peut se produire une arthrite alvéolo-dentaire de nature compensatrice.

Laissant de côté la technique opératoire qui n'a rien à faire dans notre étude, nous supposons notre pulpe coronaire et radiculaire extirpée : que se passe-t-il ? Au moment de la rupture — dans la région apexienne — du tronc vasculo-nerveux pulpaire, il se produit une hémorragie du bout central : hémorragie d'un débit d'autant plus grand que l'opération aura porté sur un tronc plus volumineux, tels que ceux des dents monoradiculées ou de la racine palatine des molaires. Si on obture immédiatement le canal, le sang extravasé ne trouvant plus de débouché canaliculo-coronaire, s'accumulera autour de l'apex (espace apical de *Blak*) et comprimera le cylindraxe du bout central du nerf pulpaire amputé, ainsi que les nerfs de la région. D'autre part, il ne nous faut pas perdre de vue que la pulpe, l'articulation alvéolo-dentaire et une partie du tissu diploïque alvéolaire sont tributaires d'une unique source artérielle. Supprimez un de ces trois dérivatifs — en l'occurrence le plus volumineux : le tronc pulpaire — il s'ensuivra une répartition nécessairement brusque et *inégale* de surcharges de débit dans les deux autres : d'où congestion des vaisseaux articulaires et de Havers.

Cette congestion des vaisseaux articulaires sera plus prononcée, parce que leurs parois — contrairement à celles des vaisseaux des canaux de Havers du tissu diploïque — ne pourront offrir une résistance aussi rigide à l'afflux sanguin compensateur.

Objectivement, les phénomènes seront ceux d'une arthrite

(1) Jaime Losada. *Odontologia*, juillet 1899.

(2) De même que pour la pulpectomie totale immédiate par les méthodes d'anesthésie indirecte : voies gingivale et osseuse.

subaiguë : douleur à la percussion verticale de la dent.

Mais il suffira, à notre avis, de modifier quelque peu le procédé opératoire pour obvier à cette légère complication.

Tout d'abord, nous ne sommes pas partisan d'arrêter d'emblée l'hémorragie du bout central des vaisseaux pulpaires amputés, et encore moins d'y exercer pour cela une compression par le canal, car cette compression aurait surtout pour résultat de refouler au delà de l'apex le flux hémorragique, ce qui augmenterait d'autant la congestion des vaisseaux articulaires et la tension sanguine de la région radiculaire périapexienne.

L'hémorragie pulpaire, en ce qui concerne cette opération, est nécessaire car elle constitue une soupape de sûreté par où s'échappe l'excès du flux sanguin qui, à débit égal, perd un de ses plus gros débouchés : la masse pulpaire. Or, il faut un certain temps aux vaisseaux articulaires et diploïques pour s'adapter aux nécessités de cette surcharge en augmentant leur lumière et partant leur capacité. Voici donc la méthode que nous préconisons et qui nous a *toujours* évité cette petite complication de côté de l'articulation alvéolo-dentaire.

Notre pulpe et nos filets radiculaires extirpés, nous divisons notre traitement définitif en trois temps : 1° Après l'extirpation, laisser la dent débouchée et attendre le tarissement complet de l'hémorragie (15 minutes au plus), en plaçant simplement dans la chambre pulpaire un peu d'ouate non serrée (cela pour éviter l'auto-infection) ; 2° l'hémorragie tarie, débarrasser la chambre pulpaire et l'*entrée des canaux* de tout coagulum, puis placer dans le fond de la chambre pulpaire un peu d'ouate phéniquée — et non du formol — afin de laisser la cicatrisation du moignon apexien se faire complètement et aseptiquement, puis obturer à la gutta et attendre 3 ou 4 jours ; 3° lorsque le malade revient, déboucher la dent, débarrasser le canal de tout coagulum, obturer le canal à l'aide de cônes de gutta si possible, enrobés d'une pâte antiseptique au trioxyméthylène par exemple, et enfin obturer la dent avec quelque matière obturatrice que ce soit.

On pourra nous objecter que c'est là prolonger un traitement que d'aucuns — et ils sont nombreux — font dans une seule séance, mais n'oublions pas que notre travail s'adresse surtout à nos élèves et que nous préférons les faire pécher par excès de prudence que de téméraire confiance en eux-mêmes. Plus tard, la longue pratique et la sûreté de main aidant, ils pourront tenter cette opération en une seule séance. Ils devront toutefois se rappeler qu'il existe heureusement des confrères complaisants pour réparer nos fautes et drainer nos malades mécontents.

### *b) Traumatismes mécaniques lents.*

*Abrasion mécanique des dents.* — L'abrasion mécanique des dents — qu'il ne faut pas confondre avec l'*érosion chimique*, siégeant généralement au niveau du collet et dont la cause relève surtout du terrain (arthritis) offert par l'individu (FREY) — est sous la dépendance de deux sortes de causes : *prédisposantes* et *déterminantes*.

Les causes prédisposantes peuvent s'énumérer ainsi : 1° *Orthognatisme* ou articulation bout à bout ; 2° *exagération de la courbure de compensation de Spée* (entrecroisement très prononcé des dents de bouche supérieures et inférieures) ; 3° *hyperminéralisation des tissus durs* de la dent (exagération du *coefficient de résistance minérale* de la dent (GALIPPE) ; 4° *hyponutrition des tissus durs* de la dent par diminution de vitalité pulpaire, consécutive à une régression de la pulpe par calcification sénile.

Quant aux causes déterminantes nous avons le grincement des dents, la trituration des aliments, l'abus des poudres dentifrices poncées et de brosses dures, etc...

Dans les cas d'orthognatisme, l'abrasion s'explique d'elle-même, surtout chez un individu qui grince des dents ; elle siégera sur le bord libre des dents monoradiculées et faces triturantes des molaires. Si au contraire, nous avons affaire à une denture dans laquelle la *courbure de Spée* est très prononcée, et, si surtout les dents sont hyperminéralisées, le frottement continuel qui se fait sur toute la hauteur des dents de devant nous donnera de l'abrasion de la face labiale des dents monoradiculées inférieures, de la face palatine des supérieures et enfin des faces triturantes des molaires.

Mais, hâtons-nous de le dire, tous les cas d'abrasion mécanique n'entraînent pas, *ipso facto*, des conséquences inflammatoires du côté de l'articulation alvéolo-dentaire. Non, car la nature prévoyante oppose la plupart du temps un phénomène de défense physiologique à cette action destructive. En effet, ce phénomène d'usure provoque une suractivité pulpaire dans sa fonction dentinogène : la pulpe, au fur et à mesure, régresse en interposant entre elle et l'extérieur une couche de néodentine (cône de résistance de Magitot) la protégeant ainsi du milieu buccal et extérieur.

Mais, il arrive quelquefois que le phénomène usure a une évolution plus rapide que la formation d'ivoire secondaire compensatrice ; il s'ensuit que la pulpe est exposée directement ou indirectement par un faible pont de dentine, à l'influence du milieu extérieur : d'où pulpite avec tous ses degrés, gangrène pulpaire et enfin, ce qui nous intéresse, l'arthrite sous toutes ses formes.

Enfin, pour finir en ce qui concerne l'usure mécanique des dents, disons que les complications inflammatoires portant sur la pulpe, puis sur l'articulation alvéolo-dentaire, se rencontrent assez fréquemment lorsque l'usure reconnait comme cause prédisposante, l'orthognatisme, l'exagération de la courbure de *Svée* ou l'hyperminéralisation des dents, mais rarement, très rarement lorsque l'usure est *consécutive* à une régression pulpaire par calcification sénile, car là, et contrairement aux cas précédents, l'*usure est secondaire à la calcification de la pulpe.*

## 2° Traumatismes thermiques

Les traumatismes thermiques sont également de deux sortes :

*a*) Traumatismes thermiques brusques ;

*b*) Traumatismes thermiques lents.

### *a) Traumatismes thermiques brusques.*

Nous savons que les dents sont formées de tissus durs et de tissus mous. L'analyse des tissus durs coronaires — émail et ivoire — nous donne une différence quantitative entre les matières minérales et organiques et, conséquemment, une densité différente. A une inégalité de densité doit correspondre un coefficient de dilatation sensiblement différent.

Étant donnée sa richesse en matières calcaires, l'émail sera moins bon conducteur de la chaleur que la dentine ; et cette faible conductibilité de l'émail qui, physiologiquement, constitue, heureusement pour l'ensemble de la dent, un revêtement protecteur vis-à-vis du milieu ambiant, devient un défaut lorsque survient un traumatisme thermique du, par exemple, à une brusque transition de la température intrabuccale. L'habitude fâcheuse prise par nombre de personnes de boire glacé en mangeant ou entre les repas — surtout en été — détermine au niveau de l'émail des fissures longitudinales siégeant à la ligne de juxtaposition des prismes, fissures qui, quoique la plupart du temps imperceptibles à l'œil nu, pourraient facilement être visibles sous le microscope. Ce phénomène de fissuration de l'émail est analogue, dans une certaine mesure, à ceux qui se produisent lorsqu'on expose un récipient en verre à une source de chaleur brusque. Admettons donc une fissuration de l'émail, provenant d'un traumatisme, mécanique ou thermique, brusque.

Sous l'effet d'une boisson ou d'aliments chauds, cette ou ces fissures vont s'entr'ouvrir et... les microorganismes de la bouche s'empresseront de pénétrer par cette voie qui leur est ainsi si généreusement offerte. Après quoi, la source de chaleur ayant disparu, la fissure se refermera insensiblement, mais... l'ennemi sera dans la place, en face de la dentine qui constituera pour lui un milieu de développement facile. Si la pulpe n'a pas le temps ou les moyens de battre en retraite, c'en est fait d'elle : elle se gangrènera et transmettra, tôt ou tard, l'infection à l'articulation alvéolo-dentaire.

### *b) Traumatismes thermiques lents.*

L'une des causes — très fréquente — de mortification pulpaire provient du défaut de ne pas interposer, dans le cas de carie non pénétrante, une couche isolante de ciment sous les obturations métalliques. Il en résulte — par le fait de la conductibilité du métal — une mortification lente de la pulpe. Celle-ci pourra, soit par suite de carie récidivante (solution de continuité par descellement de l'obturation métallique), soit — comme nous le verrons plus loin — sous l'influence d'une cause générale, se gangrener et, par propagation, provoquer de l'arthrite.

## II. — Traumatismes directs.

### *a) Matières obturatrices dépassant le foramen apical.*

Ces cas surviennent assez fréquemment lorsqu'on ne proportionne pas suffisamment le diamètre du cône de gutta ou du fil métallique obturateurs à celui que peut présenter anormalement l'apex, par suite de la carie des parois dentino-radiculaires ou des lésions consécutives à une arthrite chronique suppurée. La matière obturatrice dépassant le foramen plonge à même dans l'espace apical de Black et l'irrite.

### b) *Matières obturatrices dépassant l'orifice anormal d'un faux canal.*

Cet accident peut survenir, peut être plus souvent qu'on ne pense, au cours du traitement mécanique des caries pénétrantes infectées ($P^3$ ou carie dite du 4e degré), par le fraisage des canaux.

Outre les accidents infectieux possibles — que nous étudierons plus loin — il peut arriver que le cône de gutta ou le fil métallique introduits dans un faux canal, le dépassent et provoquent de ce fait une arthrite subaiguë, amicrobienne et remarquable par sa persistance au même degré.

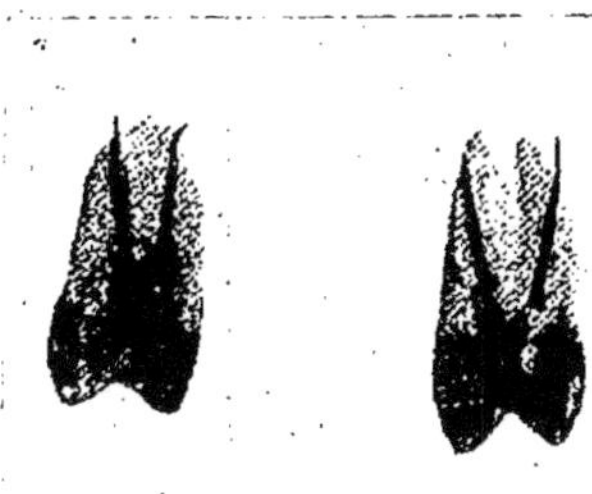

Fig. 2 Fig. 3

Radiographies de la première prémolaire droite (*fig* 2) et deuxième prémolaire gauche (*fig.* 3) supérieures, montrant les faux canaux comblés par des cônes de gutta.

Nous avons eu l'occasion, en ce qui nous concerne (1), d'extraire, chez une même personne et sur sa demande expresse, deux prémolaires supérieures (*fig.* 2 et 3) présentant, chacune, deux faux canaux d'où émergeaient deux cônes de gutta qui avaient déterminé une arthrite subaiguë. Comme on peut le voir par les épreuves radiographiques

(1) E. Fourquet. *Résultats imprévus du traitement mécanique dans la thérapeutique de la $P^3$* (Société Odontologique de France, novembre 1909).

ci-dessus, l'irritation s'était localisée au niveau ou aux environs de l'espace de Black. Ajoutons que ces deux dents avaient été traitées, par un confrère, en une seule séance suivant la méthode mécanique (fraisage des canaux).

## B. — **Causes infectieuses.**

Il faut distinguer parmi les causes directement infectieuses celles qui sont *provoquées* ou *spontanées.*

### 1° — Causes infectieuses provoquées

Cette variété de causes directement infectieuses peuvent être la conséquence soit d'*une obturation intempestive* du ou des canaux radiculaires, soit *de fausses manœuvres opératoires* au cours de la stérilisation des canaux.

*a) Obturation des canaux par accumulation d'aliments.*

Nous savons qu'une pulpe partiellement ou totalement sphacélée est le siège d'une série de réactions chimiques et biologiques se caractérisant par une élimination de gaz et de produits de décomposition des éléments organiques pulpaires. Cette élimination se fait normalement par les canaux radiculaires, véritables soupapes de sûreté. Supposons qu'au cours de la mastication, un bouchon alimentaire vienne à obstruer la lumière des canaux. Les produits de décomposition pulpaire n'ayant plus leur débouché naturel, s'accumuleront, puis remonteront au-delà de l'apex pour provoquer une arthrite : autant par infection de l'articulation que par le degré de tension des gaz putrides à ce niveau.

### b) *Fausses manœuvres opératoires.*

Quelquefois — rarement si l'on consulte la statistique des observations faites à ce sujet, mais plus fréquemment qu'on ne croit si chacun de nous voulait se livrer à un loyal examen de conscience — quelquefois, disons-nous, un malade vient nous demander de lui obturer une dent ou une racine, qui, quoique ne le faisant pas souffrir, dégage une odeur *sui generis*, par exemple une $P^3$. Nous nous mettons donc en devoir de procéder à la stérilisation des canaux, et, pour ce faire, nous nous servons de mèches d'ouate, enroulées autour d'une sonde et imprégnées d'un antiseptique quelconque. Notre manœuvre terminée, nous plaçons un pansement à demeure.... en priant notre malade de revenir le lendemain ou plusieurs jours après.

Mais quelle n'est pas notre stupéfaction de revoir le lendemain ou même quelques heures après notre même malade porteur d'une énorme fluxion et persuadé, dans son for intérieur, de notre maladresse ou de notre incapacité professionnelle.

La cause de l'accident est facile à deviner. Au cours de la stérilisation de nos canaux nous avons, soit refoulé des matières septiques contenues dans le canal, à l'aide d'une mèche d'ouate d'un diamètre trop grand et agissant à la façon d'un piston, soit, la mèche ayant glissé le long de la sonde, dépassé le foramen et porté le contage au-delà de l'apex : d'où arthrite alvéolo-dentaire. Enfin, il nous faut citer les cas d'infection de l'articulation alvéolo-dentaire (à un endroit quelconque de sa hauteur), à la suite de faux canaux dû à l'usage des fraises de Gates ou de Beutelrock.

*c) Infection pulpaire par propagation infectieuse de carie pénétrante d'une dent voisine géminée.*

Nous possédons, à ce sujet, une observation très curieuse (1). Il s'agit d'une dent de sagesse supérieure droite *géminée* avec la dent de 12 ans voisine (cas de gémination dentaire ou de *formation dentaire associée* de E. Rabaud).

L'infection, provenant de la dent de 12 ans, s'est propagée par rapport de continuité, à la pulpe de la dent de sagesse — laquelle dent, ne présentait aucune lésion extérieure de carie.

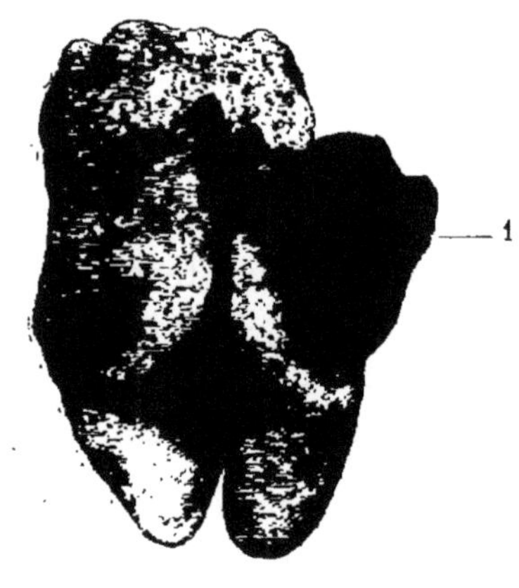


Fig. 4.
Cas de formation dentaire associée *(dent de sagesse et deuxième molaire supérieures droites)*.
1. Racines postéro-externe et palatine nécrosées de la dent de 12 ans voisine.

Par suite de la gangrène pulpaire de la dent de sagesse, celle-ci a fait de l'arthrite chronique ayant déterminé une hypercémentose diffuse et totale, donnant aux racines de la dite dent, des dimensions extraordinaires — dont on pourra se rendre compte d'après la figure 4, qui reproduit, photographiquement, la pièce terato-pathologique en notre possession.

## 2° Causes infectieuses spontanées.

Nous entendons par là le cas, par exemple, d'une dent ou

---

(1) E. Fourquet. *Cas de formation associée de la dent de sagesse et de la deuxième molaire supérieures droites. — Arthrite chronique avec hypercémentose diffuse de la dent de sagesse, par propagation infectieuse, par voie pulpaire, de la carie pénétrante de la dent géminée.* — (Société Odontologique de France, novembre 1909.)

racine atteintes de carie pénétrante compliquée de $P^2$ ou $P^3$ (1) qui, après un laps de temps plus ou moins long de localisation infectieuse purement canaliculaire, viennent tout-à-coup, et sans cause exogène, à faire de l'arthrite alvéolo-dentaire.

Deux sortes de causes peuvent expliquer ces arthrites : 1° *causes prédisposantes* ; 2° *causes déterminantes.*

Parmi les *causes prédisposantes* nous avons le terrain et

(1) Ici nous nous permettrons d'ouvrir une parenthèse. Par deux fois déjà, nous avons employé le terme de $P^3$ en évitant de nous servir de celui de 4e degré. Ce terme de carie du *4e degré*, qui a été créé en vue de faciliter la terminologie et le diagnostic des divers stades pathologiques de la pulpe dentaire, n'est pas rigoureusement scientifique.

Nous ne voyons pas, en effet, comment une pulpe gangrenée ou dégénérée — parce que tissu parenchymateux — puisse constituer un degré dans la *carie* dentaire. Il est déjà suffisant que nous *tolérions* ce terme de *carie* en ce qui concerne les lésions chimico-parasitaires des tissus *durs* de la dent, tolérance rendue excusable par l'impossibilité de découvrir un terme plus précis, sans que nous l'appliquions, par surcroît, aux lésions pathologiques du parenchyme pulpaire : car ce serait ajouter à un illogisme flagrant, le défaut — grave au point de vue didactique — de rendre *légale*, chez celui qui l'emploie, son ignorance dans le diagnostic *clinique* des complications pulpaires de la carie pénétrante.

Et cela est important, si l'on considère qu'au cours du processus infectieux, la symptomatologie des complications pulpaires de la carie pénétrante varie du tout au tout.

Par exemple, il est facile de se rappeler que la majorité des névralgies faciales ne tirent leur origine que de l'irritation des vestiges de l'élément nerveux des filets radiculaires, éléments nerveux qui, comme nous le savons, sont les derniers à se laisser détruire par l'infection. Et pourtant, la sonde introduite à mi-hauteur du canal ne révèle rien de vivant. Ces derniers vestiges de l'élément nerveux viennent-ils à être détruits ? Alors, le tableau change. Les névralgies faciales cessent peu à peu, pour faire place à un calme complet, et, n'était l'odeur *sui generis* dégagée par la dent malade, le patient ne s'apercevrait de rien.

En ce qui nous concerne, nous avons adopté, au point de vue clinique, la classification de Redier (de Lille). Cette classification nous a paru, en effet, la plus simple, la plus logigue et la plus scientifique. Elle divise, cliniquement, les lésions pulpaires au cours de la carie pénétrante en 3 stades principaux : la $P^1$ (pulpe simplement exposée) ; la $P^2$ (pulpe en voie de désorganisation) et enfin la $P^3$ (pulpe totalement désorganisée).

La $P^1$ et la $P^2$ correspondent à la carie dite du 3e degré et la $P^3$ à celle du 4e degré. Cette classification a l'avantage de poser, par avance, les indications thérapeutiques pour chaque stade. Dans la $P^1$, la pulpe — pour ceux qui sont partisans du coiffage (?) et de la conservation de la pulpe — peut être conservée ; dans la $P^2$ — qui comprend, anatomo-pathologiquement, tous les phénomènes de dégénérescences pulpaires (microbienne ou amicrobienne, atrophique, hypertrophique, graisseuse, calcique... etc., etc.)

divers phénomènes qui résultent de la carie et qui prédisposent à l'arthrite. Enfin, les *causes déterminantes* seraient, selon nous, sous la dépendance d'un état de réceptivité morbide momentané ou permanent de l'individu, ayant comme conséquence une *rupture* de ce que nous appellerons *l'équilibre biologique microbien intracanaliculaire.*

*a) Causes prédisposantes.* — Et d'abord, pourquoi certaines caries pénétrantes compliquées de $P^3$ évoluent-elles « à froid », sans intéresser l'articulation alvéolo-dentaire et restent ainsi en l'état pendant un très long laps de temps jusqu'à destruction complète et de la couronne et de la racine, alors que d'autres, au contraire, suivent fatalement ou à un moment donné, et sans cause exogène, leur évolution vers l'arthrite alvéolo-dentaire ? Il semblerait, *à priori*, qu'à une $P^3$ devrait succéder une arthrite, absolument

---

la pulpe doit être dévitalisée dans ce qu'elle a encore de vivant et ensuite, extirpée ; dans la $P^3$ enfin, le traitement sera en rapport avec la *nature* du processus désorganisateur de la pulpe.

Le tableau ci-dessous guidera, assez facilement croyons-nous, l'élève dans les rapports que présentent, dans leur ensemble, les diverses théories concernant la carie dentaire :

Classifications diverses de la carie dentaire :

| Cruet (de Paris) | École Dentaire de Paris | Redier (de Lille). | | |
|---|---|---|---|---|
| — | — | — | | |
| Carie non pénétrante. | Carie du 1er degré<br>Carie du 2e degré | (La même que Cruet). | | |
| Carie pénétrante compliquée. | Carie du 3e degré | $P^1$. | *odontalgie*. . . . | Traitement conservateur (?) |
| | | $P^2$. | *Névralgies faciales* (suivant la nature ou la marche du processus désorganisateur de la pulpe). | Traitement : 1° désinfectant (s'il y a lieu). 2° destructeur (du vestige pulpo-radiculaire). |
| | Carie du 4e degré | $P^3$. | *Indolore* . . . . | Traitement exclusivement désinfectant). |

comme une P[3] succède à une P[2], celle-ci n'étant que la suite d'une P[1] ?

Le foramen apical constituerait-il donc une barrière qui obligerait les produits de décomposition et les débris sphacélés pulpaires à s'éliminer par la voie canaliculaire à l'extérieur? Cette barrière existe, en effet, lorsque on a affaire à un foramen très ténu, très fin ; mais il n'en va pas de même pour les foramens à large ouverture normale ou pathologique, et pourtant que de dents à foramens élargis atteintes de P[3] ne donnent jamais d'arthrites !

D'autre part, il y a des individus chez lesquels fatalement ou presque toujours l'arthrite fait suite à une carie pénétrante. Quelquefois même, le phénomène infectieux, au lieu de suivre méthodiquement son processus normal (infection, puis gangrène de la pulpe) provoque d'emblée des phénomènes inflammatoires au niveau du ligament. Il n'est, en effet, pas rare d'observer certaines caries qui, macroscopiquement, paraissent non pénétrantes (la sonde, à l'exploration de la cavité, bute sur un fond de dentine, sans pertuis apparent), mais chez lesquelles le processus infectieux a envahi *très rapidement* la pulpe puis l'articulation alvéolo-dentaire, de telle sorte que l'on est en présence, dans ces cas, d'une symptomatologie hybride compliquée, relevant à la fois de la pulpite et de l'arthrite.

A côté de cela, combien de malades se présentent à notre examen, à la campagne principalement, avec des gencives hérissées de racines crénelées et branlantes, qu'un de nos plus délicats académiciens (1) a comparées à certains murs de clôture hérissés de morceaux de verre aux couleurs et aux formes les plus variées ! Quoi qu'il en soit, toutes ces racines se nécrosent, se désagrègent, sont par conséquent comme autant de foyers d'infection ; et pourtant, jamais

(1) André Theuriet.

les malades n'ont accusé quelque signe que ce soit d'arthrites alvéolo-dentaires. A l'extraction, certains de ces vestiges radiculaires nous présentent, même, un ligament relativement sain et ne portant nullement trace de phénomènes de résorption ou d'hypercémentose.

Ces différences dans l'évolution du processus pathologique résultent de l'état spécial du terrain qui, non seulement varie avec chaque individu, mais peut présenter chez le même individu des variations de degrés dans son état de réceptivité morbide : variations déterminées précisément par les *causes déterminantes* dont nous parlerons plus loin.

Enfin, il convient de signaler, parmi les *causes prédisposantes* des arthrites d'origine infectieuse spontanée, l'*impotence fonctionnelle de la cavité buccale.*

Supposons, par exemple, une molaire atteinte de carie pénétrante : le malade évite de manger du côté correspondant et cela en souvenir des douleurs pulpaires provoquées par la compression masticatrice. Il en résultera un état d'impotence fonctionnelle momentanée du côté correspondant, entraînant une accumulation de tartre par fermentation des dépôts alimentaires intersticiels. Joignons à cela *un état congestif* de l'articulation alvéolo-dentaire, et cette dernière deviendra ainsi une proie plus facile à l'infection venue du canal radiculaire.

*b) Causes déterminantes. Rupture de l'équilibre biologique intracanaliculaire.* — De même que pour le milieu buccal, il est permis d'admettre que l'intérieur du canal radiculaire soit, dans une dent atteinte de carie pénétrante, le siège d'une série de réactions chimiques et biologiques ayant pour facteurs les éléments défensifs leucocytaires de l'espace apical de Black d'une part et les microbes saprophytes et pathogènes *anaérobies* d'autre part.

Ces réactions biologiques et chimiques se neutralisant au fur et à mesure, il en résulterait un équilibre biologique intracanaliculaire pouvant expliquer, à la rigueur, ce temps d'arrêt dans la propagation de l'infection, en un mot, cette allure « à froid » de certaines caries pénétrantes infectées.

Mais, supposons que pour une cause quelconque, survienne un affaiblissement momentané ou permanent de l'organisme, il en résultera ceci : c'est que les microbes pathogènes anaérobies, profitant de ce *locus minoris resistenciæ*, trouveront là, l'occasion d'augmenter leur virulence et... l'arthrite en sera la conséquence fatale.

De cet état de réceptivité morbide peut donc résulter une rupture de l'équilibre biologique intracanaliculaire. Cette rupture peut provenir de causes pathologiques ou physiologiques — modifiant d'autant le terrain en créant ainsi un milieu de moindre résistance. C'est ainsi qu'une carie pénétrante peut se compliquer d'arthrite alvéolo-dentaire à la suite d'un surmenage quelconque physique ou moral ; veilles ; comme signes prémonitoires ou syndromiques d'un flux cataménial ou hémorroïdaire ; grossesse ; au cours d'une fièvre éruptive ; convalescence ; grippe ; oreillons ; décharges rhumatismales, goutteuses, glycosuriques, etc., etc...

## C. — Causes chimiques

### 1° Formol

On a cru devoir incriminer le formol de méfaits qui ne lui sont pas *directement* imputables.

D'aucuns lui reprochent son action irritative sur le ligament. Ceci est vrai ! Mais, nous nous permettrons d'objecter que cette action est moins imputable au formol lui-même qu'à son emploi quelquefois intempestif ou à une manipulation défectueuse de ce médicament. Le formol, ou aldéhyde formique, a ses indications et ses contre-indications (1).

Contrairement à l'opinion de plusieurs auteurs, nous proscrivons absolument l'emploi du formol dans toute carie pénétrante autre que la $P^3$ — et encore faut-il que cet emploi soit fait dans des proportions définies.

Qui ne connaît, en effet, les douleurs de pulpite ou d'arthrite occasionnées par les émanations de formol agissant sur une pulpe simplement mise à nu ($P^1$) ou sur un moignon de filet radiculaire ($P^2$)? D'autre part, les poussées d'arthrite que l'on a pu observer au cours du traitement d'une $P^3$ sont dues — lorsque elles ne sont pas d'origine infectieuse — à un excès de formol employé, lequel, en fusant au delà de l'apex, va provoquer une *brûlure chimique du ligament* au niveau de l'espace apical de Black. Personnellement, nous n'employons systématiquement que le formol, associé au 1/3 à la créosote de hêtre, dans le traitement de la $P^3$, compliquée ou non d'arthrite.

Nous disions plus haut que l'emploi du formol est contre-indiqué lorsqu'il s'agit d'une $P^1$ ou $P^2$ : il en est de même après une pulpectomie totale et immédiate. L'action du formol, avant d'être sclérogène, est irritante et cette action se manifeste généralement lorsqu'une mèche, simplement saturée de ce médicament, est placée dans le canal en présence du moignon central d'un filet radiculaire fraîchement extirpé. C'est pour cela, nous le répétons, qu'après une pulpectomie totale et immédiate nous favorisons la cicatrisation du moignon central par une simple boulette d'ouate phéniquée laissée à demeure dans la chambre pulpaire et recouverte de gutta.

(1) Voir plus loin, chap. III : Traitement de l'arthrite chronique. Méthodes indirectes, par le formol associé à d'autres substances médicamenteuses.

### 2° Acide arsénieux

L'acide arsénieux peut, par un phénomène de brûlure chimique, provoquer de l'arthrite, mais par un processus tout à fait différent de celui que l'on admet généralement.

Arköwy a prouvé, expérimentalement, que l'acide arsénieux, déposé sur une pulpe et *isolé d'une façon absolue du milieu buccal,* ne peut provoquer de l'arthrite, et cela en vertu même de son action. En effet, prenant un bloc d'albumine, il le mit au contact d'une petite quantité d'acide arsénieux : au bout d'un certain temps, il lui fut facile de s'apercevoir que l'action nécrobiosante (1) du caustique n'avait porté que sur la couche superficielle du bloc albuminoïde : les couches suivantes restant intactes.

Arköwy explique ce fait de la façon suivante : la couche momifiée devient isolante et s'interpose pour arrêter l'action arsenicale sur les couches successives.

Dans la pratique journalière, que constate-t-on ? Si, après une application *soignée* d'acide arsénieux — c'est-à-dire dans une cavité de carie débarrassée le plus possible de son humidité, de la dentine sphacélée et placé sous une obturation *hermétique* à la gutta — le malade accuse de la douleur, il est certain que ce sera par un phénomène purement mécanique (pression du pansement sur la pulpe ou couche de dentine faisant obstacle à l'action directe de l'acide arsénieux). En général, ces phénomènes douloureux siègeront au niveau de la pulpe sous forme de pulpite et n'intéresseront presque jamais le ligament.

Si le malade ne revient que plusieurs jours après l'appli-

(1) Mortification aseptique ou momification.

cation de l'acide arsénieux et présente alors de l'arthrite alvéolo-dentaire, on peut être convaincu que l'acide arsénieux n'a été que l'agent *indirect* de cette complication. En effet, lorsqu'un pansement arsenical est appliqué depuis plusieurs jours, soit que la gutta ait eu à supporter des pressions au cours de la mastication, soit que le malade ait lui-même descellé sa gutta à l'aide d'un cure-dent ou la pointe de la langue — il peut se produire une solution de continuité entre la gutta et la paroi de la cavité de carie. Cette solution de continuité sert de porte d'entrée aux micro-organismes du milieu buccal, et ceux-ci se trouvent, dès lors, en présence d'une pulpe cadavérique aseptique (1) qui constitue pour eux un milieu de culture, leur permettant de se développer comme à plaisir. Cette pulpe, qui n'était que nécrobiosée, s'infecte et comme d'autre part la cavité de carie est obstruée par un bouchon de gutta, l'infection se développera en vase clos et... l'arthrite couronnera le tout. Il sera facile, à nos élèves, de faire la preuve de ce que nous avançons. Lorsque, après l'application d'un pansement arsénical, ils se trouveront en présence d'une arthrite alvéolo-dentaire, qu'ils retirent la gutta et l'ouate qui a servi de véhicule à l'acide arsénieux ; prenant ensuite, à l'aide d'une précelle, ce morceau d'ouate, ils comprendront, après un rapide examen olfactif, de quelle nature était vraiment l'arthrite — qu'ils auraient été tentés d'imputer plutôt à une action caustique de l'acide arsénieux. Par contre, l'acide arsénieux peut provoquer de l'arthrite d'une façon directe, *mais en agissant alors par la voie externe ou péridentaire* — et dans ce seul cas seulement ; nous en reparlerons, du reste, lorsque nous étudierons les causes chimiques concernant la voie externe.

---

(1) Nécrobiosée.

## II. — Arthrites d'origine externe ou périlentaire.

### A. — Voie exogène.

- **I. Causes traumatiques.**
  - brusques.
    - 1° Chocs.
    - 2° Accidents de l'extraction.
      - a) Fracture de la dent à extraire.
      - b) Luxation ou fracture des dents voisines.
      - c) Choc du davier sur une dent antagoniste.
    - 3° Orthodontie.
      - a) Redressements *immédiats*.
        - 1° Rotation brusque ;
        - 2° Redressement immédiat par la luxation.
        - 3° Redressement chirurgical rectiligne.
      - b) Redressements *médiats*.
        - Fils, chevilles, *plans inclinés* ou écrous, agissant trop brusquement sur les dents à redresser.
    - 4° Action de supporter des poids lourds entre les mâchoires (bateleurs).
  - lentes.
    - 1° Usage des écarteurs en vue d'une obturation de cavité intersticielle.
    - 2° Obturations en excès.
    - 3° Défaut d'engrènement des dents.
      - Par suite d'irrégularités dentaires (malposition) ou de complications de carie.
    - 4° Trituration d'aliments durs.
    - 5° Corps étrangers.
      - a) Fils de soie floche, oubliés sous le collet des dents après une aurification.
      - b) Rondelles élastiques, remontant sous la gencive au cours d'un redressement.
      - c) Arête de poisson.
      - d) Soie de brosse à dents.
    - 6° Piqûres par instruments ou objets septiques.
    - 7° Technique défectueuse au cours de la préparation des racines (frettage) ou dans l'application d'un bridge inamovible ou dent à pivot Richemond.
- **II. — Causes infectieuses.**
  - causes infectieuses polymicrobiennes.
    - 1° Débris alimentaires accumulés dans un interstice dentaire.
    - 2° Carie non pénétrante sous-gingivale.
    - 3° Port d'appareils.
    - 4° Tartre et gingivo-stomatites.
    - 5° Polyarthrite alvéolo-dentaire.
    - 6° Accidents de la dent de sagesse.
    - 7° Propagation de l'infection venue d'une dent voisine.
    - 8° Sinusites maxillaires d'origine nasale.

### B. — VOIE ENDOGÈNE

- I. Troubles de la circulation.
  - a) Causes physiologiques.
    - 1° Impotence fonctionnelle partielle ou totale de la cavité buccale.
    - 2° Flux cataménial.
    - 3° Grossesse.
    - 4° Ménopause.
  - b) Causes pathologiques.
    - 1° Affections diverses.
      - Hépatiques.
      - Cardio-rénales.
      - Pulmonaires.
    - 2° Flux hémorroïdaire.
- II. Maladies infectieuses.
  - 1° Grippe.
  - 2° Syphilis.
  - 3° Tuberculose.
  - 4° Fièvres éruptives.
    - Rougeole.
    - *Fièvre typhoïde*.
    - Scarlatine.
    - Variole.
- III. Diathèses. . . . . . . *Arthritis* (et ses dérivés).

## II. — ARTHRITES D'ORIGINE EXTERNE OU PÉRIDENTAIRE

### A. — VOIE EXOGÈNE

### I. — Causes traumatiques

#### A. — Traumatismes brusques

#### 1° *Chocs.*

Nous avons vu — lors de notre étude sur les arthrites d'origine interne — que tout traumatisme (mécanique ou thermique) pouvait provoquer une arthrite alvéolo-dentaire *médiate* et *indirecte :* l'arthrite, dans ce cas, survenant comme complication *tardive* et infectieuse d'une mortification pulpaire.

En dehors de cette complication *possible,* il en est une autre *certaine* et *immédiate* : c'est le traumatisme que subissent à la fois, et selon son degré d'intensité, les faisceaux ligamenteux, l'élément vasculo-nerveux des logettes interligamenteuses et les organes contenus dans l'espace apical de Black (*vaisseaux et nerfs articulaires ; pédicule vasculo-nerveux pulpaire*). Ce traumatisme se traduit par de la compression des logettes interligamenteuses dans le sens du traumatisme et des tiraillements dans le sens opposé ; en d'autres termes, le traumatisme portant généralement sur la face antérieure des dents (chocs), les logettes de la face palatine ou linguale — suivant qu'il s'agit de dents de la mâchoire supérieure ou inférieure — seront plus ou moins comprimées alors que les faisceaux ligamenteux de la face opposée (face labiale) seront tiraillés : d'où *congestion* de l'article. Si, maintenant, le traumatisme est parallèle à l'axe de la dent (action de couper le fil avec les dents (couturières), choc du davier sur une dent antagoniste, etc.), le phénomène congestif se localisera ou prédominera au niveau de l'espace de *Black*.

Enfin, en plus de ces phénomènes de compression et de tiraillements, qui résultent toujours d'un traumatisme mécanique brusque accidentel, il nous faut ajouter deux autres lésions, celles-là probables : ce sont, la contusion, suivie de thrombose des vaisseaux pulpaires, ou la déchirure, partielle ou totale, du pédicule vasculo-nerveux pulpaire, au niveau de l'espace apical de Black.

Ces deux lésions, outre qu'elles provoquent une arthrite *immédiate* et *amicrobienne*, entraînent par la suite, une nécrobiose de la pulpe (1) qui, comme nous l'avons déjà vu, peut, au cours ou au déclin d'une maladie générale, constituer le *locus minoris resistenciæ* et servir de point de départ à une future arthrite *tardive* et *microbienne*.

---

(1) A consulter, au sujet des causes de mortification pulpaire :

1° A. Jossu. — *Sur la mortification de la pulpe dentaire d'apparence spontanée et ses complications*. Thèse inaugurale. Paris, juin 1907.

2° A. Siffre. — *La mortification de la pulpe dentaire sans carie*. Rapport présenté à l'A. F. A. S. Congrès de Clermont-Ferrand, août 1908.

Disons, pour terminer, que la plupart des traumatismes n'intéressent généralement que les dents antérieures : l'épaisseur des joues constituant pour le groupe des molaires un matelas protecteur.

## 2° *Accidents de l'extraction.*

a) *Fracture de la dent à extraire.* — Il arrive *assez fréquemment* qu'une dent se découronne sous le davier, soit par le fait d'altérations pathologiques ou d'anomalies de forme ou de direction des racines (hypercémentose, divergence ou convergence), soit par difficulté de découvrir suffisamment son champ opératoire (dent de sagesse), soit par pénétration insuffisante des mords du davier entre la dent et l'alvéole, soit enfin à la suite d'un mouvement brusque et inattendu du malade que l'on opère. Quelques opérateurs, ne voulant pas prolonger leurs tentatives — de crainte d'accidents opératoires plus graves ou par inexpérience des élévateurs, — préfèrent remettre à une séance ultérieure la suite de l'opération — espérant qu'une généreuse *arthrite* leur viendra en aide en mobilisant les racines. Cette arthrite peut évoluer suivant deux stades : 1° stade *congestif ;* 2° stade *infectieux.* Le stade congestif constitue la complication *immédiate* (traumatisme), et le stade infectieux la complication *secondaire.* La succession de ces deux stades reste, bien entendu, subordonnée au niveau où la fracture de la dent s'est produite et au terrain spécial que peut présenter l'individu (milieu buccal, état général). Néanmoins, la complication infectieuse est assez fréquente, et ce phénomène trouve son explication dans ce fait que, généralement, la fracture se produisant au-dessous du collet — c'est-à-dire à la partie de la dent la plus faible — la région sous-jacente au ligament gingivo-cervical de l'article se trouve ainsi exposée à l'action des microorganismes buccaux.

*b) Luxation ou fracture d'une dent voisine.* — De même, lorsqu'à la suite d'une prise défectueuse de la dent à extraire, le davier *porte* ou *glisse* sur une dent voisine, celle-ci subit de ce fait un traumatisme dont les effets se manifesteront sur l'ensemble des logettes interligamenteuses.

*c) Choc du davier sur une dent antagoniste.* — Ce phénomène se présente, quelquefois, au cours de l'extraction d'une dent inférieure, soit par suite d'une facilité *inattendue* de l'extraction, soit parfois — comme il est fréquent de le constater chez les débutants — que l'opérateur, dans sa luxation en dehors, ne sait pas limiter le rayon de la courbe de sa luxation, soit enfin, que le malade rapproche involontairement les mâchoires au moment de l'extraction. Dans l'un quelconque de ces cas, le dos du davier vient buter violemment contre les dents antagonistes. Ce traumatisme peut déterminer, au niveau de la dent qui le reçoit, une arthrite *immédiate, non infectieuse* — voire une fracture (tubercules externes pour les molaires) avec toutes ses complications.

### 3° *Orthodontie.*

*a) Redressements immédiats.* — Il existe trois sortes de redressements immédiats (1) : *1° la rotation brusqae ; 2° le redressement immédiat par la luxation ; 3° le redressement chirurgical rectiligne.*

Des deux premiers, nous ne dirons que quelques mots, car, en ce qui concerne *la rotation brusque*, cette opération doit être rejetée pour des causes multiples : mortification pulpaire par torsion du faisceau vasculo-nerveux pulpaire apexien ; désinsertion des faisceaux ligamenteux avec hémorragies interligamenteuses, etc...

(1) Martinier. — *Clinique de Prothèse*, page 205, *in Manuel du chirurgien-dentiste.*

*Le redressement immédiat par la luxation* portant à la fois sur la dent et la portion alvéolaire, nous aurons, comme conséquences, des phénomènes d'ostéomyélite du bord alvéolaire.

Enfin, le troisième mode de redressement immédiat : le *redressement chirurgical rectiligne,* à l'étude duquel un de nos maîtres, le Dr A. SIFFRE, a consacré un fort intéressant travail, intitulé : « *Le redressement chirurgical de l'antagonisme inverse* (1). »

Cette opération, pour pouvoir être pratiquée avec succès, doit être entourée de précautions d'asepsie et être faite avec beaucoup d'habileté.

Sans vouloir critiquer en quoi que ce soit l'indication de cette opération, il nous sera permis de dire, cependant, que lorsqu'elle ne provoque pas la fracture de la dent près de l'apex, elle est toujours suivie d'une arthrite aiguë, non infectieuse et très douloureuse. On conçoit, en effet, ce qui se passe en pareil cas : compression des logettes interligamenteuses dans le sens de la réduction et déchirure des faisceaux ligamenteux avec hémorragie au niveau des logettes interligamenteuses du côté opposé ou palatin.

*b) Redressements médiats.* — Ces mêmes phénomènes articulaires peuvent se présenter au cours de redressements médiats à marche trop brusque. (Fils, chevilles ou écrous agissant trop brusquement sur les dents à redresser.)

Parmi les appareils à redressements médiats, il en est un dont l'action entraîne toujours avec elle des phénomènes douloureux arthro-dentaires : c'est le *plan incliné* (de Catelan). Cet appareil est construit de telle façon que son action principale n'ait lieu que pendant le sommeil et, par conséquent, à l'insu du malade. Cette action est sous la

(1) A. Siffre. — « *Contribution à l'étude des Anomalies dentaires* », Paris 1901. Thèse inaugurale.

dépendance du *tonus musculaire* des muscles élévateurs de la mâchoire. Si nous ajoutons à cette action nocturne *d'ordre sympathique*, celle que le malade peut provoquer *volontairement* pendant le jour, il sera facile de comprendre que si l'une peut être soumise aux lois de la volonté, il n'en est pas de même pour la première, qui agit, de ce fait, un peu aveuglément. Aussi le malade accuse-t-il, le matin au réveil, des phénomènes douloureux au niveau de l'articulation alvéolo-dentaire de la dent à redresser.

4° *Action de supporter des poids lourds entre les mâchoires.*

Certains bateleurs, gymnasiarques ou autres, s'exercent à supporter ou à suspendre entre leurs mâchoires des poids plus ou moins lourds (action de soulever une chaise; gymnasiarque ayant, suspendu entre ses dents, un trapèze sur lequel évolue un autre acrobate).

Au moment de ces exercices, les logettes interligamenteuses subissent une compression considérable parallèlement ou perpendiculairement à l'axe de la dent — suivant que l'objet est supporté ou suspendu — en même temps que les faisceaux fibreux opposent leur résistance à la tendance qu'ont les dents à s'enfoncer dans leurs alvéoles par le fait même de la rétention de l'objet à supporter.

### B. — Traumatismes lents

1° *Usage des écarteurs.*

L'écartement des dents — en vue de faciliter l'obturation d'une cavité interstícielle — peut s'obtenir suivant deux modes différents :

1° Mode *immédiat* ou brusque ;

2° Mode *médiat* ou lent.

Dans le premier cas, on a recours aux écarteurs métalliques (écarteur Yvory); dans le deuxième, au contraire, l'écartement des dents s'obtient soit à l'aide de *lames de caoutchouc* d'épaisseurs différentes, soit de *fils de soie floche* ou de l'*ouate:* ces deux derniers pouvant être employés ensemble (Rodier) ou séparément. Les écarteurs métalliques s'emploient lorsque la préparation de la cavité et son obturation doivent être faites dans une seule séance, et encore faut-il que le bord cervical de la carie ne remonte pas trop haut sous la gencive.

Lorsqu'on emploie les écarteurs métalliques, les douleurs d'arthrite commencent dès que l'écarteur agit sur les deux dents pour les écarter et durent jusqu'à l'arrêt de l'action de l'instrument. Puis, l'obturation terminée, les douleurs recommencent au moment du desserrage de l'écarteur... pour durer ensuite plusieurs heures après l'opération et disparaître avec le repos de la dent. Néanmoins, cette arthrite est *amicrobienne* et due, surtout, à la *compression brusque* du contenu des logettes interligamenteuses avec tiraillements des faisceaux fibreux.

Veut-on obtenir un écartement avec le minimum de traumatisme arthro-dentaire — parce que lent — ? nous conseillerons de le commencer tout d'abord avec de l'*ouate*, pour le terminer ensuite à l'aide d'une *lame de caoutchouc* dont l'épaisseur devra être en rapport avec le délai que l'opérateur pourra accorder à l'écartement (1).

Mais il faut placer la lame de caoutchouc ou la ouate convenablement afin qu'elles puissent donner leur maximum

(1) Nous avons employé, jusqu'ici, le terme d'*écartement des dents :* c'est un non sens, car c'est plutôt *soulèvement des dents* qu'il faudrait dire (GAILLARD). Il ne faut pas songer, en effet, provoquer dans l'espace de 24 ou 48 heures — et à plus forte raison quand il s'agit d'écarteurs métalliques — une migration dentaire avec phénomènes d'ostéite raréfiante et condensante. *En réalité, les dents s'écartent en se soulevant.* La facilité avec laquelle les dents se soulèvent de leurs alvéoles est due précisément à la disposition anatomique des faisceaux fibreux arthro-dentaires : à plus forte raison, si on les y sollicite à l'aide d'un moyen quelconque.

d'effet. Pour cela, il est bon de se rappeler que l'espace intersticiel est de forme triangulaire, à base gingivale et que, par conséquent, la ouate ou la lame de caoutchouc doivent être insérées au niveau des angles trituro-approximaux pour les molaires et *près* du bord libre en ce qui concerne les dents de bouche.

Cependant, malgré toute l'attention dont on pourra entourer cette opération, le fait même du soulèvement des dents provoquera de l'arthrite tout au moins subaiguë, légèrement gravative. Enfin, les phénomènes douloureux seront plus accusés au niveau de la dent dont la mobilisation aura été plus facile.

Mais il en va tout autrement si, par exemple, la lame de caoutchouc ou la ouate glissent ou refoulent la languette gingivale interdentaire.

Alors le tableau change : de *subaiguë* et *amicrobienne* l'arthrite devient franchement *phlegmoneuse* et peut aboutir à la suppuration. L'arthrite sera, en outre, accompagnée de gingivite ulcéreuse avec décollement et hypertrophie de la languette interdentaire.

Cette aggravation de symptômes provient de trois causes : 1° *traumatisme du ligament* (par le soulèvement des dents) ; 2° *traumatisme gingival* (par compression continue du caoutchouc sur la languette gingivale) ; et enfin, 3° *infection secondaire de l'articulation* (la lame de caoutchouc ou la ouate servant de véhicule ou de milieu de culture aux germes infectieux — par rétention de débris alimentaires et comme foyer de pullulation microbienne).

### 2° *Obturation en excès.*

Au cours d'une obturation, il faut avoir soin — celle-ci terminée — de la faire articuler avec les dents antagonistes, de façon qu'elle ne gêne en rien l'articulation normale des mâchoires entre elles.

Faute de cette précaution, les dents antagonistes viendront buter sur la partie en excès de l'obturation et l'intensité du traumatisme sera d'autant plus grande que l'obturation sera plus élevée. Nous savons, en effet, que pour qu'une articulation soit normale, il faut que les dents des deux mâchoires articulent toutes en même temps. Or, pour pouvoir obtenir cette articulation — dans le cas d'excès de matière obturatrice — la dent, ainsi mal obturée, devra remonter dans son alvéole d'une hauteur égale à celle de l'excès de l'obturation. Ces traumatismes *répétés* provoqueront, au niveau de l'articulation alvéolo-dentaire, des lésions de nature congestive, *amicrobienne*, se caractérisant cliniquement par les phénomènes classiques de l'arthrite subaiguë ou même aiguë.

### 3° *Défaut d'engrènement des dents par irrégularités dentaires ou complication de la carie.*

Ces cas d'arthrite sont assez fréquents pour que leur éventualité soit toujours présente à l'esprit.

Supposons, en effet, une prémolaire supérieure, dont la cuspide palatine s'est effondrée à la suite d'une perte de substance provoquée par la carie. Si, après avoir traité cette dernière, on place là une obturation en forme de plan incliné, allant de la cuspide externe au bord cervical palatin, la cuspide externe de la prémolaire antagoniste viendra glisser sur ce plan incliné et aura tendance à chasser la dent en dehors. Ce porte-à-faux répété aura comme conséquence une poussée d'arthrite de la bicuspide ainsi traumatisée.

Enfin, dans les bouches qui présentent des irrégularités dentaires (antéversion ou rétroversion), l'antagonisme inverse des dents entre elles — particulièrement le groupe des incisives (GODON) — provoquera, par instants, de légères poussées d'arthrite. Cette complication se présentera surtout à la suite d'un effort masticatoire prolongé.

### 4° *Trituration d'aliments durs.*

L'arthrite peut relever quelquefois d'une cause d'ordre purement fonctionnel : lorsqu'il s'agit, par exemple, de la trituration d'aliments durs.

Notre collègue, P. Dubois, a rapporté dernièrement un cas fort curieux (1), pouvant être rangé dans le cadre des arthrites d'origine externe.

A la suite d'un ordre du colonel — publié dans le cahier des rapports — portant « que toutes les compagnies devraient à tour de rôle écouler la réserve du biscuit de campagne », il y eut à l'infirmerie du.....[me] régiment, où notre collègue P. Dubois était chargé du service dentaire, une véritable procession de soldats atteints d'arthrite alvéolo-dentaire intéressant la région des incisives supérieures. Toutes les compagnies, une après l'autre, « sautaient » ainsi à la percussion. Il y eut même, parmi ces malades, un cas de mortification pulpaire avec abcès vestibulaire.

### 5° *Corps étrangers.*

Quelquefois, après une aurification, l'opérateur oublie — parce que remonté trop haut sous la gencive — *un anneau de fil de soie floche* ayant servi à maintenir la digue autour du collet des dents. Beaucoup de nos confrères, en effet, avaient et ont encore l'habitude d'arrêter la digue avec autant de ligatures qu'il y a de dents à endiguer. Toutes ces ligatures étant indépendantes les unes des autres, il est facile — l'opération terminée — d'en oublier une et l'opérateur ne s'apercevra de son erreur que lorsque... son

---

(1) P. Dubois. — *Les méfaits du biscuit de campagne.* In Revue générale de l'Art dentaire, 1907.

malade reviendra le voir avec une poussée d'arthrite au niveau de la dent restée ainsi ligaturée.

Cet inconvénient pourra être évité facilement si, au lieu de ligaturer les dents *séparément*, on a soin de ne se servir que d'un même fil. Celui-ci — que l'on disposera d'une façon spéciale (Geo. Roussel) autour du collet de chaque dent et les enserrant toutes — pourra s'enlever facilement, tout d'une seule pièce, sans crainte d'en oublier une portion quelconque. Mêmes complications possibles en ce qui concerne l'emploi des *anneaux élastiques* au cours d'un redressement médiat : ceux-ci, insuffisamment retenus. peuvent remonter sous la gencive et traumatiser le ligament. Enfin, ajoutons comme corps étrangers pouvant provoquer une arthrite d'origine externe : une *soie de brosse à dents ;* une *arête de poisson...*, etc.

6° *Piqûres par instruments ou objets septiques.*

La portion cervicale du ligament alvéolo-dentaire peut être intéressée traumatiquement au cours de certaines opérations courantes. Par exemple au cours du clivage (1) d'une dent ; nettoyage de bouche ; excavation de cavité de carie à l'excavateur ou à la fraise ; d'une aurification de face approximale ; enfin, en recherchant à l'aide d'une sonde fine une carie du collet, etc., etc.

Au cours de ces diverses opérations, l'instrument (excavateur pointu, courbe ou coupe-émail ; sonde ; pointe de maillet) peut glisser et pénétrer plus ou moins profondément dans le ligament gingivo-cervical de l'articulation alvéolo-dentaire.

Enfin, pour terminer, il nous faut mentionner le traumatisme de ce même ligament pouvant résulter, soit d'une

---

(1) On entend par *clivage* d'une dent, le procédé qui consiste à faire sauter un pont ou un bord d'émail (dans le cas de carie dentaire) à l'aide d'un excavateur dit *coupe émail*.

technique défectueuse suivie au cours de la préparation des racines *(frettage)* en vue de la pose d'un bridge inamovible ou d'une dent Richemond, soit de l'application défectueuse ou irrationnelle de ces derniers. . . . . . . . .

. . . . . . . . . . . . . . . . . . . . . . . .

. . . . . . . . . . . . . . . . . . . . . . . .

Comme conclusions à l'étude des différents traumatismes pouvant provoquer une lésion de l'articulation alvéolo-dentaire, et, nous basant sur les données pathogéniques des complications qui en sont la conséquence, nous pouvons, dès à présent, poser en principe : que *tout traumatisme* portant sur une dent peut déterminer deux variétés d'arthrites : 1° *une arthrite immédiate ;* 2° *une arthrite tardive.*

Que ce traumatisme ait ou non provoqué une lésion de l'émail ou du paquet vasculo-nerveux dans sa portion extra-foraménienne, il sera *toujours* suivi d'une arthrite immédiate.

*Cette arthrite traumatique immédiate, toujours constante, sera de nature congestive, amicrobienne, d'origine péridentaire et se localisera, la plupart du temps, à la forme subaiguë.*

Dans certains cas, cependant, cette arthrite immédiate et amicrobienne, peut évoluer vers la forme phlegmoneuse, et même suppurée, *par infection surajoutée* (corps étrangers ; accidents de l'extraction ; redressements, etc.).

D'autre part, en présence d'une arthrite traumatique immédiate, il faudra toujours songer à la *possibilité* — et suivant l'intensité du traumatisme — soit d'une solution de continuité de l'émail, pouvant entraîner une gangrène pulpaire par pénétration microbienne consécutive, soit d'une lésion des vaisseaux pulpaires au niveau de l'espace de Black — lésion suivie, généralement, d'une nécrobiose pulpaire. Or, que la pulpe soit gangrenée par la voie coronaire ou simplement nécrobiosée par la voie apexienne, il est un fait absolument certain, c'est que tôt ou tard — et sous l'influence d'une cause générale — elle sera le point de départ d'une future arthrite tardive et infectieuse.

*L'arthrite tardive sera donc inconstante, de nature microbienne, d'origine pulpo-radiculaire et pourra emprunter, de ce fait, toutes les formes cliniques* (subaiguë, phlegmoneuse, suppurée ou chronique). Le tableau ci-contre contribuera, espérons-le, à rendre plus claires et plus précises les conclusions que nous venons d'émettre :

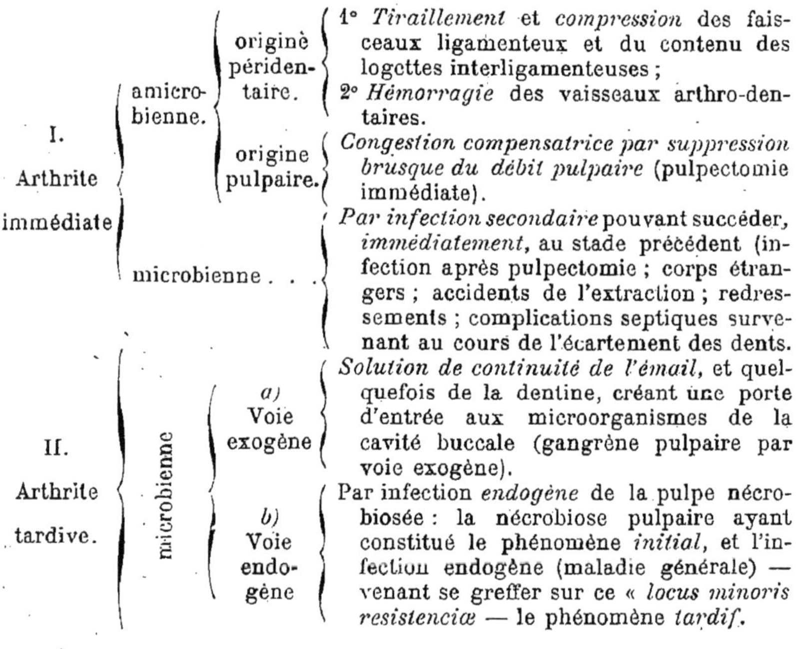

- I. Arthrite immédiate
  - amicrobienne.
    - originè péridentaire.
      - 1° *Tiraillement* et *compression* des faisceaux ligamenteux et du contenu des logettes interligamenteuses ;
      - 2° *Hémorragie* des vaisseaux arthro-dentaires.
    - origine pulpaire.
      - *Congestion compensatrice par suppression brusque du débit pulpaire* (pulpectomie immédiate).
  - microbienne . . .
    - *Par infection secondaire* pouvant succéder, *immédiatement*, au stade précédent (infection après pulpectomie ; corps étrangers ; accidents de l'extraction ; redressements ; complications septiques survenant au cours de l'écartement des dents.
- II. Arthrite tardive.
  - microbienne
    - *a)* Voie exogène
      - *Solution de continuité de l'émail*, et quelquefois de la dentine, créant une porte d'entrée aux microorganismes de la cavité buccale (gangrène pulpaire par voie exogène).
    - *b)* Voie endogène
      - Par infection *endogène* de la pulpe nécrobiosée : la nécrobiose pulpaire ayant constitué le phénomène *initial*, et l'infection endogène (maladie générale) — venant se greffer sur ce « *locus minoris resistenciæ* — le phénomène *tardif*.

## II. — Causes infectieuses.

1° *Débris alimentaires accumulés dans un espace interdentaire ;*

2° *Carie dentaire cervicale* (intersticielle ou non).

Dans une bouche normale — dents en nombre normal et régulièrement disposées — les espaces interdentaires sont comblés en grande partie, sinon dans leur totalité, par un repli de la muqueuse gingivale : la languette interdentaire du feston gingival. Il résulte, de ce fait, que les débris alimentaires peuvent difficilement trouver à s'y loger — en supposant, bien entendu, que l'individu mastique alternativement des deux côtés de ses mâchoires et suive une hygiène bucco-dentaire journalière rationnelle (brossage vertical des dents et des interstices interdentaires à l'aide d'une poudre dentifrice à base de savon).

Il n'en va pas de même cependant, lorsque pour une cause quelconque — pathologique, tératologique ou thérapeutique — cette disposition anatomique vient à être modifiée.

Chez les rhumatisants, par exemple — et, en somme, chez tous ceux que l'on peut enrôler dans la grande famille arthritique — on remarque la *destruction* ou l'*affaissement* de cette languette gingivale interdentaire : favorisant ainsi la formation et le développement d'érosions dites chimiques du collet et de caries intersticielles.

D'autre part — et pour des causes différentes — l'espace interdentaire peut être agrandi, soit pour une cause d'ordre tératologique (microdontisme), soit à la suite d'interventions chirurgicales ou prothétiques.

Parmi ces dernières causes, nous pouvons citer la *séparation des dents à l'aide de limes à séparer* ou de meules coupantes (crochets-étais pour le maintien d'un appareil de prothèse) ; enfin, l'*écart résultant d'une extraction ancienne,* où les dents contiguës n'ont pu migrer suffisamment l'une vers l'autre, soit par suite de la trop grande distance à combler, soit qu'elles aient été arrêtées, dans leur migration, par l'articulation des dents antagonistes (groupe des molaires).

Quoi qu'il en soit, l'espace intersticiel ainsi mis à nu ou agrandi, constitue un réceptacle tout indiqué pour les débris alimentaires. Étant donné, d'une part, le tassement de ces débris par défaut ou difficulté d'un brossage consciencieux et, d'autre part, la vive douleur ressentie par certains malades (arthritiques) au niveau du collet des dents (érosions chimiques ou caries intersticielles) au seul contact de la brosse, les tentatives faites seront impuissantes ou insuffisantes pour les en déloger : aussi, aurons-nous, à ce niveau, comme autant de foyers de fermentation localisés, du voisinage desquels la gencive et le ligament alvéolo-dentaire auront à souffrir.

### 3° *Port d'appareils.*

A la suite du port d'un appareil de prothèse dentaire, il peut survenir des phénomènes d'arthrite — d'intensité variable — au niveau : *1° des dents saines servant de point d'attache à l'appareil ; 2° des racines soignées et obturées ; 3° des racines simplement meulées et non soignées.*

Pour le premier cas, il n'est pas rare d'entendre le malade, les premiers jours qui suivent la pose d'un appareil, se plaindre de sensation désagréable au choc et légèrement gravative, au niveau des dents autour desquelles sont placés les crochets de l'appareil. Cette légère poussée d'arthrite, d'origine traumatique, s'explique aisément ; il est facile, en effet, de comprendre que lesdites dents sont, les premiers jours qui suivent la pose d'un appareil quelque peu important, sollicitées par des forces variées et inusitées, résultant des mouvements que subit l'appareil par le simple jeu de la mastication. Mais, hâtons-nous de dire que cette arthrite disparaît très rapidement après desserrage des crochets et même sans aucune intervention.

En ce qui concerne les deuxième et troisième cas (racines sous appareils), nous nous permettrons de dire quelques mots au sujet des indications et contre-indications concernant l'utilisation des racines.

Nous ne sommes partisan de l'utilisation des racines que dans les cas suivants :

1° Lorsque les racines ont des parois suffisamment épaisses et résistantes pour pouvoir être soignées et obturées ;

2° Lorsque le dentiste peut donner à ces racines tous les soins en rapport avec leur degré d'infection et la facilité pour le malade de revenir voir son opérateur à la première alerte de complication inflammatoire arthro-dentaire ; 3° lorsqu'on a affaire à un malade soigneux de sa bouche et susceptible, par conséquent, de maintenir à la fois son appareil prothétique et sa denture dans un état parfait de propreté.

Ces trois conditions étant remplies, le praticien pourra alors se permettre d'utiliser les racines en vue de la pose de quelque appareil que ce soit (couronnes, dents à pivot, appareils caoutchouc et métalliques, ponts amovibles et inamovibles, etc., etc.).

Ces conditions sont indispensables ; car, en admettant même les soins les plus minutieux que nous pourrions donner aux racines, si les porteurs d'appareils laissent s'accumuler, sous ces derniers, des débris alimentaires, ceux-ci s'agglomèreront sous forme de couche visqueuse, fétide, véritable milieu de culture, dont la présence ajoutée à l'action du traumatisme permanent de l'appareil sur les racines, déterminera, au niveau de ces dernières, des accidents du côté du ligament (par voie externe).

D'autre part, si par inconscience, *esprit commercial* ou abdication devant la volonté du client, l'opérateur fait reposer son appareil sur des racines simplement meulées à la hâte et *non traitées*..., à plus forte raison, les accidents inflammatoires du côté de l'article seront fatals. En effet, à la malpropreté hygiénique du malade et l'action traumatique incessante de l'appareil viendront s'ajouter les complications infectieuses par la voie pulpaire. La pulpe radiculaire, étant donné son état de putréfaction, est le siège de réactions chimiques et biologiques dont les produits de décomposition, gazeux ou liquides, ne pourront plus utiliser — parce qu'obstruée par l'appareil — la seule voie d'élimination qui leur était offerte : la voie canaliculaire.

### 4° *Tartre et gingivo-stomatites.*

Le tartre est un amas, de consistance et de coloration variables, comprenant à la fois : 1° des microorganismes pathogènes et non pathogènes ; 2° des débris alimentaires ; 3° des cellules épithéliales résultant de la mue de l'épithélium buccal ; 4° des sels alcalino-terreux de la salive (1).

La pathogénie du tartre parait être la suivante.

A la suite du non fonctionnement masticatoire momentané ou permanent d'un côté de la cavité buccale, ou d'un manque absolu d'hygiène bucco-dentaire, les débris alimentaires — auxquels il faut ajouter, comme nous le disions plus haut, les débris cellulaires résultant de la mue épithéliale, *s'agglomèrent* au niveau du collet, des interstices et même sur une certaine partie de la hauteur des dents. Ces dépôts — par le fait même de leur nature organique et de la flore buccale — sont le siège de fermentations qui altèrent d'autant le chimisme salivaire et provoquent la précipitation des sels de chaux qui sont, à l'état normal, en suspension dans la salive (carbonates et phosphates, etc.). Ces sels de chaux, ainsi précipités, se déposent sur les dépôts organiques dont nous venons de parler : ceux-ci leur servant par conséquent de moyen de fixation.

En un mot, les dépôts organiques constituent le stroma (J. FERRIER) ou trame organique du tartre (2).

---

(1) Il ne s'agit pas là, bien entendu, du *tartre sérique* dont nous aurons l'occasion de parler à la page 80.

(2) Quant à la coloration du tartre nous savons qu'elle est due à l'action des microbes dits chromogènes et à la présence de principes divers, tels que : chlorophyle des aliments végétaux ; imprégnation par la matière

On admet que le tartre a une action double : 1° traumatique ; 2° infectieuse.

Par son contact, le feston gingival, irrité, s'enflamme — et cette inflammation, exaltée par la présence de micro-organismes anaérobies, que le tartre tient en suspension (ROGER), se propage par contiguïté, pour peu que le terrain s'y prête, à toute la muqueuse, pour déterminer une gingivite ou gingivo-stomatite septique. Toutefois, les phénomènes sont plus accentués au niveau du feston gingival : celui-ci, turgescent et hypertrophié, remonte le long et quelquefois à mi-hauteur de la face antérieure des dents. Il en résulte un cul-de-sac odonto-muqueux, du fond duquel la pression digitale fait sourdre un liquide séro-sanguinolent — qu'il ne faut pas confondre avec l'exsudat pyorrhéique. Rien d'étonnant donc, qu'à cette période ulcéreuse de la gingitive, le processus infectieux ne se propage à l'articulation alvéolo-dentaire par la partie gingivo-cervicale du ligament, pour peu que le degré de résistance de celui-ci soit atténué par un état général prédisposant (grossesse, menstrues, maladies générales).

### 5° *Polyarthrite alvéolo-dentaire* (1).

Cette affection — appelée improprement pyorrhée alvéolo-dentaire — a reçu des dénominations diverses. De toutes ses appellations, dont la liste serait trop longue à énumérer,

---

colorante du sang (hématine) consécutive aux hémorragies gingivales ; principes métalliques divers, plomb, cuivre, mercure, etc.

La coloration du tartre variera donc suivant le genre d'alimentation, l'âge et la profession de chaque individu.

(1) Nous avons supprimé de notre travail tout ce qui pouvait avoir trait à l'étude étiologique, pathogénique et anatomo-pathologique de cette affection — pensant, avec raison, qu'on ne saurait l'entreprendre fructueusement sans s'appuyer sur des moyens d'investigation embrassant à la fois la clinique, la chimie biologique et la bactériologie.

trois seulement sont restées classiques ; ce sont : pyorrhée inter-alvéolo-dentaire (Toirac) ; gingivite expulsive (Marchal de Calvi) ; *polyarthrite alvéolo-dentaire* (REDIER, Quillot, NUYTS).

Cliniquement, la polyarthrite peut évoluer de deux façons : 1° *à froid ;* 2° *à chaud.*

On dit que la polyarthrite évolue *à froid,* lorsque les phénomènes subjectifs sont tout au plus appréciables, par une certaine sensation de gêne, d'agacement ou de chatouillement au niveau des alvéoles. Objectivement, nous constatons un ébranlement avec une désorientation des dents, accompagnés ou non d'écoulement de pus, selon que la polyarthrite est suppurée ou sèche (CRUET).

Mais comme la polyarthrite est, par essence, une affection tributaire en grande partie d'une dyscrasie, d'une diathèse ou d'un état général spécial, il s'ensuivra que son évolution sera en rapport direct avec celle de l'état général.

Si l'état général vient à s'aggraver, les phénomènes polyarthritiques en subiront les conséquences en ce sens que les éléments pyogènes et pathogènes du milieu intraarticulaire verront leur virulence s'exalter, et la polyarthrite prendra alors une allure *chaude,* sous forme de poussées d'arthrite aiguë avec leur cortège de complications (abcès palatins ou vestibulaires *sus*périostiques, etc.).

Donc, nous pouvons dire que la polyarthrite alvéolo-dentaire et plus particulièrement la forme suppurée, constituera, dans le cadre étiologique qui nous occupe, une des causes latentes de l'arthrite franche.

### 6° *Accidents de la dent de sagesse.*

Les accidents de la dent de sagesse sont liés à l'évolution et à l'éruption difficiles de cette dent. Pathogéniquement, ces accidents peuvent résulter, soit d'un manque de place (*théorie mécanique*), soit d'une prolifération, sans cause apparente, des débris épithéliaux paradentaires (*théorie épithéliale*), soit enfin, d'une infection exogène, ou endogène (1), péridentaire (*théorie infectieuse*).

La *théorie mécanique* (Paul Broca ; Reclus ; Heydenreich (2) ; Chevassu (3)..., etc.), comprend toutes les causes qui peuvent opposer des difficultés à l'évolution ou à l'éruption de la dent de sagesse : espace trop restreint entre la face distale de la dent de 12 ans et le bord antérieur de la branche montante ; épaisseur et dureté particulièrement plus grandes de la fibro-muqueuse à ce niveau..., etc.

La *théorie épithéliale* n'est autre que la théorie de Moty. Pour cet auteur, les accidents résulteraient « d'une inclusion des débris épithéliaux paradentaires, proliférant autour des racines de la dent de sagesse, sous l'influence : 1° de l'injection de la gencive au moment de l'éruption de la dent ; 2° des traumatismes répétés résultant des fonctions physiologiques de la mâchoire (mastication, déglutition) ; 3° de la carie des dents voisines » (Moty) (4).

La *théorie infectieuse* n'a acquis, incontestablement, le droit de cité que depuis les travaux de Cornudet (5) et de Redier (de Lille) (6).

Pour ces derniers auteurs, le point de départ des accidents serait toujours d'origine exogène et siègerait au

---

(1) Dieulafé et Herpin. « *Les accidents de la dent de sagesse.* » Revue de Chirurgie (n° 10, octobre 1907, page 450). Ce travail, très intéressant à consulter, est celui qui présente l'index bibliographique le plus complet sur la question.

(2) Heydenreich. *Thèse d'agrégation*, 1878.

(3) Chevassu. « *De quelques accidents causés par l'éruption et la déviation de la dent de sagesse* ». Thèse, Paris, 1873.

(4) Moty. « *Pathogénie de l'évolution vicieuse des dents de sagesse* ». Gazette des Hôpitaux, Paris, 1897, p. 1068.

(5) Cornudet. « *Dent de sagesse.* » Thèse, Paris, 1886.

(6) Redier (de Lille). « *Accidents de l'éruption de la dent de sagesse.* » Journal des Sciences Méd. de Lille, 1895.

niveau du capuchon muqueux (1) qui recouvre en partie et en arrière, la dent de sagesse à demi évoluée, et qu'écrase, à chaque mouvement de mastication, la dent antagoniste (phénomènes d'*autophagie*). Ces accidents se présentent surtout à la mâchoire inférieure, *très rarement à la mâchoire supérieure* — quoique nous-même (2), dans une communication récente, en ayons rapporté un cas très caractéristique.

L'infection putride locale étant créée, la propagation du processus infectieux peut se faire vers les régions avoisinantes ou sous-jacentes. Nous aurons donc des accidents muqueux — que nous désignerons par *propagation en surface* — et des accidents osseux *(propagation en profondeur)*. Laissant de côté les accidents muqueux ou en surface — qui ne nous intéressent pas — nous ne nous occuperons que des accidents osseux ou en profondeur. L'infection sous-capsulaire se propage tout d'abord à l'articulation alvéolo-dentaire et l'arthrite se déclare. Cette arthrite constitue le 1er stade (stade arthro-dentaire) dans la série des complications osseuses. Elle se présente dès le début, pour faire place bientôt à tout le grand cortège qui se déroule avec rapidité (trismus ; ostéomyélite du bord alvéo-

---

(1) Pour Capdepont, il s'agirait de l'*infection du sac folliculaire de la dent de sagesse*. Cette dent, étant donnée sa situation anatomique spéciale (angle rétromaxillaire), évolue, la plupart du temps, suivant une direction d'arrière en avant ou disto-mésiale. Au cours de son ascension, elle sectionnerait son sac folliculaire au niveau de l'angle trituro-mésial de sa couronne, au moment où celui-ci vient buter et frotter contre la face distale de la dent de 12 ans. L'infection, venant du cul-de-sac odonto-muqueux (collet gingival) rétro-dentaire de la molaire de 12 ans, pénétrerait, par cet endroit, dans l'intérieur du follicule ouvert de la dent de sagesse et — la muqueuse enflammée fermant l'orifice — se développerait en vase clos. Lorsque la dent de 12 ans, fait défaut, Capdepont admet que l'infection folliculaire de la dent de sagesse provient de l'ouverture de son sac folliculaire dans l'alvéole infecté de la dent de 12 ans extraite, récemment ou anciennement.

(2) E. Fourquet. *Cas de stomatite ulcéro-membraneuse unilatérale consécutive à l'éruption difficile de la dent de sagesse supérieure droite*. Revue Odontologique 1907, page 193, n° mai).

laire ; adéno-phlegmon sous-angulo-maxillaire de Chassaignac, etc.), et pouvant aboutir, quelquefois, à la mort par septicémie (angine de Ludwig ; septicémies).

7° *Propagation d'une infection de voisinage.*

Supposons, par exemple, une canine faisant de l'arthrite chronique suppurée, d'origine pulpaire, avec fistulisation. Par suite des rapports de contiguïté interalvéolaire du tissu diploïque alvéolaire, le pus peut — par infiltration — provoquer l'infection pulpaire ou *articulaire* des dents voisines. Ces arthrites, ainsi provoquées par infection de voisinage, ont été étudiées et observées par V. Pietkiewicz (1), et surtout par A. Siffre (2), qui en a cité huit cas, et qu'il désigne sous le terme de « *confluence interalvéolaire des abcès dentaires* ».

Comme infection de voisinage, pouvant se propager à l'articulation alvéolo-dentaire par la voie externe, nous pouvons citer les *sinusites maxillaires d'origine nasale.* Cette complication arthro-dentaire des sinusites maxillaires d'origine nasale peut se produire, par ordre de fréquence, lorsque le plancher du sinus est de faible épaisseur. Dans ces cas, l'apex des racines n'est séparé de l'antre d'Hyghmore que par un faible pont osseux, quelquefois même simplement par la muqueuse sinusienne, sous lesquels chemine le lascis vasculo-nerveux (plexus de Bochdaleck) qui va se distribuer au tissu alvéolaire, à la pulpe et à l'articulation alvéolo-dentaire du groupe de dents immédiatement en rapport avec le sinus. Et ce rapport de cause à effet — entre les sinusites d'origine nasale et les arthrites alvéolo-dentaires — est tellement évident que, pour notre

(1) V. Pietkiewicz. *Th. Paris*, 1876 (page 38 et observation X).

(2) A. Siffre. *Revue de Stomatologie*, 1901. — Voir aussi R. Kern : sur la confluence inter-avéolaire des abcès dentaires. *Revue générale de l'Art dentaire*, mars 1906.

compte personnel, nous possédons trois observations où, pour nous prouver la justesse de notre diagnostic, nous n'avons institué, pour tout traitement, que..... des inhalations nasales de menthol et eucalyptus. Nous avons pu voir ainsi s'évanouir le cortège arthro-dentaire par notre seule intervention du côté des fosses nasales.

### C. — **Causes chimiques.**

*Acide arsénieux.*

Nous nous sommes efforcé de démontrer, au cours de la description des arthrites d'origine interne — et nous appuyant en cela sur les expériences du Prof[r] ARKÖWY — que l'acide arsénieux ne jouait qu'un rôle *indirect*, en ce qui concernait les complications arthro-dentaires.

Mais, si l'acide arsénieux n'a aucune action *propre* sur le ligament par la voie pulpaire, en revanche, cette action peut s'exercer, *directement*, par la voie externe ou péridentaire. Supposons, en effet, une dent atteinte de carie cervicale pénétrante, que l'on traiterait par la pulpectomie médiate ou arsenicale. S'il existe une fissure entre une des parois de la cavité et la gutta insuffisamment scellée, l'acide arsénieux fusera, et, en vertu de son action caustique, irritera le ligament. Cette arthrite par irritation chimique de l'article, sera subaiguë ou aiguë — quelquefois même, elle pourra être suivie d'une nécrobiose de toute la hauteur du mur alvéolaire interdentaire — lequel, sous l'influence de la flore buccale, se nécrosera.

## II. — VOIE ENDOGÈNE

Qu'elles soient spécifiques ou non spécifiques, microbiennes ou non microbiennes, les causes qui peuvent altérer l'état général, étendent leur action morbide sur toutes les parties de l'organisme et *plus particulièrement sur les organes en état de moindre résistance.*

Ceci est une loi de pathologie générale, à laquelle l'articulation alvéolo-dentaire doit payer sa large contribution — et ce, parce que ses fonctions physiologiques ainsi que ses rapports pathologiques intra ou extradentaires constituent pour elle un état latent de moindre résistance.

L'articulation alvéolo-dentaire peut donc, *par sympathie morbide* (1) et comme tout organe, être influencée par une altération quelconque de l'état général.

### A. — Troubles de la circulation

Tout trouble de la circulation générale peut, secondairement et par ses connexions vasculaires, jeter une perturbation dans la circulation arthro-dentaire — et ce, pour les raisons que nous avons énumérées plus haut.

Comme *causes physiologiques*, nous avons : la période prémenstruelle, la période qui suit la conception (grossesse) et celle qui succède aux premières manifestations de la ménopause (cessation des règles) chez la femme.

Comme *causes pathologiques*, nous avons : la période qui précède le flux hémorroïdaire ; les affections cardio-rénales, hépatiques, pleurales, etc., etc...

Bien entendu, le retentissement arthro-dentaire ne dépassera jamais la forme subaiguë — à moins que le milieu buccal ou l'impotence fonctionnelle de la cavité buccale ne viennent surajouter leur action prédisposante à cette cause d'ordre général.

---

(1) Les *sympathies morbides* sont à l'état pathologique, ce que les *synergies fonctionnelles* sont à l'état physiologique des diverses parties de l'organisme, considérées dans leur ensemble. Elles expliquent comment une cause locale, si minime soit-elle, peut modifier l'économie générale — et réciproquement. (Prof. Roger).

## B. — Affections spécifiques

Dans une de ses observations — rapportée par Ferré (1) — Chompret raconte le cas d'une jeune fille qui, à la suite d'une série de fistules s'ouvrant à la région apicale de l'incisive centrale et incisive latérale droites ainsi qu'à la voûte palatine, eut une nécrose de son maxillaire supérieur.

Appelé auprès de la malade, Chompret diagnostiqua : nécrose secondaire à de la grippe dentaire. Pour lui, la pathogénie de ce cas s'expliquait par ce fait, que les microbes de la bouche — particulièrement les pyogènes — avaient pu pénétrer dans l'articulation alvéolo-dentaire par la voie externe ou gingivale, et ce à la faveur de l'infection grippale. Cependant Chompret n'hésita pas à décrire ce cas sous le terme de *grippe dentaire* (2).

Nous nous permettrons de faire remarquer qu'en ce qui concerne ces sortes de cas, le terme de grippe dentaire n'est pas très exact, car il n'y a pas là de quoi créer une *entité morbide,* mais tout au plus une arthrite *banale* évoluant à la faveur d'une infection générale grippale. En effet, ce qui se présente, dans les cas de ce genre, pour la grippe, peut tout aussi bien se présenter pour toute autre affection, spécifique ou non : dothienentérie ; rougeole ; scarlatine ; broncho-pneumonie...., etc. Pathogéniquement, ces diverses affections prédisposent le terrain à l'arthrite, qui n'a comme facteurs déterminants que les éléments ordinaires de la flore buccale : l'arthrite sera donc d'ordre polymicrobien et non, bactériologiquement parlant, spécifique.

D'autre part, en dehors de ces arthrites exogènes banales évoluant sur un terrain en puissance spécifique, il a été signalé plusieurs cas d'arthrites nettement grippales.

---

(1) Ferré. « *De certaines infections secondaires d'origine dentaire* ». Th. Paris, 1906, page 39.

(2) Chompret. « *Grippe dentaire* ». Revue de Stomatologie, 1901.

Roy (1), en 1905, a décrit une pseudo-odontalgie comme épiphénomène à une sinusite grippale — à la mâchoire supérieure, bien entendu.

MM. Barden, Chevalier et Valette (2) ont, de leur côté, rapporté deux observations d'arthrites alvéolo-dentaires comme *signes prodromiques* de la grippe et siégeant à la mâchoire inférieure. L'intérêt de cette communication portait surtout sur ce fait qu'il était fait, pour la première fois, mention d'arthrites grippales à la mâchoire inférieure et comme prodromes d'une invasion grippale. Mais, comme Roy, ces auteurs déclarent que la localisation spécifique ne pourrait s'installer au niveau de la région arthro-dentaire qu'à la faveur d'un lieu de moindre résistance *voisin* (catarrhe sinusial ; alvéole fraîchement déshabité ; carie pénétrante de dent voisine).

Or, point n'est besoin d'une lésion du voisinage pour faire de l'arthrite grippale : *l'articulation alvéolo-dentaire, de par son rôle physiologique et ses rapports bucco-dentaires, étant capable de constituer, à elle seule, ce locus minoris resistenciæ.*

Cette affirmation nous conduit, naturellement, à émettre l'hypothèse suivante, concernant l'infection *endogène* arthro-dentaire de nature grippale ou autre.

Chompret et, après lui, Lévêque (Th. 1905) ont admis, avec juste raison, l'hypothèse d'une mortification pulpaire par *thrombose* au cours de la grippe. Si donc, le sang charriant des toxines du bacille de Pfeiffer, ces toxines sont capables de provoquer une thrombose des vaisseaux pulpaires, pourquoi ne seraient-elles pas capables, également, de provoquer une réaction inflammatoire au niveau des

---

(1) Roy. « *Pseudo-odontalgie grippale* ». Odontologie, 1905.

(2) A. Barden, Chevalier et Valette. « *L'Arthrite avéolo-dentaire comme symptôme prodromique de la grippe* » (*in* Revue Générale de l'Art dentaire. Juillet 1906. Page 186).

logettes interligamenteuses — et cela sans l'intervention des hôtes de la cavité buccale? Et alors, si nous admettons cette localisation anatomique, pourquoi à ce niveau plutôt qu'ailleurs — le tissu diploïque alvéolaire, par exemple?

C'est que, ne l'oublions pas, le grippé est généralement peu préoccupé de son hygiène bucco-dentaire, a de l'inappétence et, partant, de l'*impotence fonctionnelle de la cavité buccale :* cette dernière, jointe à un millieu buccal *déséquilibré,* prédisposera singulièrement l'articulation alvéolo-dentaire aux localisations inflammatoires infectieuses endogènes. . . . . . . . . . . . . . . . . . .

Comme conclusion de ce qui précède, nous pouvons admettre qu'au cours de toute affection spécifique — et plus particulièrement de la grippe — on peut observer de l'arthrite alvéolo-dentaire subaiguë ou aiguë.

L'infection arthro-dentaire peut évoluer par deux voies :

1° Voie exogène (buccale). { Origine pulpaire ou interne ; Origine péridentaire ou externe ;

2° Voie endogène (générale) ou sanguine.

Dans le premier cas, que l'infection arthro-dentaire ait lieu par la voie pulpaire (*infection descendante* par complication de carie pénétrante ou de mortification pulpaire par traumatisme antérieur) ou par la voie péridentaire (*infection ascendante* — par voie lymphathique — due aux hôtes habituels de la flore buccale à la faveur d'une infection générale) : cette infection n'a rien de spécifique et ne mérite pas une place spéciale dans la nosologie arthro-dentaire.

Dans le deuxième cas, au contraire (voie endogène ou sanguine), l'infection serait nettement spécifique — si l'on s'en rapporte à l'hypothèse (1) des auteurs précédents et à

(1) Cette hypothèse ne peut être basée que sur une *spécificité clinique apparente*, et non d'après une *spécificité étiologique :* la preuve bactériologique n'ayant jamais été faite... et pour cause !!

la nôtre exposée plus haut — car son étiologie doit être recherchée dans l'infection grippale générale (bacilles de Pfeiffer et ses toxines) et ce au même titre que les autres accidents grippaux.

En d'autres termes, *la localisation arthro-dentaire de la grippe serait fonction de l'état spécial de réceptivité morbide de l'articulation alvéolo-dentaire* : état pouvant être modifié par les causes prédisposantes intrinsèques et extrinsèques énumérées plus haut.

Les phénomènes arthro-dentaires grippaux peuvent précéder, être concomitants ou succéder à la période d'invasion grippale : en un mot, se manifester sous forme de *prodromes, syndromes* ou *épiphénomènes.*

Un ensemble de signes particuliers peut nous permettre de diagnostiquer une arthrite *nettement grippale* d'une arthrite *banale* évoluant sur un terrain grippal.

Nous serons en droit de diagnostiquer une arthrite nettement grippale — c'est-à-dire par infection endogène grippale — lorsque nous serons en présence : 1° d'*arthrites multiples* siégeant sur plusieurs dents du même côté ou des deux côtés à la fois, et n'avoisinant aucune lésion alvéolaire (extraction récente) ; dentaire (carie pénétrante) ou sinusiale ; 2° de dents exemptes de toute carie et n'ayant subi aucun traumatisme de quelque nature qu'il soit (1) ; 3° d'une articulation alvéolo-dentaire exempte de toute lésion exogène péridentaire (2) ; 4° enfin d'un *état général* en incubation ou en invasion grippales (coryza ; toux ; céphalalgies ou phénomènes gastro-intestinaux, etc.).

---

(1) ...*Ayant pu provoquer une mortification pulpaire.* Nous rappellerons que la mortification pulpaire peut se diagnostiquer indifféremment 1° par l'éclairage électrique *(opacité de la dent)* ; 2° par le thermocautère *(insensibilité du collet)* ; 3° par la trépanation *(insensibilité dentinaire)*.

(2) Après avoir éliminé toutes les causes d'arthrites exogènes d'origine externe, que nous avons énumérées au commencement de ce chapitre.

## C. — DIATHÈSES

On entend par diathèse, un *tempérament morbide caractérisé par un mode particulier de la nutrition* (Professeur Bouchard). Par cette définition, BOUCHARD et ROGER n'admettent que deux sortes de diathèses : 1° l'*arthritis* · 2° la *scrofule*.

L'arthritis, dont les causes sont quelque peu confuses, *nutrition retardante* (Bouchard) : *nutrition accélérée* (Lecorché, Morel-Lavallée), se révèle sous des formes très diverses, dissemblables quant à leurs phénomènes cliniques, et constituant, pour ces dernières, un terrain propice à leur éclosion et leur développement. Ces formes que l'on désigne sous le nom de *dérivés de l'arthritis*, sont nombreuses. Nous n'en étudierons cependant que celles qui nous intéressent directement : le *rhumatisme* et la *goutte*.

De même que les autres articulations du squelette, l'articulation alvéolo-dentaire peut être le siège de décharges rhumatismales ou goutteuses.

Les microbes de l'arthritis pénètrent-ils directement au niveau de l'articulation alvéolo-dentaire par les lympathiques du collet (voie exogène) ou bien arrivent-ils *indirectement* par l'intermédiaire des vaisseaux sanguins ainsi vecteurs des germes nocifs (voie endogène)? TH. GUYOT (1), qui a fait sur l'arthritis un ouvrage dont la hardiesse de conception a révolutionné quelque peu le monde médical, considère l'arthritis comme une maladie infectieuse, spécifique et transmissible.

Partant de ce principe, il pense que les microbes de l'arthritis pénètrent dans l'économie par la voie lymphatique pour se diffuser de là dans le sang, puis, charriés par le sang, iraient se localiser au niveau d'un lieu de moindre

(1) Th. Guyot *De l'arthritis*. Paris, 1905.

résistance. Pour GUYOT, ce *locus minoris resistenciæ* serait l'articulation alvéolo-dentaire, et la localisation arthro-dentaire constituerait pour lui le principal et quelquefois le seul symptôme appréciable de l'arthritis.

Cette théorie, comme on voit, ne manque pas de paraître séduisante.

Cette prédilection pour la localisation bucco-pharyngée de l'arthritis est si évidente que, même chez ceux ne possédant plus leurs dents, la crise se localise à un autre *locus minoris resistenciæ* : la gorge. En effet, GUYOT (1) appuie son affirmation par l'observation typique que voici : « ... j'ai « déjà relaté l'observation d'un goutteux et diabétique dont « les accès ont été précédés à 8 à 10 reprises par une pous- « sée d'arthrite alvéolaire aiguë ; au moment même où « j'écris, ce malade vient d'avoir une attaque de goutte « *sans arthrite alvéolaire,* par la raison bien simple... qu'il « a perdu ses dents — mais *il a eu 8 jours avant son accès,* « *un mal de gorge* accompagné de malaise général... » Enfin citons ce passage intéressant de l'ouvrage de TH. GUYOT (2) : « ...on a vu des poussées aiguës, chez les pyorrhéiques « précédant avec une régularité surprenante des accès de « goutte ou d'autres accidents de la maladie arthritique : « douleurs rhumatismales erratiques, flux hémorroïdaires, « phénomènes d'angio-spasmes, etc. Le rhumatisant peut « présenter des poussées subaiguës d'arthrite alvéolaire, « soit comme prodromes d'une crise, soit comme crise « erratique. »

Voyons, au point de vue anatomo-pathologique, de quelle nature sont ces décharges arthro-dentaires rhumatismales ou goutteuses.

D'après LEMOINE (de Lille) (3) ces poussées aiguës ou

(1) TH. GUYOT. Ouvrage cité. P. 120.
(2) TH. GUYOT. Ouvrage cité. P. 11.
(3) Lemoine. *Gazette médicale de Paris*, 1891. (P. 87).

subaiguës d'arthrite alvéolo-dentaire chez les goutteux ou rhumatisants pyorrhéiques *ou non* seraient dues à *des poussées fluxionnaires*, sortes de *bouffées congestives et passagères*.

D'autre part, y a-t-il lieu de mettre sur le compte d'une précipitation uratique les crises rhumatismales ou goutteuses arthro-dentaires ? Pour von Noorden (1) cela ne fait aucun doute, car la formation du tophus uraté (sans préciser la localisation) est un phénomène *purement local*, indépendant de la quantité d'acide urique qui circule ailleurs dans l'organisme.

« ...Sous des influences inconnues (que Th. Guyot croit « microbiennes, car pour ce dernier ces influences ne sont « autres que l'action particulière des microbes de l'arthri- « tis : *diplocoque de Poynton et Paine*) certains tissus subis- « sent des altérations ayant en partie le caractère d'une « nécrose, et en partie celui d'une *inflammation*. Là se « forme, par une décomposition pathologique de l'albu- « mine, de l'acide urique qui, selon les circonstances, se « dépose ou non *in loco*. »

Ainsi donc, pour von Noorden, le tophus uraté — si l'on invoque sa théorie concernant l'arthrite rhumatismale — se formerait *localement*, en dehors de tout acide préexistant, par de l'acide urique résultant d'une décomposition *accidentelle* de l'albumine. Cette décomposition accidentelle serait, par conséquent, provoquée à la fois par une crise de l'état général (décharges toxiniennes du diplocoque de Poynton et Payne) et par le *locus minoris resistenciæ* offert par l'articulation alvéolo-dentaire.

Cette hypothèse mérite-t-elle d'être prise en considération, et explique-t-elle, d'une façon rationnelle, la formation de ces dépôts calcaires radiculaires, que Kirk a appe-

(1) Von Noorden. In Lehrb. der Path. des Stoffwelsches. Berlin, 1893. P. 439. (Note citée et reproduite par Th. Guyot).

lés *tartre sérique?* Que ce tartre sérique soit déposé là par le plasma sanguin par suite d'une surcharge urique de l'organisme; qu'il résulte d'une précipitation uratique par acidité du plasma sanguin — acidité due au fonctionnement même, exagéré, de l'articulation alvéolo-dentaire (Endelmann) (1) —; ou enfin, qu'il soit le fait d'une décomposition accidentelle de l'albumine, il n'empêche qu'il est permis d'accorder un singulier rapport de cause à effet, entre les crises rhumatismales subaiguës ou aiguës arthro-dentaires et la formation de ces dépôts calcaires péricémentaires — sortes de tophi.

Peut-être pourrait-on admettre l'hypothèse de la bouffée congestive, métastatique, sorte de *fluxion passagère* au niveau des logettes interligamenteuses, due à l'action, *in situ*, du diplocoque rhumatismal de Poynton et Plaine ou de ses toxines? Les éléments d'expérimentation nous font défaut pour infirmer ou prôner telle ou telle théorie : nous préférons laisser cet honneur à plus avisé que nous.

Quoi qu'il en soit de cet ensemble d'hypothèses, il est un fait admis par tous les cliniciens — et nous disons cela pour nos élèves — c'est la *contribution pathologique certaine apportée par l'articulation alvéolo-dentaire aux manifestations de la diathèse arthritique* — et cela, pour les mêmes raisons *prédisposantes* indiquées plus haut en ce qui concerne les arthrites nettement grippales par infection endogène. De plus, comme pour ces dernières, l'arthrite diathésique (rhumatismale-goutteuse) se constate, cliniquement, *sur plusieurs dents à la fois*. Elle peut survenir comme prodrome ou syndrome, *isolé* ou associé à d'autres crises articulaires siégeant sur un même côté ou non, du squelette. Enfin, l'arthrite diathésique peut frapper un sys-

(1) Endelmann (de Philadelphie) Le *problème de l'acide urique dans ses rapports avec les inflammations péricémentaires*. (Odontologie, 1908, 15 octobre).

tème arthro-dentaire *sain* ou se manifester sous forme de poussées subaiguës ou aiguës au niveau de dents atteintes de polyarthrite alvéolo-dentaire suppurée ou sèche.

### C. — Classification des arthrites alvéolo-dentaires.

Les arthrites alvéolo-dentaires n'ont pas eu, jusqu'ici, de classification suffisamment courte et précise. Parmi les auteurs qui ont essayé d'aborder ce paragraphe de la pathologie arthro-dentaire, les uns ont fait de l'étiologie la charpente même de leur classification, d'autres se sont basés purement et simplement sur la symptomatologie. Une classification symptomatique est nécessairement trop courte et ne dégage pas suffisamment les indications thérapeutiques. C'est ainsi qu'une arthrite septique banale — tout en présentant quelquefois la même symptomatologie — ne pourra avoir les mêmes indications thérapeutiques qu'une arthrite par congestion compensatrice ou autre.

Quant à une classification étiologique, il vaut mieux y renoncer, étant donné le très grand nombre de causes capables de porter atteinte à l'intégrité de l'articulation alvéolo-dentaire.

Au reste, parmi toutes ces causes, les unes ont une même pathogénie alors que d'autres évoluent avec un processus diamétralement opposé.

Pourtant, il y a deux formes cliniques d'arthrites qui pourraient nettement se détacher du cadre étiologique : ce sont le *rhumatisme dentaire* et la *grippe dentaire*. Mais, entendons-nous bien, nous ne devons accorder une terminologie spéciale à ces formes d'arthrites, qu'autant qu'il s'agit d'un système arthro-dentaire à l'abri de toute influence morbide *exogène* quelconque.

Au point de vue pathogénique, nous avons pu constater — au fur et à mesure que se déroulait notre description étiologique — que les arthrites alvéolo-dentaires pouvaient emprunter pour se développer, deux grands processus : les processus infectieux et congestif. Nous pourrons donc poser en principe que l'ensemble des arthrites se divise en deux grandes classes : 1° les arthrites **PAR INFECTION** ; 2° les arthrites **PAR CONGESTION**.

Les arthrites par infection pourront résulter de toutes les causes infectieuses exogènes polymicrobiennes, d'origine pulpaire ou péridentaire ; comme complications *tardives* d'un traumatisme dentaire ; enfin comme répercussions arthro-dentaires d'ordre spécifique.

Par contre, nous rangerons dans la classe des arthrites par congestion toutes les répercussions arthro-dentaires d'ordre physiologique, pathologique, chimique ou opératoire, en un mot toutes les causes proches ou éloignées qui peuvent apporter un trouble dans la circulation générale ou arthro-dentaire. C'est ainsi que les arthrites emprunteront le processus congestif, lorsqu'elles seront, ou le résultat *immédiat* d'un traumatisme, ou une manifestation compensatrice due, soit à une suppression brusque du débit sanguin pulpaire, soit — comme nous le disions plus haut — à un trouble de la circulation générale ou locale, physiologique ou pathologique, momentané ou permanent. Et la preuve que tout trouble circulatoire peut avoir une répercussion fâcheuse sur le système arthro-dentaire, c'est que cette répercussion cesse dès que le trouble circulatoire diminue ou disparaît.

Par exemple, la circulation arthro-dentaire redevient normale après le flux menstruel, hémorroïdaire, après une ponction pleurale (Lebedinsky), lorsque la fonction masticatrice des dents est récupérée, etc.

Enfin, terminons en disant qu'amicrobiennes au début, ces arthrites par congestion peuvent devenir infectieuses par le voisinage des hôtes du milieu buccal et cela par auto-infection.

## D. — Anatomo-pathologie et Diagnostic

CONSIDÉRATIONS GÉNÉRALES.

Lorsque l'étudiant ou le praticien auront à faire un diagnostic — d'une pulpite, d'une arthrite ou de toute autre affection bucco-dentaire — leur première préoccupation devra être d'en rechercher les éléments. La recherche de ces éléments sera facile, s'ils veulent bien procéder avec méthode et circonspection.

Il est un point sur lequel nous désirerions attirer leur attention : c'est l'attitude que nous devons prendre en face du malade. Notre premier devoir est de l'interroger sur les symptômes de son affection. Nous devons procéder, avant toute chose, à l'*interrogatoire*, et non pas — comme il nous est, malheureusement, fréquent de le constater — de plonger, sitôt le malade assis, doigts et miroir dans la bouche, en quête d'une dent à extraire ou de l'*importance pécuniaire* des soins à donner.

L'interrogatoire, seul, nous mettra très souvent — pour ne pas dire toujours — rapidement sur la voie du diagnostic.

Nous ajouterons, que quand bien même l'aspect du malade indiquerait formellement l'affection à traiter, quand bien même nous jugerions inutile de rechercher les signes subjectifs, il est de notre intérêt moral et professionnel de faire subir un semblant d'interrogatoire à notre malade — et cela avant toute exploration buccale de notre part.

En effet, ne l'oublions pas, le malade ne vient chez nous que vaincu par la douleur ou en proie à une peur instinctive, alimentée quelquefois par le souvenir d'une opération récente douloureuse.

Cet interrogatoire lui permettra de s'habituer à vous, de calmer peu à peu son appréhension et de prendre confiance, en un mot, il vous dépouillera, de lui-même, de cette enveloppe de tortionnaire que son souvenir, son imagination ou la légende s'étaient habitués à nous parer.

En clinique dentaire — comme, du reste, en clinique de médecine générale — deux moyens d'investigation sont à notre portée pour dépister et établir une thérapeutique raisonnée. Ces deux moyens sont : 1° les signes subjectifs ; 2° les signes objectifs.

Les signes subjectifs nous sont révélés par le malade lui-même, au cours de notre interrogatoire. Ce sont ceux que le malade a ressentis ou ressent, en dehors de notre présence, d'une façon spontanée ou provoquée. La connaissance des signes subjectifs découlera de la façon dont on aura conduit l'interrogatoire. Pour ce faire, le praticien devra toujours avoir présents à l'esprit, l'*anatomie* de la région lésée, la pathogénie de l'affection et les phénomènes cliniques qui peuvent en résulter.

Les signes objectifs sont ceux que le praticien sera capable de voir ou de provoquer.

On est convenu de distinguer trois formes ou trois stades dans la symptomatologie des arthrites :

1° Forme subaiguë ou arthrite subaiguë ;

2° Forme phlegmoneuse ou arthrite aiguë ;

3° Forme chronique ou arthrite chronique.

## I. — ARTHRITE SUBAIGUË

L'arthrite subaiguë constitue le premier stade dans l'inflammation de l'articulation alvéolo-dentaire.

Au point de vue anatomo-pathologique, la localisation morbide est différente suivant que la cause est d'origine pulpaire ou péridentaire. Dans le premier cas, les phénomènes morbides restent localisés dans la région du sommet (espace apical de Black) — de même dans les traumatismes à action parallèle à l'axe de la dent. Dans les autres cas, au contraire, tout l'article sera intéressé.

### 1° **Diagnostic.**

*a)* SIGNES SUBJECTIFS.

Sont au nombre de deux :

1° Sensation de gêne ;

2° Léger allongement de la dent.

*1° Sensation de gêne.* — Il n'y a pas, à proprement parler, de phénomènes nettement douloureux dans la forme subaiguë : aussi n'avons-nous pas, à dessein, employé le terme « douleur » au point de vue subjectif.

Il s'agit plutôt d'une sensation de gêne, de *corps étranger entre deux dents,* qui se manifeste sous forme *d'agacement permanent* et légèrement *gravatif* de la dent.

De plus, par suite de cette sensation de gêne, le malade éprouve un besoin instinctif d'exercer une pression continue et progressive sur la dent malade en serrant les mâchoires. Cette pression amène un soulagement qui, du reste, disparait sitôt que cesse la pression — nous verrons plus loin pourquoi.

*2° Léger allongement de la dent.* — Outre la sensation de

gêne, dont nous parlions précédemment, le malade se plaint que sa dent articule avant les autres et qu'à la pression il a la sensation de presser sur une dent qui « s'enfonce avant que les autres touchent » et — pour donner un corps à cette sensation — que sa dent malade ressemble à une dent « en liège, en caoutchouc ».

*b)* SIGNES OBJECTIFS.

Les signes objectifs peuvent se diagnostiquer de deux façons :

1° *A la vue ;*

2° *A l'exploration* { *a)* palpation ; *b)* percussion.

1° *A la vue.*

Lorsque après avoir soulevé la lèvre ou écarté la joue — suivant qu'il s'agit d'une dent de bouche ou d'une molaire — on regarde la muqueuse gingivale vestibulaire, celle-ci apparaît *légèrement hypérémiée* au niveau de la dent malade.

Cette hypérémie diffère à la fois comme siège et comme étendue. Si l'arthrite est d'origine pulpaire elle restera localisée à la région de l'apex de la dent malade ; si, au contraire, elle est d'origine péridentaire, l'hypérémie se révèlera sous forme d'une traînée rougeâtre sur toute la hauteur du trajet radiculaire. Et cette différence peut s'expliquer par ce fait que, dans l'arthrite d'origine pulpaire, l'infiltration ligamenteuse est descendante — c'est-à-dire de l'apex au collet — alors que dans le cas contraire, elle est ascendante : l'infiltration gingivale suivra donc le même processus.

2° *A l'exploration.*

*a) A la palpation.* — Si, à l'aide de la pulpe du doigt, appliquée dans le repli vestibulaire, on exerce une pression sur le procès alvéolaire au niveau de la région apicale de la dent malade, on provoquera les phénomènes suivants : à pression faible, pas de douleurs ; si, au contraire, la pression est forte, la douleur s'accusera suffisamment pour mettre sur la voïe du diagnostic.

*b*) *A la percussion.* — Si l'arthrite est d'origine pulpaire, la percussion (1) verticale de la dent — dans le sens de son grand axe — provoquera de la douleur, alors qu'exercée latéralement ou perpendiculairement à son axe, elle ne donnera que peu ou pas de douleurs — à condition toutefois qu'elle ne s'effectue pas brutalement.

Au contraire, si l'arthrite est d'origine péridentaire, il y aura toujours un peu de douleur, quel que soit le sens dans lequel pourra s'exercer la percussion.

2° Pronostic.

L'arthrite subaiguë, qui n'est, comme nous l'avons dit, que le premier stade dans la symptomatologie de l'arthrite franche, peut se terminer *par résolution*, à l'aide d'une thérapeutique appropriée. Mais, livrée à elle-même, ou, si les causes qui lui ont donné naissance s'aggravent, elle ne tarde pas, la plupart du temps, à franchir le stade suivant et à se transformer en arthrite phlegmoneuse ou aiguë.

Or, lorsque cette transformation doit se faire, il n'est pas rare de la voir se produire très rapidement — effaçant, en quelque sorte, l'individualité de la forme subaiguë, à telle enseigne que celle-ci passe, le plus souvent, inaperçue.

---

(1) Une légère sensibilité à la percussion n'est pas suffisante, toutefois, pour diagnostiquer une arthrite subaiguë — et ceci nous amène à dire quelques mots de ce que nous appellerons « *les fausses arthrites subaiguës* ». — Si, sur une dent atteinte de pulpite, on fait de la percussion en même temps que sur les dents voisines saines, très souvent le malade réagira : la dent malade rendra un son moins clair et sa percussion sera plus sensible que celle des dents voisines saines. Ces différences dans le son et la réaction de l'article à la percussion, ne seront pas à proprement parler dues à une complication arthro-dentaire de la pulpite mais plutôt à une différence de densité et d'homogénité entre les dents percutées, en même temps que la transmission à l'espace de Black de l'ébranlement pulpaire sera plus ou moins marquée suivant que la pulpe exposée sera, ou non, enflammée.

## II. — ARTHRITE PHLEGMONEUSE OU AIGUË

La symptomatologie de la forme phlegmoneuse de l'arthrite alvéolo-dentaire a fait l'objet de nombreuses descriptions aussi précises que claires, mais dont le manque de limites a eu, très souvent, comme résultat de créer une certaine confusion dans l'esprit de l'étudiant. Cette confusion vient, pour beaucoup, de ce qu'on a mélangé les signes cliniques de l'arthrite phlegmoneuse proprement dite avec ceux de ses complications les plus immédiates (fluxions, abcès, etc., etc.). Aussi, est-il courant d'entendre confondre l'abcès sous-périostique vestibulaire, par exemple, avec la période phlegmoneuse de l'arthrite. L'étudiant en arrive ainsi à confondre ce que l'étude de la pathologie générale lui avait si bien appris à distinguer : que la suppuration n'est pas le phlegmon mais une de ses terminaisons, et qu'un abcès ne doit pas fatalement succéder à un phlegmon.

Tant que les phénomènes inflammatoires évoluent sur un même organe ou au niveau d'une même région anatomique. on peut dire que chacun d'eux n'est qu'un degré différent dans l'évolution de ce grand processus qu'est l'inflammacion : chaque degré plus avancé ne constituant pas pour cela une complication du degré précédent, mais une simple aggravation des symptômes, — c'est le cas de la forme phlegmoneuse par rapport à la forme subaiguë.

Par contre, si les phénomènes inflammatoires *s'extériorisent* et suivent ensuite, dans leur nouvelle région anatomique, tout leur processus — jusques et y compris leurs terminaisons habituelles (résolution ou suppuration), on pourra dire que ces phénomènes extériorisés constituent une complication de ceux qui leur auront donné naissance : par exemple, la fluxion ou les abcès génien, vestibulaire ou palatin par rapport à l'arthrite aiguë. En d'autres termes, nous appellerons complications de l'arthrite phlegmoneuse « *toute extériorisation anatomique des phénomènes infectieux de l'arthrite phlegmoneuse* ».

Ceci étant posé, étudions à présent la symptomatologie de l'arthrite phlegmoneuse proprement dite — puis nous passerons à l'étude de ses complications.

### A. — **Arthrite phlegmoneuse ou aiguë proprement dite**

La forme aiguë ou phlegmoneuse de l'arthrite alvéolo-dentaire constitue le deuxième stade dans le processus inflammatoire de l'articulation alvéolo-dentaire. Etant donnée la même localisation anatomique, sa symptomatologie ne sera pas autre chose que l'*aggravation* anatomo-pathologique et clinique de la forme subaiguë.

#### Diagnostic.

*a)* Signes subjectifs.

*1° Douleur tensive, gravative et continue.* — Comme ses qualificatifs l'indiquent, cette douleur se présente sous forme de *pesanteur*, de *tension continue* au niveau de la dent malade.

Elle se manifeste pendant le jour, mais surtout le soir et pendant la nuit. Cette exacerbation nocturne vient principalement de ce que le malade croit trouver un soulagement, soit qu'il appuie, étant couché, sa joue correspondant au côté malade, contre l'oreiller ; soit qu'il emmitoufle sa tête d'un épais bandeau copieusement matelassé d'ouate, voire de cataplasmes de farine de lin très chauds. Tous ces dérivatifs, auxquels le malade a recours, dans un but de soulagement, ne sont, pour l'affection elle-même, qu'un aliment de plus à la propagation du processus infectieux. Le malade, en effet, par ces moyens, concentre et entretient la chaleur : élément éminemment favorable à la pullulation microbienne et ne pouvant que favoriser l'extériorisation des phénomènes infectieux vers la joue.

On peut dire sans crainte que 90 0/0 des cas de phlegmons suivis d'abcès ou d'adéno-phlegmons ne sont autres que la conséquence de cette fâcheuse habitude.

2° *Allongement démesuré de la dent ;*

3° *Violentes douleurs au contact.* — Si nous étudions, au point de vue anatomo-pathologique, l'arthrite aiguë, nous voyons que, sous l'influence de la cause morbide (infectieuse ou autre), les logettes interligamenteuses sont le siège d'une diapédèse intense. Par suite de cette extravasation, leur capacité se trouve augmentée, et, comme des deux surfaces articulaires de l'articulation alvéolo-dentaire (parois radiculaire et alvéolaire), une seule est mobilisable — la dent — celle-ci aura tendance à sortir de son alvéole : sollicitée qu'elle est, non seulement par la distension phlegmoneuse ou congestive des logettes interligamenteuses, mais aussi par la direction même des faisceaux fibreux.

Connaissant ce phénomène subjectif « d'allongement de la dent », il nous sera facile maintenant d'admettre que tout contact — si faible qu'il soit — et ayant pour effet de repousser la dent en lui faisant réintégrer son alvéole, aura comme contre-coup celui de comprimer les logettes interligamenteuses entre elles. La compression s'exercera sur tous les organes qui y sont contenus — et, en premier lieu, les origines des filets arthro-dentaires du trijumeau : d'où douleurs violentes. Aussi, à l'interrogatoire, le malade s'empressera-t-il de vous dire que le *moindre contact, le moindre effleurement de la langue sur la dent malade lui provoquent des douleurs très vives.*

4° *Phénomènes généraux.* — Au cours de l'arthrite aiguë proprement dite, les phénomènes généraux seront peu accusés. Cependant, deux d'entre eux seront presque toujours constants : ce sont l'*inappétence* (mastification très difficile — parce que douloureuse) et l'*insomnie* (exacerbation nocturne de la douleur). Quelquefois enfin, lorsque l'arthrite est à évolution franchement phlegmoneuse, le malade sera pris d'un peu de fièvre, voire de frisson — mais ce sont là, la plupart du temps, les signes prémonitoires de l'extériorisation anatomique des phénomènes infectieux et nous entrons alors dans les complications.

*b)* Signes objectifs.

Les signes objectifs peuvent se diagnostiquer de deux façons :

1° *A la vue;*

2° *A l'exploration*
- *a)* palpation ;
- *b)* percussion ;
- *c)* moyens thermiques.

1° *A la vue.*

Les signes objectifs que l'on peut diagnostiquer à la vue sont :

1° Faciès du malade ;

2° Congestion de la muqueuse ;

3° Impotence fonctionnelle du côté malade.

1° *Faciès spécial du malade.* — Au cours de l'interrogatoire, il est facile de s'apercevoir que le malade évite, en parlant, de faire entrechoquer ses dents : le malade *parle entre ses dents,* la bouche légèrement entr'ouverte.

2° *Congestion de la muqueuse.* — Cette congestion atteint son maximum d'élection au niveau du repli gingivo-vestibulaire et le long du trajet radiculaire de la dent malade. Cette injection de la muqueuse va en décroissant, pour se disséminer ensuite sur toute la muqueuse gingivale correspondante.

2° *Impotence fonctionnelle du côté malade.* — Nous avons vu — dans le chapitre qui concerne la physiologie de l'articulation alvéolo-dentaire — que le bon et constant fonctionnement masticatoire de la dent était indispensable pour assurer au ligament une circulation suffisante et régulière. Dans le cas présent, il est aisé de comprendre que le patient — de crainte d'un contact douloureux contre sa dent malade — évitera de manger du côté correspondant : d'où accumulation plus ou moins grande de tartre sur les dents restées inactives.

De plus, rappelons que cette inaction entraine, comme conséquence morbide, des troubles circulatoires, caractérisés cliniquement par des phénomènes subaigus de congestion arthro-dentaire, au niveau des dents qui avoisinent celle atteinte d'arthrite phlegmoneuse.

On ne confondra pas ces cas d'arthrite congestive par impotence fonctionnelle avec la grippe ou le rhumatisme arthro-dentaires. Dans le premier cas, les phénomènes douloureux subjectifs et objectifs vont en décroissant à mesure qu'on s'éloigne de la dent malade — cause de l'impotence fonctionnelle des autres, — tandis que dans le deuxième cas, toutes les dents atteintes ne présentent pas, ou très peu, de différence dans l'intensité des phénomènes susdits.

2° *A l'exploration.*

L'exploration peut se pratiquer de trois façons :

1° Par la palpation { des tables alvéolaires,<br>de la dent malade.

2° Par la percussion.

3° Par les moyens thermiques.

*1° Palpation.* — Qu'elle s'exerce sur les deux tables alvéolaires ou sur la dent malade, la palpation est très douloureuse et revêt son maximum d'intensité au niveau du sillon vestibulaire, vers la région apexienne.

Cependant, lorsque la pression se fait lentement et progressivement dans l'axe de la dent — comme si on voulait enfoncer la dent dans son alvéole — le malade, après la douleur ressentie au commencement de la pression, éprouve un soulagement qui persistera tant qu'on maintiendra la pression. Si, au lieu de diminuer graduellement, on vient à faire cesser brusquement la pression, la douleur réapparaît, alors, violente et *pulsatile*.

Enfin, à la palpation, la dent malade présente une certaine mobilité. Cette mobilité est due à une subluxation de la dent de son alvéole, causée par l'état de tension phlegmoneuse des logettes interligamenteuses.

2° *Percussion.* — La percussion est *intolérable*, aussi bien parallèlement que perpendiculairement à l'axe de la dent — et cela, pour les mêmes raisons que nous donnions pour les signes subjectifs (entrechoquement des dents antagonistes avec la dent malade).

3° *Moyens thermiques.* — Le malade réagit différemment suivant les variations thermiques auxquelles la dente atteinte d'arthrite peut être soumise. *La chaleur exalte la douleur, alors que le froid la diminue momentanément.*

En ce qui concerne la chaleur, le phénomène s'explique de lui-même, nous n'insisterons pas. Quant à la diminution au froid, elle s'obtient par un phénomène inverse : il y a diminution de tension par vaso-constriction. *Mais cette diminution dans la douleur disparaît dès que cesse la source de froid.* La douleur revient alors avec une acuité d'autant plus grande que l'application du froid aura été maintenue longtemps et qu'elle aura cessé brusquement : ce retour à la douleur est du à une congestion compensatrice de retour, au niveau des logettes. Combien de fois n'entendons-nous pas dire — par nos malades — qu'ils ont passé une partie de la nuit à prendre de l'eau froide en bains de bouche, et la rejeter aussitôt qu'elle commençait à tiédir — pour recommencer ainsi jusqu'au matin? . . . . . . . . . . . .

Si nous voulions nous résumer, au sujet du diagnostic de l'arthrite phlegmoneuse, nous pourrions dire qu'il existe, pour cette affection, une sorte de *trépied symptomatique* constitué par les trois signes pathognomoniques suivants:

1° *Douleur tensive, gravative et continue.*

2° *Sensation d'allongement de la dent.*

3° *Extrême douleur au choc.*

**Diagnostic différentiel.**

Il est impossible de confondre l'arthrite phlegmoneuse proprement dite avec quelque autre affection dentaire ou alvéolo-dentaire que ce soit. Elle possède, en effet, un cortège de signes qui lui appartiennent en propre, et sur la nature desquels il ne peut y avoir aucune erreur possible.

*a)* Pulpite.

La pulpite diffère de l'arthrite aiguë tant au point de vue *chronologique* que *symptomatique.*

Au point de vue *chronologique,* l'arthrite phlegmoneuse d'origine interne est postérieure à la pulpite : c'est une complication de la carie pénétrante d'un stade plus éloigné que celui de la pulpite. Au contraire, lorsque l'arthrite est d'origine externe elle est antérieure à la pulpite et cette dernière ne peut alors se déclarer que comme complication par voie foraménienne.

Au point de vue *symptomatique,* les signes subjectifs et objectifs de la pulpite sont diamétralement l'opposé de ceux de l'arthrite. Alors que dans l'arthrite aiguë les douleurs sont tensives, gravatives et continues — dans la pulpite, au contraire, elles sont essentiellement pongitives et paroxystiques. Les névralgies avec points de Valleix douloureux sont plus fréquentes et plus intenses dans les cas de pulpite ; de plus, la succion qui, dans la pulpite, provoque un accès de douleur violent et instantané (par congestion brusque de la pulpe, due au vide fait dans la chambre pulpaire par la succion), n'a, au contraire, aucune action dans l'arthrite phlegmoneuse. La pression digitale du vestibule et la percussion de la dent sont intolérables dans l'arthrite aiguë — contrairement aux cas de pulpite. Enfin, dans la pulpite, il n'y a pas de sensation d'allongement ni d'ébranlement de la dent malade.

### *b)* Polyarthrite alvéolo-dentaire.

La polyarthrite alvéolo-dentaire évoluant « à froid » ne peut être confondue avec l'arthrite aiguë — laquelle a comme caractéristique d'évoluer « à chaud ».

L'allure chronique avec intermittences de poussées aiguës ou subaiguëes ; la suppuration permanente de l'article, accompagnée d'une résorption, concomitante ou non, des alvéoles et du feston gingival ; l'ébranlement et la déviation des dents ; l'âge du sujet ; son état général ; enfin, la généralisation de l'affection à plusieurs dents à la fois : tout cela constitue un ensemble de signes qui individualise nettement la polyarthrite alvéolo-dentaire suppurée.

Enfin, rappelons que cette affection constitue — pour la diathèse arthritique — le reflet de l'état général et que son évolution reste subordonnée à celle de la diathèse. Au cours du diabète, par exemple, la quantité de pus éliminé par les alvéoles, l'allure des phénomènes cliniques ainsi que l'ébranlement des dents sont en rapport direct avec la quantité de sucre éliminé par les urines : *plus la décharge glycosurique sera forte, plus les phénomènes pyorrhéiques seront accentués...* et réciproquement.

**Pronostic.**

L'arthrite aiguë peut se terminer soit par *résolution*, soit par *suppuration* · dans ce dernier cas, lorsque la cause persiste ($P^3$ non traitée), l'arthrite aiguë, après sa période de défervescence, se transforme en arthrite chronique.

La terminaison par résolution peut s'effectuer lorsqu'une action thérapeutique raisonnée est survenue assez à temps pour arrêter dans son évolution le processus infectieux, ou bien quand la cause même de l'arthrite disparaît d'elle-même.

ARTHRITE AIGUE SUPPURÉE. — ABCÈS ALVÉOLO-DENTAIRE.

Si, au contraire, l'affection évolue vers la suppuration, la symptomatologie subjective change : de gravatives les douleurs deviennent *pulsatiles*, et l'arthrite se termine alors sous forme d'arthrite aiguë suppurée ou *abcès alvéolaire*, qu'il ne faut pas confondre avec les abcès vestibulaire et palatin — ceux-ci étant une complication de l'arthrite alors que le premier n'est qu'un aboutissant.

A cette période ultime, les phénomènes douloureux qui n'avaient leur raison d'être que par l'évolution phlegmoneuse de l'arthrite, s'amendent au point de ne pouvoir plus être perçus qu'objectivement : en effet, les douleurs spontanées s'atténuent peu à peu pour faire place à une *sensation de plénitude de la dent*, avec douleurs seulement à la percussion et à la pression. Enfin, l'évacuation du pus peut se faire soit par l'alvéole au niveau du collet de la dent, soit par le canal radiculaire – lorsqu'il s'agit d'une carie pénétrante.

## B. — COMPLICATIONS DE L'ARTHRITE PHLEGMONEUSE OU AIGUË

On est convenu de diviser les complications de l'arthrite aiguë en deux classes : 1° les complications de *voisinage ;* 2° les complications à *distance.*

Dans les premières seront comprises toutes les complications dentaires et péridentaires — celles des organes voisins et de l'organisme en général constitueront la deuxième classe.

- **I. Complications de voisinage.**
  - 1° Pulpite
  - 2° Trismus
  - 3° Fluxion
  - 4° Suppurations aiguës
    - abcès vestibulaire } sous ou sus-périostiques
    - abcès palatin } sous ou sus-périostiques
    - abcès génien
    - pyosinusite aiguë
  - 5° Adénites et adéno-phlegmons
    - sous-mentonniers
    - sous-maxillaires
    - géniens, etc.
  - 6° Ostéomyélite aiguë
    - du bord alvéolaire
    - du maxillaire
  - 7° Névralgies faciales
- **II. Complications à distance.**
  - 1° Accidents oculaires
    - réflexes
    - infectieux.
  - 2° Accidents auditifs
    - réflexes
    - infectieux.
  - 3° Complications de nature et de siège divers
  - 4° Septicémies
    - phlebo-phlegmoneuse
    - lympho-phlegmoneuse
    - générale sans localisation

### I. — Complications de voisinage.

#### 1° PULPITE

L'inflammation de la pulpe peut survenir comme complication d'une arthrite aiguë d'*origine externe.*

La pathogénie de cette complication s'explique par ce

que nous connaissons de l'anatomie de la région de l'espace de Black, — nous n'insisterons pas.

Au point de vue du diagnostic, nous aurons une dent présentant à la fois les symptômes de l'arthrite et de la pulpite (1). La symptomatologie s'en trouvera, de ce fait, quelque peu compliquée et hybride.

## 2° TRISMUS

On entend par trismus une tétanisation, d'origine réflexe ou infectieuse, des muscles élévateurs de la mâchoire.

*Le trismus est une des complications — presque inévitable — de l'arthrite phlegmoneuse du groupe des molaires inférieures et plus particulièrement des dents de sagesse inférieures.*

Lorsque le trismus est d'origine *réflexe*, sa pathogénie s'explique aisément. L'arthrite agit comme *« épine irritative »* sur les centres nerveux, par la voie centripète sensitive (nerf dentaire inférieur), et son action se réfléchit, par la voie centrifuge motrice (branches massetérine, ptérygoïdienne interne et temporales du nerf masticateur), au niveau des muscles élévateurs de la mâchoire, qui entrent, de ce fait, en tétanisation.

La plupart du temps, le trismus est le résultat de la propagation du processus infectieux aux muscles élévateurs de la mâchoire.

Par leurs insertions maxillaires, les muscles masseter et ptérygoïdien interne parviennent à confondre leurs fibres aponévrotiques au niveau du gognon de Broca et soutiennent, de ce fait, l'angle du maxillaire inférieur à la façon d'une sangle aponévrotique. Rien d'étonnant donc

(1) Frey, afin de distinguer ces sortes de pulpites par complication d'arthrite d'origine externe, propose de les appeler : *pulpites rétrogrades*. Peut-être ce terme de rétrograde pourrait-il paraître illogique, car rétrograde veut dire « qui recule, qui va en arrière » et non « qui vient de derrière » — ce qui est le cas. Au point de vue pratique, cela n'a pas d'importance, mais au point de vue didactique, il est bon d'en faire ressortir la nuance. Appelons-les, si l'on veut, *pulpites par voie apexienne* : ce sera plus simple et aussi scientifique.

que, soit par voie lymphatique, soit par complication d'ostéomyélite de l'angle de la mâchoire (fibres musculaires s'insérant directement sur les tables osseuses), l'infection puisse gagner le tissu musculaire et provoquer une myosite massetérine ou ptérygoïdienne interne ou les deux à la fois.

Cette complication est directe. Est-ce à dire que le trismus ne peut se déclarer à la suite d'une arthrite phlegmoneuse de tout autre groupe de dents ? Non — mais lorsque cette complication se produit, elle ne l'est qu'indirectement. Une arthrite phlegmoneuse d'une incisive supérieure, par exemple, peut, par contiguïté, se compliquer de gingivo-stomatite. En effet, l'arthrite phlegmoneuse est toujours accompagnée d'une gingivo-stomatite siégeant sur le trajet radiculaire de la dent malade ainsi qu'au niveau de la région vestibulaire correspondante. De localisée, la gingivo-stomatite peut devenir diffuse et intéresser peu à peu toute la muqueuse bucco-pharyngée — y compris l'amygdale. Or, l'amygdalite — nous entendons la phlegmoneuse — se complique toujours de trismus.

## 3° FLUXION

**Définition. — Pathogénie.**

La fluxion est un terme de médecine servant à désigner « *tout afflux de sang ou d'autres liquides en certains tissus qui se tuméfient : là où il y a irritation, il y a fluxion*, dit Littré » (Dictionnaire de la Langue Française, page 1706). Ce terme de fluxion pourrait, d'après cette définition, servir à désigner toute inflammation muqueuse — et le terme populaire de « fluxion de poitrine » en est la preuve. Afin d'éviter toute confusion au point de vue anatomique, on devrait, en clinique générale ou spéciale, entendre par fluxion « *toute infiltration cellulaire, d'origine mécanique ou infectieuse* ».

Aussi bien, en odontologie, réservons-nous le terme de fluxion à tout gonflement de la joue, des lèvres ou des régions sous et sous-angulo maxillaires, d'origine dentaire. Nous disons fluxion de la joue et non fluxion des gencives — et cette différence d'appellation est logique, puisque la muqueuse gingivale, sur toute la hauteur du rebord alvéolaire, repose directement sur le périoste des tables osseuses, sans interposition de soubassement cellulaire.

Au point de vue pathogénique, la fluxion pourrait être définie *« une lympho-cellulite circonscrite ou diffuse de la face », pouvant se terminer par résolution ou par suppuration* (Lebedinsky). En d'autres termes c'est l'extériorisation, par la voie lymphatique (1), du processus infectieux au tissu cellulaire des régions avoisinantes. Nous aurons donc affaire à *un œdème infectieux.*

Donc, de par sa nature même, la fluxion aura *toujours* comme point de départ une arthrite par infection — alors qu'elle ne se présentera *jamais* comme complication d'une arthrite par congestion.

Au point de vue clinique, la fluxion peut se présenter sous deux formes spéciales, différentes comme symptomatologie et pronostic : 1° la *forme œdémateuse ;* 2° la *forme phlegmoneuse.*

Pathogéniquement, la forme œdémateuse doit être considérée comme le stade ultime de la fluxion. Quant à la forme phlegmoneuse, elle ne constitue qu'un stade intermédiaire dans l'évolution d'une collection purulente *in situ.*

*La forme œdémateuse est la plus fréquente* et survient comme complication ultime d'une arthrite phlegmoneuse siégeant au niveau de n'importe quelle dent et des deux

(1) Pour Maurice Roy la fluxion n'est pas un œdème infectieux dû à une propagation de l'infection par la voie lymphatique, mais, au contraire, « une simple infiltration du plasma sanguin du tissu cellulaire de la face, par *oblitération d'une veinule alvéolaire ou faciale consécutive à une phlébite septique.* » (Maurice Roy. *De l'intervention dans les suppurations d'origine dentaire.* Archives générales de médecine. 1903. Page 2267).

mâchoires indistinctement. Elle survient toujours au cours de la période phlegmoneuse de l'arthrite et précède la période suppurée, lorsque celle-ci doit terminer l'évolution de l'arthrite.

L'évolution de la fluxion dans sa forme œdémateuse est moins rapide et surtout moins bruyante que dans sa forme phlegmoneuse, laquelle, plus rare, survient de préférence comme complication d'une arthrite d'une dent de la mâchoire supérieure.

Enfin, la forme œdémateuse est très souvent concomitante de l'évolution d'un abcès vestibulaire, complication dont la pathogénie est toute différente de celle de la fluxion, mais qui, survenant en même temps que la fluxion, peut prêter à erreur et faire attribuer à cette dernière ce qui, en réalité, n'est que le cortège symptomatique normal de l'évolution dudit abcès et non de la fluxion.

**Symptomatologie.**

A. — Signes subjectifs.

1° Forme œdémateuse. — Dans la forme œdémateuse, l'évolution de la fluxion n'est accompagnée d'aucune douleur spontanée. Comme, d'autre part, la fluxion constitue, sous cette forme, le signe précurseur du passage de l'arthrite du stade phlegmoneux au stade suppuré, les douleurs subjectives arthro-dentaires s'atténuent peu à peu pour faire place, au cas où l'on n'interviendrait pas à temps, à une sensation de plénitude au niveau de l'articulation alvéolo-dentaire —, signe de l'arthrite suppurée. Mais cette sensation de plénitude ne persiste qu'autant que la dent malade se trouve à l'abri de tout traumatisme — car un simple entrechoquement des dents suffit à provoquer un accès douloureux analogue à celui que nous avons décrit dans la symptomatologie de l'arthrite aiguë.

2° Forme phlegmoneuse. — Les signes subjectifs, dans

ce cas, sont de deux sortes et peuvent être considérés comme l'aggravation de ceux de l'arthrite phlegmoneuse.

a) *Douleurs violentes et pulsatiles.* — Ces douleurs, dont les pulsations sont isochrones au pouls, font dire au malade qu'il sent « là, battre une grosse artère » — et cette interprétation simpliste de la douleur est explicable, si l'on songe aux expédients auxquels souvent ont recours les malades en vue d'un soulagement trompeur (bandeau ; cataplasmes, etc., etc.).

b) *Phénomènes généraux.* — Les phénomènes généraux sont plus accentués que dans l'arthrite aiguë. A l'*insomnie* et l'*anorexie* s'ajoute un état fébrile (39°, 40°), quelquefois avec frissons et délire. Ces phénomènes généraux ont une durée égale à celle du processus inflammatoire. Lorsque le pus est collecté, les signes généraux cessent pour faire place à un abattement général.

B. — Signes objectifs.

Sont au nombre de trois :

1° Le faciès du malade.

2° La palpation du sillon vestibulaire et de la joue.

3° Le siège de la fluxion.

1° *Faciès du malade.*

Le faciès d'un malade atteint d'une fluxion génienne est trop caractéristique pour que nous croyions devoir le décrire. La peau de la joue est *tendue* et *luisante* — *pâle* dans la forme œdémateuse, *rouge* et *chaude* dans la forme phlegmoneuse — et les limites de l'œdème se confondent avec le reste des téguments, *sans aucune ligne de démarcation* comme dans l'érysipèle. Enfin, suivant le siège et la virulence du processus infectieux, l'œdème peut s'étendre sur une plus ou moins grande partie de la face, intéresser la paupière inférieure avec effacement des sillons faciaux (sillon labio-mentonnier, naso-labio-génien, cervico-facial et rétromandibulaire).

De plus, l'impotence fonctionnelle de la cavité buccale s'accentue du fait de la tension des téguments par l'œdème, restreignant d'autant le champ physiologique de la cavité buccale.

### 2° *Palpation.*

a) *Palpation du sillon vestibulaire.*

A la palpation, le sillon vestibulaire semble effacé sur une certaine étendue de la région correspondant à la dent malade. A cet endroit on a la sensation d'une bande, tendue à la façon d'une *bride* entre la gencive et la joue. Dans la forme œdémateuse, la palpation de cette région est douloureuse. Non pas à cause de la fluxion, mais parce que la palpation s'exerce au niveau de la région qui correspond au foyer anatomo-pathologique de l'arthrite — laquelle se complique généralement d'une ostéomyélite alvéolaire périarthro-dentaire (ostéo-périostite alvéolaire des auteurs).

Dans la forme phlegmoneuse, la palpation est intolérable et donne lieu à une recrudescence des douleurs violentes et pulsatiles, décrites plus haut.

b) *Palpation de la joue.*

La palpation se fait, la main à plat sur l'œdème, à l'aide de la pulpe des doigts — comme pour la palpation abdominale. La palpation donne des résultats variables suivant qu'il s'agit d'une fluxion à forme œdémateuse ou d'une fluxion à forme phlegmoneuse ; enfin, suivant l'endroit où elle s'exerce. Dans le premier cas, si la palpation se fait au niveau de la région correspondant à la dent malade, on aura de la douleur — par ce fait que la sérosité de l'œdème transmettra, directement, le choc de la palpation à la dent malade. Mais, en dehors de la région précitée, la palpation est *indolore*.

Dans le deuxième cas, au contraire, la palpation des parties molles de la joue est très douloureuse — et cela, à n'importe quel endroit où elle s'exerce.

### 4° *Siège de la fluxion.*

A la vue, la fluxion, *à sa période d'état* et dans ses deux formes, nous présente extérieurement un point culminant (1), qui peut être considéré comme son foyer anatomo-pathologique. Le siège anatomo-topographique de ce foyer doit, pour un clinicien exercé, révéler à coup sûr la dent malade ou tout au moins le groupe auquel elle appartient.

Le siège d'une fluxion varie suivant chaque groupe de dents (groupes incisif, canin et molaire) et avec chaque mâchoire.

Enfin, la connaissance de ces divers sièges anatomo-topographiques permettra de les différencier de ceux de l'adéno-phlegmon — de la région cervico-faciale particulièrement.

Voici un tableau qui indiquera le siège d'une fluxion d'après chaque mâchoire et groupe de dents :

| | | |
|---|---|---|
| Mâchoire supérieure | Groupe incisif | Infiltration de toute la lèvre supérieure avec effacement du sillon labio-sous-nasal. |
| | Groupe canin | Le processus fluxionnaire intéresse la moitié ou la totalité de la lèvre supérieure avec *effacement du sillon naso-labio-génien* et infiltration de la partie de la joue correspondant à la fosse canine. |
| | Groupe molaire | Toute la joue, proprement dite, est œdématiée, ainsi que la paupière inférieure correspondante. Le foyer anatomo-pathologique est *sous-malaire ;* enfin, il y a efficacement des sillons naso-génien et auriculo-mandibulaire. |

(1) Bien entendu, lorsque la fluxion est à sa période de *déclin,* la situation anatomo-topographique de ce point culminant se modifie par le fait de la chute de l'œdème qui a tendance à descendre par la loi de pesanteur.

| | | |
|---|---|---|
| Mâchoire inférieure | Groupe incisif | Infiltration totale de la lèvre inférieure avec effacement du sillon labio-mentonnier. |
| | Groupe canin | La localisation est ici difficilement déterminable, car, dès le début, le foyer fluxionnaire empiète sur le territoire des groupes voisins. Il sera facile, néanmoins, de constater que le foyer de l'œdème siège au niveau ou un peu en avant du trou mentonnier. |
| | Groupe molaire | L'infiltration œdémateuse a envahi toute la partie inférieure de la joue avec *foyer massetérin* et effacement du sillon cervico-facial (sous et sous-angulo maxillaires). |

## 4° SUPPURATIONS AIGUËS

**Anatomo-Pathologie.**

La localisation d'une collection purulente varie suivant la rapidité de son évolution. Elle pourra se faire au niveau des régions avoisinantes, telles que : la joue ou les lèvres, le vestibule, la voûte palatine, le sinus, etc.

### 1° Abcès génien

Les abcès géniens, y compris ceux des lèvres, surviennent comme complication d'une arthrite phlegmoneuse d'origine interne ou d'une poussée aiguë d'arthrite chronique suppurée — d'une dent de la mâchoire supérieure, principalement.

Leur évolution est très rapide et accompagnée d'un bruyant cortège de phénomènes généraux. Ainsi, par exemple, lorsqu'on voit se déclarer très rapidement un vaste œdème de la joue avec signes locaux et généraux très accentués (fluxion à forme phlegmoneuse), et, qu'au bout de deux ou trois jours le pus vient faire saillir la muqueuse du sillon vestibulaire — avec fluctuation au niveau de la joue — on peut en inférer qu'à coup sûr, l'arthrite a provoqué soit une lympho-cellulite suppurée (*Lebedinsky*) soit d'emblée, et suivant sa localisation, un adéno-phlegmon génien. En effet, lorsqu'au thermocautère on ouvre la collection purulente à son point le plus déclive — c'est-à-dire dans le cul-de-sac vestibulaire — on peut juger, autant par la *direction* que par la violence du jet purulent, de la localisation du foyer de la collection. Arthrite, fluxion et abcès génien se sont succédés très rapidement et c'est par l'interrogatoire seul que nous pouvons en reconstituer la pathogénie. Enfin, on ne confondra pas l'abcès génien avec l'abcès vestibulaire : le cortège symptomatique étant plus lent et moins bruyant dans l'abcès vestibulaire que dans l'abcès génien.

### 2° Abcès vestibulaire et palatin

Les abcès vestibulaire et palatin peuvent être *sous-périostiques* ou *sus-périostiques.*

Au point de vue étiologique, l'abcès sous-périostique relève *toujours* d'une arthrite d'origine pulpaire, phlegmoneuse ou chronique, alors que l'abcès sus-périostique survient comme complication, soit d'une arthrite d'origine externe microbienne, soit d'une poussée aiguë de polyarthrite alvéolo-dentaire suppurée, soit d'une lésion de la muqueuse gingivale.

Les abcès sous-périostiques diffèrent encore des abcès sus-périostiques tant au point de vue pathogénique qu'anatomo-pathologique.

#### a) *Abcès sous-périostique.*

Il y a lieu d'étudier séparément l'abcès sous-périostique consécutif à une arthrite phlegmoneuse franche et celui survenant comme complication d'une poussée aiguë d'arthrite chronique..... Dans l'arthrite phlegmoneuse franche, l'abcès sous-périostique vestibulaire ou palatin ne survient pas comme complication immédiate — mais secondaire à une ostéomyélite du bord alvéolaire correspondant à la dent malade. L'ostéomyélite alvéolaire constituera donc la complication intermédiaire ou, si l'on veut, le chaînon entre l'arthrite et l'abcès. Par suite des anfractuosités, que nous avons déjà décrites sur la surface alvéolaire de l'articulation alvéolo-dentaire, ainsi que des rapports de contiguïté et de continuité qui existent entre les multiples espaces aréolaires du tissu diploïque alvéolaire, il se produit une diffusion de l'infection, en un mot une *périarthrite alvéolo-dentaire.* Or l'infection, s'étendant ainsi périphériquement autour de la dent malade — et principalement autour de la région apexienne (peut-être à cause d'une plus grande dimension de l'espace de Black, avec la présence d'un stroma conjonctif aux mailles élargies) — l'infection, disons-nous, intéressera tous les éléments du système osseux : os, moelle osseuse aréolaire et périoste. Nous aurons donc une *ostéomyélite alvéolaire,* moins grave comme pronostic que l'ostéomyélite maxillaire, quoique à pathogénie semblable. Mais nous savons qu'au niveau du vestibule et des angles latéraux de la voûte palatine — contrairement à la muqueuse gingivale proprement dite — la muqueuse repose sur un soubassement cellulaire, lequel est en contact direct avec le périoste de la table osseuse du bord alvéolaire. L'inflammation se propagera donc au niveau de ce tissu cellulaire pour y déterminer — au cas où le processus évoluerait au-delà du stade phlegmoneux — un abcès vestibulaire ou palatin.

Si nous étudions, maintenant, l'abcès sous-périostique consécutif à une poussée aiguë d'arthrite chronique, nous nous apercevrons que le processus varie comme évolution, — tout en ayant le même point de départ, c'est-à-dire : l'infection arthro-dentaire d'origine interne.

En effet — comme nous le verrons plus loin — l'arthrite chronique du sommet peut provoquer, entre autres lésions anatomo-pathologiques, une nécrose moléculaire périapicale qui diminue d'autant l'épaisseur du tissu diploïque et peut quelquefois même le détruire en entier (*fig.* 35-*c*, page 273). De plus, la table osseuse externe ou interne se trouve être perforée soit d'un trajet fistuleux unique (*fig.* 19), soit d'une série de petits pertuis, comme autant de petits trajets fistuleux, donnant à ces tables l'apparence d'une lame criblée. Rien d'étonnant donc qu'au moment d'une poussée aiguë, le pus, formé en plus grande quantité et suivant la voie qui lui est ainsi tracée — parce que la moins résistante —, ait tendance à se collecter au niveau, soit du vestibule, soit de l'angle latéral de la voûte palatine, et y former ce que l'on est convenu d'appeler : *l'abcès en bouton de chemise* de Velpeau (1).

Pour ce faire, le pus décollera le périoste de la table alvéolaire, le soulèvera et s'en coiffera (*fig.* 5, A) comme d'une calotte — pour venir s'ouvrir dans la bouche après avoir perforé et le périoste et la muqueuse vestibulaire ou palatine.

### b) *Abcès sus-périostique.*

*L'infection, dans l'abcès sus-périostique, emprunte toujours*

---

(1) En résumé, l'abcès sous-périostique diffère, *pathogéniquement* et *anatomo-pathologiquement,* suivant qu'il survient comme complication d'une arthrite phlegmoneuse franche, sans préexistence par conséquent de lésions alvéolaires chroniques consécutives à des poussées phlegmoneuses antérieures, ou comme complication d'une poussée aiguë d'arthrite chronique suppurée. Dans le premier cas, son évolution reste indépendante de celle de l'arthrite qui lui a donné naissance et le pus se forme *in situ*. Dans le deuxième cas, au contraire, son évolution, moins bruyante, est le résultat d'une accumulation, par migration au travers de l'alvéole, du pus venu d'un foyer arthro-dentaire suppuré et présentant une poussée aiguë. (Voir page 172. *Migration osseuse du pus*).

*la voie externe ou péridentaire.* — Partie du sillon gingivo-cervical, — en même temps qu'elle gagne l'articulation sur une plus ou moins grande partie de sa hauteur — elle se propage, par la voie lymphatique, au tissu cellulaire vestibulaire ou palatin. Cette propagation est, chez un pyorrhéïque, facilitée par l'état de résorption plus ou moins avancée de la région gingivo-cervicale du rebord alvéolaire,

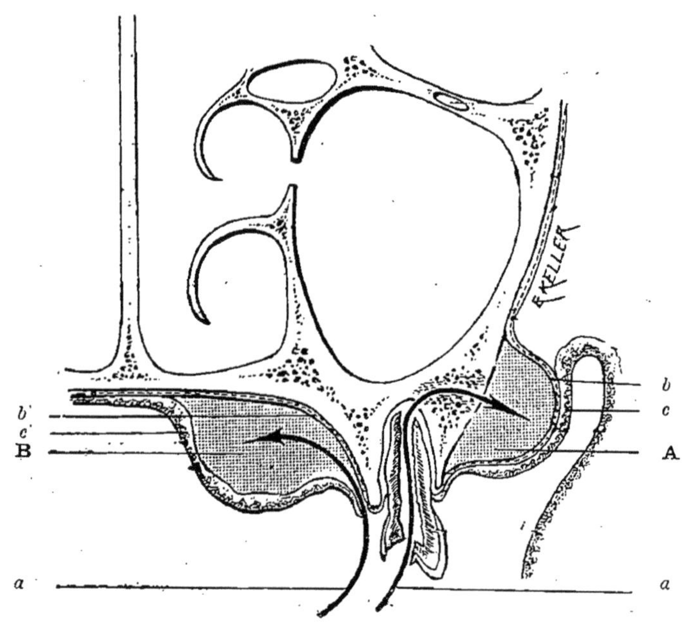


Fig. 5.

Schéma représentant à la fois un abcès palatin euspériostique et un abcès vestibulaire sous-périostique.

(*Coupe frontale du maxillaire supérieur droit, passant par la 2e prémolaire.*)

LÉGENDE

**A.** Collection sous-périostique vestibulaire.
*a.* Flèche indiquant la marche du processus infectieux.
*b.* Périoste de la table osseuse externe.
*c.* Muqueuse gingivo-vestibulaire.

**B.** Collection sus-périostique palatine.
*a'.* Flèche indiquant la marche du processus infectieux.
*b'.* Périoste de la table osseuse interne.
*c'.* Muqueuse gingivo-palatine.

en même temps que le bord gingival est constamment baigné par l'exsudat pyorrhéïque. Si le processus aboutit à la suppuration, le pus se collectera au niveau de l'espace compris entre le périoste de la table alvéolaire et la muqueuse vestibulaire ou palatine (*fig.* 5, B).

En résumé, la différence qui existe entre un abcès sous-périostique et un abcès sus-périostique, paraît être la suivante : 1° au point de vue *étiologique :* l'abcès sous-périostique relève d'une arthrite d'origine pulpaire, l'abcès sus-périostique d'une arthrite externe ; 2° au point de vue *pathogénique :* l'évolution du 1er suit la voie apico-vestibulaire ou apico-palatine, alors que le 2e emprunte la voie gingivo-vestibulaire ou gingivo-palatine — en respectant par conséquent le tissu osseux alvéolaire ; 3° au point de vue *anatomo-pathologique* : dans l'abcès sous-périostique la collection est recouverte — particulièrement dans celui consécutif à une poussée aiguë d'arthrite chronique — d'abord du périoste de la table alvéolaire, décollé et soulevé, puis de la muqueuse. C'est ce qu'on appelle l'*abcès en bouton de chemise* de VELPEAU. Dans l'abcès sus-périostique, au contraire, la collection n'est recouverte que par la muqueuse et repose sur le périoste précité.

Au point de vue d'ordre de fréquence, nous pouvons dire que toutes les dents sans exception peuvent provoquer un abcès vestibulaire sous-périostique et sus-périostique — avec une fréquence particulière, pourtant, en ce qui concerne les dents inférieures pour l'abcès sus-périostique (loi de pesanteur pour le pus chez les pyorrhéïques).

Au point de vue du pronostic et de la difficulté d'exploration, l'abcès vestibulaire sous-périostique prend de l'importance lorsqu'il s'agit du groupe des molaires et, plus particulièrement, de la dent de sagesse inférieure. En effet, étant donné le peu de profondeur du sillon vestibulaire à ce niveau, l'angle aigu formé par la réunion des deux sillons vestibulaires supérieur et inférieur (espace intermaxillaire rétrodentaire) et le voisinage du bord antéro-interne du muscle masseter, toutes ces considérations feront que la palpation de la collection purulente sera rendue très difficile — surtout en présence du trismus qui aura accompagné l'évolution suppurative.

Quant à l'abcès palatin, toutes les dents du maxillaire supérieur ne peuvent le provoquer avec la même fréquence. C'est tout d'abord le groupe des molaires, puis *l'incisive latérale*, les prémolaires, et enfin, la canine et l'incisive centrale (très rare).

### 3° Pyosinusite aiguë

La pyosinusite aiguë, comme complication d'une arthrite alvéolo-dentaire phlegmoneuse, est le résultat d'une propagation directe de l'infection à la muqueuse sinusienne. Cette propagation est facilitée dans certains cas par des particularités anatomiques spéciales — que nous avons décrites déjà dans les sinusites maxillaires d'origine nasale, comme cause infectieuse péridentaire de l'arthrite alvéolo-dentaire. La *pyosinusite* ne doit pas être confondue avec l'empyème du sinus maxillaire ou *pyosinus* (Mahu) qui survient comme complication de l'arthrite chronique, et que nous étudierons plus loin, au cours des complications de voisinage de l'arthrite chronique suppurée (pyosinus).

Enfin, disons, pour terminer, que du sinus maxillaire l'infection peut se propager — très rarement il est vrai — à tous les sinus de la face (sinus frontal, cellules ethmoïdales et sinus sphénoïdal) et provoquer une *pansinusite*, affection très grave quant au pronostic opératoire (Pierre Duval).

**Symptomatologie.**

Il y a lieu, au point de vue symptomatique, d'étudier comparativement l'*abcès en voie de formation* et l'*abcès collecté.*

## A. — Signes subjectifs

Au point de vue subjectif, les signes de l'*abcès en voie de formation* sont identiques à ceux déjà décrits concernant la fluxion à forme phlegmoneuse.

Nous aurons donc, par conséquent, des douleurs pulsatiles, s'exaltant à la chaleur et diminuant momentanément au froid : le tout pouvant être accompagné de phénomènes généraux précédemment décrits.

Quant à l'*abcès collecté*, la nature des phénomènes subjectifs change, car de pulsatiles les douleurs deviennent plus ou moins tensives, gravatives et continues, et le malade éprouve une sensation de plénitude au niveau de la région abcédée. Il va sans dire que la dent causale est très douloureuse au moindre effleurement de la langue.

## B. — Signes objectifs.

### a) Fluctuation.

En ce qui concerne l'*abcès collecté*, il existe un signe spécial : la *fluctuation* — que l'on diagnostique par la palpation. La palpation d'un abcès s'effectue différemment suivant les rapports anatomiques de la collection purulente. Rappelons que, dans la généralité des cas, il suffit de placer la pulpe d'un doigt de chaque main sur les deux pôles correspondants de la collection ; puis, une main restant immobile, imprimer du doigt de l'autre main une poussée, légère mais rapide, du liquide... et attendre. Si le liquide est purulent, le doigt resté immobile reçoit une *sensation de flot* du liquide ainsi propulsé.

En outre de la fluctuation, la palpation au niveau d'un abcès collecté provoque de la douleur — par transmission de la compression aux tissus de la région périfocale de l'abcès.

*b) Moyens thermiques.*

Enfin, au point de vue thermique, la réaction est tout à fait différente de celle que l'on observe dans la subjectivité des symptômes de l'abcès en voie de formation. Le froid, en effet, ne provoque pas ou très peu d'atténuation dans la sensation de tension plus ou moins douloureuse que le malade éprouve au niveau du foyer collecté. Il est évident, qu'ici, le phénomène froid — qui, dans la période phlegmoneuse agit comme vaso-constricteur momentané et, partant, diminue la pression exercée par les éléments de la lutte phagocytaire — n'a plus sa raison d'agir, puisqu'il s'agit d'un liquide où tout phénomène vital a disparu et n'est plus sous la dépendance du système vaso-moteur.

## 5° ADÉNITES ET ADÉNO-PHLEGMONS.

### Topographie ganglionnaire de la région cervico-faciale.

PLAN SUPERFICIEL

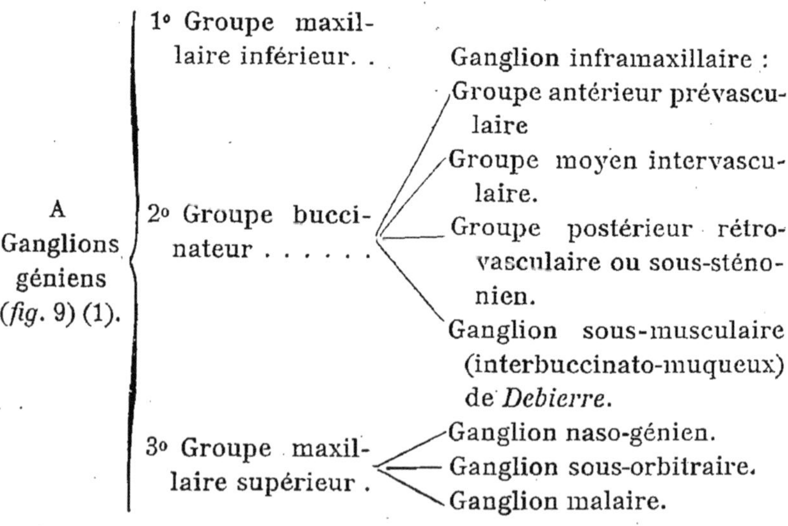


(1) Professeur B. Cunéo. *Appareil lymphatique*. Conférences supplémentaires d'anatomie. Grand amphithéâtre de l'École Pratique. Paris, 2e semestre 1904-1905.

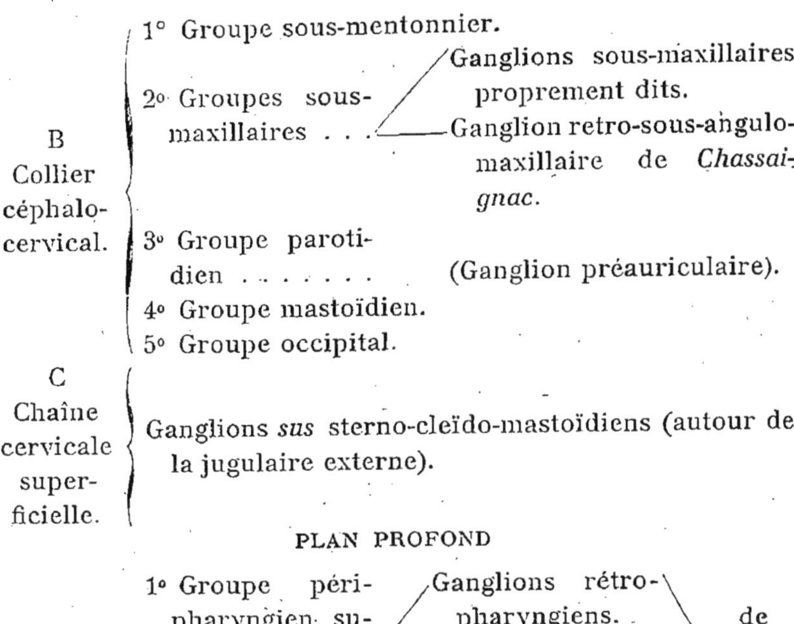

**B — Collier céphalo-cervical.**

- 1° Groupe sous-mentonnier.
- 2° Groupes sous-maxillaires . . .
  - Ganglions sous-maxillaires proprement dits.
  - Ganglion retro-sous-angulo-maxillaire de *Chassaignac*.
- 3° Groupe parotidien . . . . . . . . (Ganglion préauriculaire).
- 4° Groupe mastoïdien.
- 5° Groupe occipital.

**C — Chaîne cervicale superficielle.**

Ganglions *sus* sterno-cleïdo-mastoïdiens (autour de la jugulaire externe).

PLAN PROFOND

- 1° Groupe péri-pharyngien supérieur. . . . . .
  - Ganglions rétro-pharyngiens. — de *Gilette*
  - Ganglions latéro-pharyngiens. — de *Gilette*
- 2° Groupe péri-pharyngo-œsophagien inférieur. — Ganglions *sous* sterno-cleïdo-matoïdiens inférieurs (autour de la jugulaire interne).

Tous ces ganglions sont les aboutissants directs ou indirects des vaisseaux lymphatiques du territoire gingivo-dentaire.

Nous laisserons de côté les aboutissants indirects pour ne nous occuper que de la pathologie de ceux pour lesquels le chirurgien-dentiste est appelé journellement à intervenir. Parmi ces derniers, nous avons les groupes sous-mentonnier, sous-maxillaires et géniens.

### Adénites sous-mentonnières.

Anatomie.

Au nombre de deux ou trois, et situés au niveau de la région sus-hyoïdienne médiane, les ganglions sous-mentonniers sont placés au milieu et contre la face inférieure du raphé fibreux formé par l'entrecroisement des fibres aponévrotiques des deux muscles mylo-hyoïdiens (*fig.* 6, I). Ils reçoivent, entre autres vaisseaux lymphatiques afférents, ceux provenant du système arthro-dentaire des incisives centrales inférieures (Poirer, Cunéo). Toute arthrite survenant au niveau de ces dernières pourra donc se compliquer d'adénite et adéno-phlegmon sous-mentonniers.

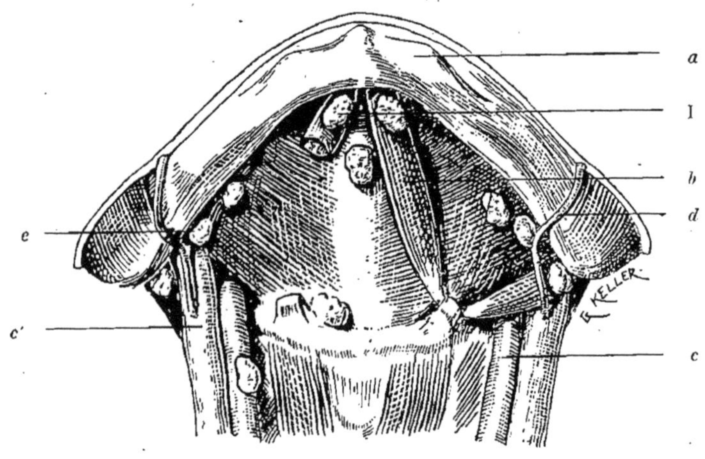


Fig. 6.

Ganglions sous-mentonniers.

I. Ganglions sous-mentonniers.
*a*. Mandibule.
*b*. Muscle digastrique (ventre antérieur).
*c*, *c'*. Gros vaisseaux du cou.
*d*. Veine faciale.
*e*. Ganglions sous-maxillaires.

## Anatomo-pathologie. — Diagnostic.

Le point culminant du foyer anatomo-pathologique siégera donc au-dessous du menton et sur la ligne médiane. Le malade éprouvera de la douleur à l'ouverture de la mâchoire (ventre antérieur du digastrique) et à la déglutition (muscles mylo-hyoïdiens).

La palpation se fera de la façon suivante : entourer la

tête du malade à l'aide du bras gauche, lui faire pencher la tête en avant et, à l'aide des doigts des deux mains, rechercher l'induration ganglionnaire ou la fluctuation suivant le procédé décrit plus haut.

## Adénites sous-maxillaires

### Anatomie.

Placés sur une même ligne, parallèlement au bord inférieur du corps de la mandibule, les ganglions sous-maxil-

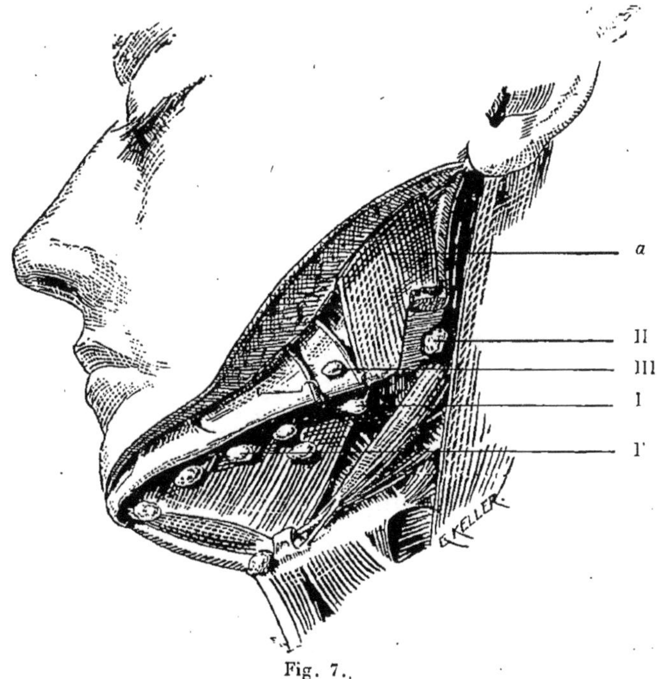


Fig. 7.
Ganglions sous-maxillaires.

I, I'. Ganglions sous-maxillaires.
II. Ganglion sous-rétro-angulo-maxillaire de Chassaignac.
III. Ganglion génien inframaxillaire de Princeteau.
*a*. Muscle masseter.

laires sont situés *en dedans* de ce bord inférieur (*fig.* 7, I et I'). Au nombre de six à dix, ils sont en rapport d'une part, avec la face inféro-externe de la glande sous-maxillaire — qu'ils refoulent en haut et en dedans lorsqu'ils sont le siège d'un processus inflammatoire — et d'autre part, avec les vaisseaux faciaux (artère et veine faciales), au niveau de l'endroit où, contournant le bord inférieur de la mandibule, ces vaisseaux passent de la région cervicale à celle de la face.

Ceux en rapport avec les vaisseaux faciaux sont disposés de la façon suivante : au nombre de trois, dont un antérieur, un moyen et un postérieur (*fig.* 8). Les deux premiers sont prévasculaires (en avant de l'artère et veine faciales), alors que le postérieur est rétrovasculaire (Cunéo). Les ganglions sous-maxillaires reçoivent, entre autres vaisseaux lymphatiques afférents, ceux provenant du système arthro-dentaire de toutes les dents — sauf des incisives centrales inférieures, avec lesquelles ils ne sont en rapport qu'indirectement — par relais interganglionnaires.

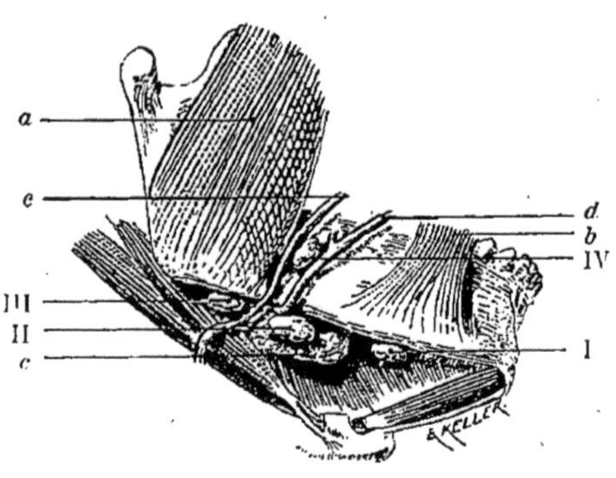


Fig. 8.

Région sushyoïdienne latérale montrant les rapports des ganglions sous-maxillaires avec les vaisseaux faciaux
(d'après un schéma du Professeur *B. Cunéo*).

Légende.

I. Ganglion sous-maxillaire antérieur } prévasculaires.
II. — — moyen } prévasculaires.
III. — — postérieur rétrovasculaire.
IV. — génien inframaxillaire et intravasculaire de Princeteau.
*a*. Muscle masséter.
*b*. — triangulaire des lèvres.
*c*. Glande sous-maxillaire
*d*. Artère faciale.
*e*. Veine faciale.

Sauf les incisives centrales inférieures, toutes les dents — et plus particulièrement le groupe des molaires inférieures — peuvent, directement, provoquer une adénite sous-maxillaire.

Il faut faire une exception, pourtant, en ce qui concerne la dent de sagesse inférieure. Cette dent — ainsi du reste que la région ostéo-muqueuse de l'angle de la mâchoire inférieure — possède un aboutissant lymphatique spécial et direct : c'est le ganglion sous-angulo-maxillaire ou mieux *rétro-sous-angulo-maxillaire de Chassaignac*. Ce ganglion est situé, comme son nom l'indique, un peu en arrière et en dedans de l'angle de la mâchoire inférieure (*fig*. 7. II). Son engorgement sera donc fonction pathognomonique d'une infection venue de la région entourant la dent de sagesse inférieure : une arthrite de celle-ci se compliquera donc d'adénite sous-angulo-maxillaire.

**Anatomo-Pathologie. — Diagnostic.**

Nous avons dit, en parlant des rapports anatomiques qu'affectaient les ganglions sous-maxillaires, que la glande sous-maxillaire était refoulée en haut et en dedans au cours d'adéno-phlegmon sous-maxillaire. Ce phénomène vient de ce que la glande sous-maxillaire « enfourche » (tel un cavalier sur son cheval) le bord postérieur du muscle mylo-hyoïdien (1). Elle présente donc deux portions : l'une, la plus petite, fera partie du plancher buccal, et l'autre, la plus volumineuse, de la région sus-hyoïdienne latérale.

Le point culminant dans l'adéno-phlegmon sous-maxillaire sera situé au-dessous d'une ligne parallèle au bord inférieur de la mandibule.

La palpation pourra se faire de deux façons : 1° comme pour l'adénite sous-mentonnière — mais en ayant soin de faire pencher la tête du malade du côté correspondant ; 2° par les voies endo et extra-buccales.

Ce dernier procédé consiste à placer un doigt d'une main

---

(1) Le professeur POIRIER — désirant bien faire pénétrer dans l'esprit de ses élèves l'importance de ce rapport anatomique — définissait le muscle mylo-hyoïdien « *le muscle cheval de la glande sous-maxillaire* ». (POIRIER. Cours d'anatomie inédit. Amphithéâtre de l'École Pratique. Paris. Décembre 1904).

au niveau du plancher buccal, de façon à maintenir celui-ci fixe, tandis que les doigts de l'autre main devront rechercher l'induration ganglionnaire ou la fluctuation au niveau de la région sus-hyoïdienne latérale.

## Adénites géniennes.

### Historique.

Trois noms ont illustré l'étude anatomique et clinique des ganglions géniens : MASCAGNI, PONCET et PRINCETEAU.

MASCAGNI, en 1787, fut le premier (1) qui rechercha et découvrit quelques ganglions géniens. Son mérite fut double, car ses recherches furent faites dans un but purement anatomique, sans y être poussé par des considérations cliniques — comme l'ont été, par la suite, la plupart des autres auteurs.

Cent ans plus tard, PONCET (de Lyon), en 1892, mit en lumière — par les recherches qu'il fit faire par JABOULAY, chef des travaux d'anatomie pathologique — la topographie des ganglions géniens. Le nom de Poncet était alors si intimement lié à cette question qu'après la thèse de VIGIER (2) et le travail de PETIT (3), on appela communément les adénites géniennes : *adénites de Poncet.*

Enfin, en 1899, PRINCETEAU (4) (de Bordeaux) compléta la mise au point anatomo-topographique des ganglions géniens : mise au point exposée de si magistrale façon par son élève CARPETTE-LEPLEIN (5).

---

(1) Mascagni. « *Vasorum lymphaticorum corporis humani historia et Iconographia* ». 1787.

(2) Vigier. « *Des adénites de la joue* ». Thèse de Lyon. 1892.

(3) Petit. « *Des adénites de Poncet* ». *Union médicale.* 1892.

(4) Princeteau. « *Les ganglions lymphatiques de la joue* ». *Gazette hebdomadaire des sciences médicales de Bordeaux.* 1899.

(5) Carpette-Leplein. « *Les ganglions de la joue* ». Thèse de Bordeaux. 1899.

Viennent ensuite, dans l'ordre chronologique de leurs travaux, tous ceux qui apportèrent leur contribution à l'étude si captivante des adénites géniennes : ALBERTIN (1), DEBIERRE (2), BUCHBINDER (3), THEVENOT (4), LEBEDINSKI (5), RENÉ MONTÈS (6), etc. Parmi tous ces auteurs, nous citerons tout particulièrement LEBEDINSKY, qui fut le premier dont le mémoire ait traité, *exclusivement*, les adénites géniennes d'origine dentaire.

**Topographie ganglionnaire de la joue.**

Les ganglions géniens se divisent en trois groupes distincts : (7)

1° Groupe du maxillaire inférieur ou groupe inférieur ;

2° Groupe buccinateur ou groupe moyen ;

3° Groupe du maxillaire supérieur ou groupe supérieur (8).

1° GROUPE MAXILLAIRE INFÉRIEUR

Au nombre de 2, ces ganglions sont situés près du bord inférieur du maxillaire inférieur, dans l'espace compris

---

(1) « *Adénites géniennes* ». *Arch. provinciales de chirurgie*. 1895.

(2) Debierre. « *Ganglions cervico-faciaux* ». *Gazette hebdomadaire*. Août 1892.

(3) Buchbinder. « *Ueber die Lage und die erkrauküngen der wangen lymph dernien* ». *Burt zur Klin. Chirurg*. 1899.

(4) Thevenot. « *Revue générale des adénites* ». *Gazette des Hôpitaux*. 1900.

(5) Lebedinsky. *a)* Société de Stomatologie. 1901 ; *b) Adénites géniennes d'origine dentaire*. Archives de Stomatologie. 1902-1904. Revue Odontologique. 1903, page 16.

(6) René Montès. « *Des adénites géniennes d'origine dentaire* ». Thèse de Paris. 1905.

(7) B. Cuneo. *L'appareil lymphatique*. Conférences d'anatomie. Grand amphithéâtre de l'Ecole pratique. Paris, 2e semestre 1904-1905.

(8) Cette nomenclature est également celle de *René Montès*. (Thèse, Paris, 1905).

entre l'artère et la veine faciales. De ces 2 ganglions, 1 est toujours constant : c'est le *ganglion inframaxillaire* de PRINCETEAU. A cheval sur le bord inférieur de la mandibule, il sert de chaînon entre les groupes ganglionnaires géniens et sous-maxillaires.

## 2° GROUPE BUCCINATEUR

Placés sur la face externe du muscle buccinateur, ces

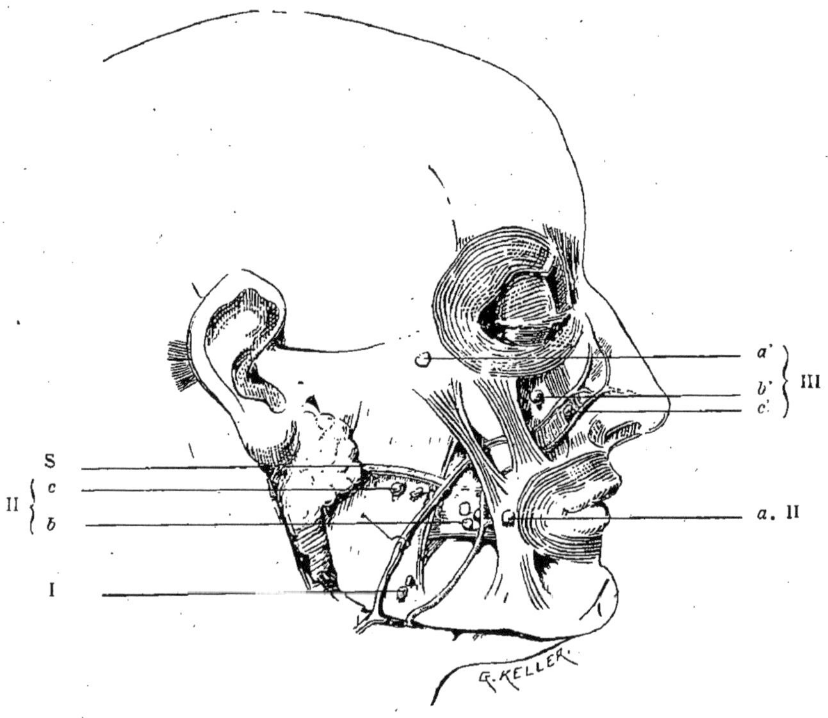


Fig. 9.

Topographie ganglionnaire de la joue (d'après un schéma du Professeur B. CUNÉO).

LÉGENDE

I. Groupe maxillaire inférieur (inframaxillaire).

II. Groupe buccinateur ou moyen. { *a.* Groupe prévasculaire ou antérieur ou précommissural. *b.* — intervasculaire ou moyen. *c.* — rétrovasculaire ou sous-sténonien.

III. Groupe maxillaire supérieur ou supérieur. { *a'* Ganglion malaire. *b'* — sous-orbitaire. *c'* — naso-génien.

S. Canal de Sténon.

ganglions sont disposés suivant une ligne oblique partant

de la commissure labiale et aboutissant au lobule de l'oreille (René MONTÈS). Ils se subdivisent en 3 groupes, que l'on désigne d'après leur situation par rapport aux vaisseaux faciaux (artère et veine faciales) :

*a)* Groupe précommissural ou prévasculaire antérieur ;

*b)* Groupe intervasculaire moyen ;

*c)* Groupe rétrovasculaire postérieur.

Le 1er de ces groupes n'est souvent réduit qu'à 1 seul ganglion situé entre l'artère faciale et la commissure labiale.

Le groupe moyen est formé de 2 ou 3 ganglions, situés entre l'artère et la veine faciales. Quant au 3e groupe ou postérieur, il est constitué par un nombre variable de ganglions placés en dessous du canal de Stenon et près de l'endroit où ce dernier perfore le buccinateur. Enfin, pour être complet, citons 1 ganglion, décrit par DEBIERRE, et situé sur la face interne du muscle buccinateur, entre ce muscle et la muqueuse génienne au niveau du canal de Stenon.

### 3° GROUPE MAXILLAIRE SUPÉRIEUR

Tous les auteurs ne sont pas d'accord sur le nombre — et même sur l'existence — de ces ganglions. CUNÉO en décrit cependant 3 :

1° 1 ganglion naso-génien (sillon naso-génien) (1) ;

2° 1 ganglion sous-orbitaire (région supérieure de la fosse canine) ;

3° 1 ganglion malaire (région de la face externe de l'os malaire) (2).

---

(1) En ce qui nous concerne, nous avons pu isoler ce ganglion, au cours de notre stage de dissection (grand amphithéâtre d'anatomie des Hôpitaux de Paris). Nous l'avons trouvé en plein tissu cellulo-adipeux, dans le sillon naso-génien et à 1 centimètre environ au-dessus de la racine de l'aile du nez.

(2) Avec LEBEDINSKY, cette classification subit une variante. Cet auteur

D'après René Montès, les ganglions géniens reçoivent les lymphatiques de toutes les dents – mais particulièrement ceux du groupe des molaires (petites et grosses molaires) : les dents de la mâchoire inférieure pour les ganglions du groupe maxillaire inférieur (ganglion inframaxillaire), et ceux de la mâchoire supérieure pour les ganglions des groupes baccinateurs et maxillaire supérieur.

Nous pouvons donc admettre que l'adénite génienne peut survenir comme complication à une arthrite phlegmoneuse, particulièrement d'une dent du groupe des molaires. Enfin, les adénites géniennes les plus fréquentes sont les adénites *maxillaire inférieure, précommissurale* et naso-génienne.

## DIAGNOSTIC

L'évolution de l'adénite génienne est fonction de celle de l'arthrite alvéolo-dentaire. A une arthrite aiguë peut succéder une adénite empruntant ou non les trois stades connus. Cependant, d'après Lebedinsky, il est rare de constater des adénites géniennes d'origine *aiguë*. Pour cet auteur, l'adénite génienne surviendrait *toujours* à la suite d'une lésion gingivo-dentaire chronique. Néanmoins, nous ferons remarquer que si les adénites géniennes aiguës sont *cliniquement* rares, cela tient pour beaucoup à ce que, au cours d'une arthrite phlegmoneuse, l'inflammation des ganglions géniens est toujours concomitante à une infiltra-

---

classe, cliniquement, l'ensemble des ganglions géniens en deux groupes :

1° le groupe *buccinato-commissural.*

2° le groupe *maxillaire.*

Le groupe buccinato-commissural correspond au groupe buccinateur précédemment décrit et le groupe maxillaire aux ganglions du groupe maxillaire inférieur. Quant à ceux que nous avons décrit dans le groupe maxillaire supérieur, Lebedinsky leur refuse une topographie constante et ne sont — lorsqu'ils existent — que des ganglions *égarés* du groupe buccinato-commissural.

tion cellulaire de la joue : sa symptomatologie sera donc masquée par celle de la fluxion. Plus souvent qu'on ne pense, en effet, le tissu cellulaire œdématié doit recéler dans ses mailles un ou plusieurs ganglions géniens enflammés, mais dont l'état d'induration échappe à notre palpation, étant donnée la tension des téguments.

## 6° OSTÉOMYÉLITE DU MAXILLAIRE (1)

Cette complication semblerait siéger avec une certaine prédilection au niveau de la mâchoire inférieure. Elle est surtout fréquente chez les enfants et les adolescents. Elle prend son point de départ au niveau des régions de l'os en voie d'accroissement : portion inférieure du corps du maxillaire, *angle et branches montantes.*

L'agent pathogène qui prédomine, au point de vue bactériologique, est le *staphylocoque doré*, auquel viennent s'associer le streptocoque et le pneumocoque (Atcham).

### Étiologie.

Au point de vue étiologique, l'ostéomyélite du maxillaire inférieur survient, par ordre de fréquence, comme complication d'accidents de la dent de sagesse inférieure (2) (infection putride locale ou carie pénétrante, arthrite alvéolo-dentaire, ostéomyélite alvéolaire, ostéomyélite de l'angle de la mâchoire, etc.) ou de la dent de 6

---

(1) A consulter le travail du Professeur Sébileau. « *Des gangrènes graves de la bouche* ». Revue de Stomatologie 1898.

(2) Peut-être à cause des rapports spéciaux de voisinage que ses racines ont avec le toit du canal dentaire inférieur. LEBEDINSKY. *Ostéomyélite du maxillaire inférieur d'origine dentaire.* (Société Odontologique de France, 29 avril 1902. Revue Odontologique 1902, pages 152 à 162.)

ans chez les enfants. Viennent ensuite l'arthrite phlegmoneuse de la dent de 12 ans, prémolaires et dents incisives chez l'adulte, des *molaires de lait chez l'enfant*. L'ostéomyélite des maxillaires débute toujours par une ostéomyélite du rebord alvéolaire.

### Pathogénie.

Le processus inflammatoire, au lieu de se cantonner au niveau de la portion du rebord alvéolaire entourant la dent malade, se propage au contraire sur une plus ou moins grande partie du corps ou de la branche montante du maxillaire — ainsi qu'aux muscles élévateurs (*masseter* et ptérygoïdien interne). Parfois même, par propagation, on constate un retentissement du côté de l'articulation temporo-maxillaire, sous forme d'arthrite temporo-maxillaire subaiguë ou aiguë.

### Diagostic.

Les signes généraux seront plus accusés (pouls petit et rapide, adynamie) ainsi que les signes subjectifs locaux. Quant aux signes objectifs, ils se manifesteront sur une plus grande étendue.

La tuméfaction douloureuse du vestibule ainsi que celle de la joue (plan profond très douloureux) correspondra à toute la portion de l'os enflammée. De même, à la percussion la douleur n'aura pas son maximum d'acuité au niveau de la dent causale, mais sur toutes les dents comprises dans le territoire osseux enflammé. Enfin, il y aura fétidité de l'haleine, sialorrhée avec fort trismus.

Pronostic.

Si l'ostéomyélite évolue vers la suppuration, il peut se produire — en vertu de la tendance qu'a le pus à fuser vers la région la plus déclive — des décollements étendus du périoste au niveau des tables osseuses et du bord inférieur de l'os. A la pression, le pus peut sourdre à la fois par le vestibule ou par les alvéoles.

Lorsque l'ostéomyélite est suivie de nécrose, celle-ci est toujours séquestrale. Des séquestres de plus ou moins grande étendue se forment et, jusqu'au moment de leur élimination naturelle ou chirurgicale, donnent lieu à des fistules muqueuses ou cutanées. Si le séquestre est alvéolaire, il aura tendance à s'éliminer par la voie buccale — au contraire de la voie cutanée, si le séquestre intéresse le corps du maxillaire. Enfin, dans l'ostéomyélite aiguë, le séquestre présente une surface irrégulière (présence d'ostéophytes) (1), alors qu'au contraire son aspect est lisse lorsque l'évolution de la maladie a été lente . . . . . . . .

. . . . . . . . . . . . . . . . . . . . . . . . . . . . . . . .

. . . . . . . . . . . . . . . . . . . . . . . . . . . . . . . .

Si, maintenant, nous voulions établir, au point de vue objectif, un diagnostic différentiel d'ensemble sur les complications de voisinage de l'arthrite alvéolo-dentaire aiguë, nous pourrions le présenter sous la forme du tableau synoptique suivant :

---

(1) Néoformations osseuses partielles, par réaction ostéogénique du périoste des tables osseuses.

**Tableau synoptique indiquant le diagnostic différentiel de quelques-unes des complications de l'arthrite phlegmoneuse.**

| COMPLICATIONS | MACHOIRES | SIÈGE ANATOMIQUE DU FOYER MORBIDE (Point culminant du soulèvement cutané) | | STADES | PALPATION — JOUE — Plan superficiel (cellulo-cutané) | | PALPATION — Plan profond (plan osseux) | PALPATION — Sillon vestibulaire | AUTRES SIGNES |
|---|---|---|---|---|---|---|---|---|---|
| Fluxion | Supérieure ou inférieure | En rapport avec la dent malade. | | Stade ultime | Indolore, sauf au niveau de la dent malade. | Pas de fluctuation | Indolore | Douloureuse | |
| | | | | Stade intermédiaire | Douloureuse sur toute l'étendue de l'œdème. | | | *Très douloureuse* | |
| Adénites | Supérieure | En rapport avec celui des ganglions géniens (maxillaire supérieur et buccinateur). | Indépendants du siège de la dent malade | induré | Douloureuse au niveau du ganglion enflammé. | Pas de fluctuation | Indolore | Indolore (sauf au niveau de la dent malade). | |
| | inférieure | En rapport avec celui des ganglions géniens inférieurs, sous-mentonniers, sous-maxillaires et sous-angulo-maxillaire. | | suppuré | Aire périganglionnaire douloureuse. | *Fluctuation* | | | |
| Ostéomyélite | Supérieure ou inférieure | Correspond à la partie osseuse enflammée. | | aiguë | Douloureuse. | Pas de fluctuation | *Très douloureuse* | *Très douloureuse* | Si l'on prend le bord inférieur de la mandibule comme ligne de démarcation, on constate que dans l'ostéomyélite le point culminant de l'œdème est situé au-dessus, contrairement à ceux des adénites sous-mentonnières et sous maxillaires, qui se trouvent au-dessous. |
| | | | | suppurée | | *Fluctuation* (pus s'échappant à la pression, par le vestibule et les alvéoles). | | | |
| Pyosinusites aiguës | Supérieure | Partie supérieure de la joue (fosse canine et os malaire. | | aiguë et suppurée | Douloureuse. | Pas de fluctuation | *Très douloureuse* | Douloureuse | Signe de Frenkel<br>Signe d'Hering |

## 7° NÉVRALGIES FACIALES

Nous savons qu'on admet deux variétés de névralgies faciales :

1° Les névralgies sans troubles moteurs ; 2° les névralgies avec phénomènes convulsifs ou spasmodiques (tic douloureux de la face).

L'arthrite alvéolo-dentaire aiguë entre pour une part relative dans l'étiologie de ces névralgies.

D'allure paroxystique avec tendance au tic douloureux dans la pulpite, elles n'empruntent la plupart du temps que la forme *continue* dans l'arthrite alvéolo-dentaire aiguë.

La névralgie faciale, en effet, semble, dans ce dernier cas, n'évoluer jamais (Dupont) vers le tic douloureux de la face — lequel possède une étio-pathogénie propre et relèverait plutôt, d'après Jarre, « d'une lésion périphérique de nature cicatricielle » (inflammation ou protection insuffisante du névrome de régénération), ou d'une pulpite aiguë ou chronique (Dupont).

S'il s'agit d'une arthrite alvéolo-dentaire siégeant sur une dent du maxillaire inférieur, la névralgie revêtira son maximum d'intensité au niveau des régions *préauriculaire* ou temporale avec points de Valleix, mentonnier et préauriculaire, douloureux à la pression.

Quant au maxillaire supérieur, la névralgie sera essentiellement *sous-orbitaire* (nerf sous-orbitaire branche terminale du nerf maxillaire supérieur) avec points de Valleix,

---

(1) Jarre. *Recherches sur la névralgie spasmodique ou tic douloureux de la face. Pathogénie et traitement. (Revue de Stomatologie*, janvier et février 1894).

(2) Dupont. *Pathogénie et traitement de certaines tumeurs douloureuses du rebord alvéolaire consécutives à l'extraction des dents vivantes*. Thèse de Paris, 1896.

*sous-orbitaire,* malaire et quelquefois sus-orbitaire douloureux. . . . . . . . . . . . . . . . . . . . . . . .

De plus, les irradiations douloureuses pourront intéresser diverses régions de la face, telles que la joue et les lèvres : 1° la région de la joue proprement dite (nerf buccal) et la lèvre inférieure (bouquet mentonnier) au cours d'une arthrite aiguë d'une dent de la mâchoire inférieure ; 2° les régions de la fosse canine et de l'aile du nez ainsi que la lèvre supérieure (bouquet sous-orbitaire) au cours d'une arthrite aiguë d'une dent du maxillaire supérieur.

## II. — Complications à distance.

Parmi les complications à distance nous pouvons citer, par ordre de fréquence, les accidents du côté de l'oreille, de l'œil et de l'organisme en général.

### 1° ACCIDENTS AUDITIFS

Les répercussions du côté de l'oreille proviennent le plus souvent d'arthrites aiguës siégeant sur les dents du maxillaire inférieur et plus particulièrement du groupe des molaires. Elles peuvent être d'origines reflexe ou infectieuse.

#### *a)* Accidents reflexes.

Le retentissement dans la région auriculaire *(otalgies)* peut emprunter soit la voie du nerf auriculo-temporal — par l'intermédiaire du nerf dentaire inférieur qui, comme lui, est une branche terminale du nerf maxillaire inférieur — soit celle de la corde du tympan, celle-ci étant en rapport avec le nerf maxillaire inférieur par le nerf lingual, auquel elle s'unit, au niveau de la face externe du muscle ptérygoïdien interne, pour former le nerf tympanico-lingual.

*b)* **Accidents infectieux.**

Les accidents infectieux sont le résultat d'une propagation en surface (par rapport de contiguité) de l'infection à la muqueuse de l'oreille moyenne (otites moyennes) par l'intermédiaire de la trompe d'Eustache (salpingites). Le plus souvent, on ne constate qu'une *salpingite*, terme la plupart du temps ultime de la complication, se révélant, subjectivement, par une *surdité passagère avec légère douleur à la déglutition* (1).

## 2° ACCIDENTS OCULAIRES

Peuvent provenir d'une action reflexe ou d'une propagation infectieuse.

*a)* **Accidents reflexes.**

Les accidents reflexes sont le résultat d'un retentissement morbide au niveau des nerfs crâniens sensitifs, sensoriels ou moteurs, ainsi que des filets sympathiques se rendant à l'œil ou à ses annexes. Ils pourront donc emprunter la modalité fonctionnelle, sensorielle ou sensitive.

Par ordre de fréquence, nous pourrons constater du *larmoiement* (nerf lacrymal et arcade orbito-lacrymale), de la *névralgie oculaire* (branche ophtalmique de Willis), de la *conjonctivite* (troubles vaso-moteurs), des *troubles de l'accommodation* — mydriase ou myosis (nerfs ciliaires), *blépharospasme ou spasme des paupières* (nerfs moteur oculaire commun et facial), enfin de l'*emblyopie momentanée.*

---

(1) ..... au moment de la dilatation de la trompe, par l'action des faisceaux dilatateurs salpingiens des muscles *péristaphylin externe* et pharyngo-staphylin.

*b)* **Accidents infectieux.**

Peuvent être directs (plexus veineux) ou indirects (antre d'Hyghmore).

La propagation directe par voie veineuse a lieu, soit par le plexus alvéolaire, soit par le plexus ptérygoïdien (phlegmon sous-orbitaire avec exophtalmie ; thrombose de la veine ophtalmique (1), etc.) ; quant à la propagation indirecte, elle est secondaire à une complication sinusienne.

## 3° COMPLICATIONS DE NATURE ET DE SIÈGE DIVERS

Il nous faut parler ici des répercussions qui peuvent siéger soit au niveau de la peau, soit au niveau d'organes voisins.

C'est au Docteur L. JACQUET (2), médecin de l'hôpital Saint-Antoine, que revient incontestablement l'honneur d'avoir démontré scientifiquement — en se basant sur les célèbres expériences de Brown-Sequart — et classé d'une façon méthodique et clinique l'ensemble de ces répercussions.

Malgré la diversité de leurs manifestations anatomo-pathologiques et symptomatiques, ces complications procèdent toutes d'une même voie de conduction : la voie nerveuse (3).

---

(1) Pierre Sébileau et Grandon. « *Un abcès dentaire suivi de phlébite mortelle de la veine ophtalmique inférieure* ». Revue de Stomatologie 1900.

(2) A consulter, au sujet de l'historique et de la mise au point des théories du Dr L. JACQUET, le très remarquable travail présenté par un de ses élèves, M. *A. Barden,* au Congrès de l'Association française pour l'avancement des sciences (session de Lille, 1909) et au Congrès dentaire international de Berlin, 1909, intitulé *Les répercussions des irritations gingivo-dentaires.* (*Revue Odontologique,* août et septembre 1909).

(3) L'arthrite aiguë jouant, dans la circonstance, le rôle « d'*épine irritative* ».

D'après BARDEN, les irritations gingivo-dentaires peuvent se répercuter :

I. — *A la Peau.*

| | | | | |
|---|---|---|---|---|
| 1° | En *modifiant* ses fonctions physiologiques sans produire des lésions définies. | a) Troubles sensitifs | Prurit<br>Hyperesthésie cutanée. | du côté correspondant. |
| | | b) id. thermiques | | |
| | | c) id. vaso-moteurs .... | *Erythrose faciale* (plaque d'érythème). | |
| | | d) id. sécrétoires .... | Ephidrose faciale (hypersécrétion sudoripare). | |
| | | e) id. trophiques .... | Dépilation diffuse. | |
| 2° | En *déterminant* des lésions cutanées définies. | *Herpès facial.*<br>Zona.<br>Eczéma.<br>Pelade, etc. | | |
| 3° | En *irritant* des lésions cutanées existantes. | Lupus<br>Syphilides | | |

II. — *Organes voisins ou éloignés.*

1° Accidents oculaires } d'ordre reflexe (déjà cités) ;
2° — auditifs }
3° — pharyngiens (angine reflexe d'origine dentaire.
4° — articulaires.

## 4° SEPTICÉMIES

C'est au Professeur SEBILEAU (1) que nous devons d'avoir

(1) P. Sebileau. *Des différentes formes de la septicémie buccale. (Presse Médicale* et *Odontologie*, 1901).

une classification précise des diverses septicémies d'origine bucco-dentaire.

Julien et Camille Tellier (1) ont publié, sur cette question, différents travaux très remarquables, en insistant surtout sur la forme chronique de l'une d'elles — sur laquelle nous reviendrons, du reste, au cours des complications à distance de l'arthrite chronique.

Viennent ensuite Gallipe (2), Sabatier (3) et Ferré (4) qui, par de nombreuses observations cliniques, ont confirmé la classification si magistralement exposée par le professeur Sebileau.

Enfin citons, pour ne pas paraître trop succinct, le rapport de Caumartin (5) sur la question — rapport synthétique et fort bien ordonné.

## Pathogénie.

Deux voies différentes s'offrent à l'infection pour se propager dans l'économie générale : la voie veineuse et la voie lymphatique. Si les décharges toxiniennes empruntent la voie veineuse, nous aurons affaire à une septicémie phlébitique ou *phlebo-phlegmoneuse*. S'il s'agit, au contraire, de la voie lymphatique : la septicémie sera d'ordre lymphatique ou *lympho-phlegmoneuse*.

---

(1) Julien et Camille Tellier.
1° *Contribution clinique à l'étude des septicémies d'origine bucco-dentaire. (Lyon Médical,* février 1903).
2° *La septicité bucco-dentaire et ses conséquences.* (A. F. A. S. Lyon, 1906).
3° *De la gastrite septique d'origine buccale.* (Congrès de Stomatologie. Paris, 1907).

(2) Gallipe. (*Revue de Stomatologie,* 1903).

(3) Sabatier. (Thèse de Lyon, 1903).

(4) Ferré. (Thèse de Paris, 1906).

(5) Caumartin. *Des dents considérées comme voie d'infection et d'intoxication générales.* (*Echo Médical du Nord,* 10 novembre 1907).

Quelquefois cependant, l'infection est si virulente et sa propagation est si rapide que celle-ci n'a pas de localisation définie et sidère l'économie en empruntant à la fois la voie veineuse et la voie lymphatique : c'est la *septicémie générale* sans localisation.

**Classification.**

Se basant sur ces données pathogéniques, le Professeur SÉBILEAU a classé les septicémies en trois variétés :

1° La septicémie phlébo-phlegmoneuse ou phlébitique.

2° La septicémie lympho-phlegmoneuse ou lymphatique.

3° La septicémie phlébo-lympho-phlegmoneuse ou générale sans localisation.

Bien entendu toutes ces formes de septicémies, survenant comme complications d'une arthrite alvéolo-dentaire phlegmoneuse, prendront une allure franche, c'est-à-dire subaiguë, aiguë ou suraiguë.

### A. — SEPTICÉMIE PHLÉBO-PHLEGMONEUSE.

SÉBILEAU admet trois voies veineuses principales pour la propagation infectieuse :

*a)* Le plexus alvéolaire (*veine faciale*).

*b)* Le plexus ptérygoïdien.

*c)* Les veines anastomotiques ptérygo-orbitaires.

Ces trois plexus aboutissent tous, indirectement, au sinus caverneux qui, placé de chaque côté, en forme d'S italique, de la glande hypophysaire, se réunit aux autres sinus dure-mériens veineux pour constituer le sinus latéral, lequel aboutit au trou déchiré postérieur : origine de la jugulaire interne.

Cette forme de septicémie peut aboutir à la mort par thrombose du sinus caverneux : d'où intoxication rapide.

### B. — Septicémie lympho-phlegmoneuse.

L'organisme, au point de vue des décharges microbiennes et toxiniennes, peut être comparé à un vaste camp retranché dont les premiers éléments de défense sont représentés par les ganglions lymphatiques périphériques. Du côté bucco-dentaire, les ganglions géniens, péripharyngiens et périmandibulaires constitueront le premier cercle de défense : en un mot « les avant-postes chargés de soutenir le choc, en attendant l'arrivée de la grand'garde et du gros de l'armée ».

Nous avons vu, au cours des complications de voisinage, que l'infection s'arrêtait au niveau des ganglions, que tous les phénomènes morbides se passaient dans leur intérieur, avec extension parfois au tissu cellulaire périganglionnaire (adéno-phlegmon), et que le résultat de la lutte phagocytaire pouvait aboutir à la suppuration. Là, s'arrêtent la plupart du temps les complications de voisinage, à processus lymphatique, de l'arthrite alvéolo-dentaire phlegmoneuse.

Dans les cas de septicémie lymphatique, au contraire, l'invasion est si rapide et si virulente, que les ganglions sont impuissants à l'arrêter et même à la retarder. Des vaisseaux lymphatiques l'infection gagne le tissu cellulaire environnant, diffuse et surprend l'organisme qui n'a pas le temps ni les moyens de se défendre : c'est d'emblée une lympho cellulite *diffuse* qui prendra le nom de la région qu'elle occupera.

Parmi les régions où peut se diffuser ainsi l'infection, nous avons les régions cervicale, péripharyngo-œsophagienne, faciale et *sublinguale*. Les septicémies lympho-phlegmoneuses du cou se caractérisent d'après Sebileau, par trois points principaux : 1° *tendance à la diffusion ;* 2° *elles n'ont pas de détermination anatomique constante ;* 3° *elles n'ont pas de fixité dans leur topographie*. La région sublinguale est la plus fréquemment atteinte et donne lieu à une affection bien connue : *l'angine de Ludwig* (1).

L'angine de Ludwig est un phlegmon gangréneux suraigu du plancher de la bouche, dû aux microbes *anaérobies* siégeant normalement dans la cavité buccale ainsi qu'au niveau de l'articulation alvéolo-dentaire — lorsque celle-ci est le siège d'une inflammation d'origine pulpaire. L'angine de Ludwig n'est pas une entité morbide, mais une espèce clinique, elle n'a par conséquent rien de spécifique.

Les phénomènes débutent brusquement de 1 à 2 jours. Le malade est pris d'une dyspnée atroce, avec un gonflement énorme, unilatéral ou bilatéral, de la région sushyoïdienne. Ce gonflement est *dur, ligneux,* avec à la périphérie un œdème que l'on voit augmenter à vue d'œil.

La muqueuse du plancher buccal soulevée, forme un bourrelet énorme en arrière des dents (P[r] DELORME) et la langue refoulée en haut et en arrière étouffe le malade.

Puis, après 3 ou 4 jours, surviennent des perforations spontanées donnant lieu à des fistules, par où s'échappent des matières gangrenées, d'une odeur insupportable. Le malade bave un liquide sanieux et des sortes de paquets d'étoupe, de peau de chamois : c'est tout son tissu cellulaire et les organes y contenus (2) (canal de Warthon, nerf lingual, glandes sublinguale et sous-maxillaire). A ce moment le malade ressent un sentiment de bien-être, mais, il ne faut pas s'y tromper car c'est là le signal de la mort (intoxication telle que le malade ne réagit plus).

Le phlegmon peut fuser par le bord postérieur du mus-

---

(1) *a)* P. Sébileau. *Le département sublingual* Démonstration d'anatomie 1892

*b)* A consulter également l'excellente mise au point de la question par LEBEDINSKY. « *L'angine de Ludwig* ». Revue odontologique 1903, page 405.

(2) Pierre Duval. — Cours de Pathologie externe (*Cours supplémentaire.* Grand Amphithéâtre de la Faculté de Médecine de Paris. 2e semestre 1905).

cle mylo-hyoïdien dans la région cervicale (cellulite cervicale gangréneuse diffuse); puis, par le paquet vasculo-nerveux du cou (gaîne celluleuse) descendre au médiastin (phlegmon gangréneux du médiastin rétrosternal).

De fort et vigoureux qu'il était, le malade prend un teint gris pâle (1), rides verticales, à peau flasque, ongles et extrémités violacés, avec oligurie et même anurie complète. Le malade laisse, en urinant, échapper quelques gouttes d'urine renfermant une énorme proportion d'albumine.

*Il n'y a pas de trismus et presque pas de pus.* Le pronostic est sombre, car la mort survient dans un grand nombre de cas par *œdème de la glotte* ou par intoxication générale foudroyante.

L'angine de Ludwig diffère objectivement de l'ostéomyélite du maxillaire inférieur en plusieurs points :

1° *Il n'y a pas de trismus.*

2° *Le point culminant de l'œdème siège à la région sus-hyoïdienne.*

3° *Le vestibule de la bouche est libre et indolore.*

## C. — Septicémie générale sans localisation

Comme nous le disions plus haut, la septicémie générale résulte « d'une décharge subite de toxines qui empoisonne d'emblée l'organisme *en entier* sans laisser ni localement, ni à distance de traces appréciables de son passage » (CAUMARTIN).

L'intoxication emprunte à la fois la voie veineuse et la voie lymphatique : ce qui explique sa grande diffusibilité ainsi que son allure foudroyante.

---

(1) Par hypoglobulie suraiguë (Sébileau).

## Arthrite chronique.

L'arthrite chronique se caractérise par son évolution lente et torpide avec intermittences subaiguës ou aiguës — contrairement à l'arthrite phlegmoneuse, dont le cycle est rapide et franc.

Cette évolution lente provient de ce que le facteur irritant ou infectieux n'est pas assez virulent pour déterminer une réaction inflammatoire franche, mais l'est suffisamment pour provoquer et entretenir une irritation ou une infection de l'articulation alvéolo-dentaire, en donnant lieu, à ce niveau, à des lésions de nature diverse.

Ces lésions peuvent intéresser soit le ligament alvéolo-dentaire, soit les parois arthro-dentaires (cément et paroi alvéolaire) ; enfin leur nature peut varier suivant la forme et l'allure de l'arthrite. Il semblerait, en effet, que les phénomènes de résorption soient plus fréquents lorsque l'arthrite est d'origine pulpaire et ayant tendance, par conséquent, à suppurer, alors que les phénomènes de néoformation se présenteraient avec plus de fréquence au cours de l'arthrite d'origine péridentaire. Mais hâtons-nous de dire qu'il n'y a là rien d'absolu, car il est permis de constater fréquemment des racines dont la paroi cémentaire, quoique résorbée, présente, par contre, une néoplasie conjonctivo-épithéliale suppurée ou non.

### ANATOMO-PATHOLOGIE DE L'ARTHRITE CHRONIQUE

Il est assez malaisé de faire une classification suffisamment précise des lésions anatomo-pathologiques pouvant survenir au cours d'une arthrite chronique. Et cela, parce que nous ne sommes pas encore très bien fixés sur le rôle de telles ou telles causes, sur la nature de leur évolution, ainsi que sur les rapports que peuvent affecter certaines d'entre elles, par exemple les fongosités et les kystes radiculo-dentaires.

Néanmoins nous pouvons dire que ces lésions résultent de deux sortes de phénomènes et ayant chacune une symptomatologie et un traitement différents : les phénomènes de néoplasie et de résorption.

Nous étudierons maintenant ces divers phénomènes sur le cément, la paroi alvéolaire et le ligament.

### 1° CÉMENT

La paroi radiculaire, dans sa portion apicale ou dans sa totalité, peut être le siège d'hypercémentose ou d'hypocémentose par résorption.

*a*) HYPERCÉMENTOSE

L'hypercémentose, appelée improprement exostose des racines, est un phénomène de cémentite hypertrophiante par irritation de la membrane cémentogène.

*L'hypercémentose, que* MAGITOT *appelait* tumeur dure des dents, *a pour caractéristique particulière d'évoluer très lentement : elle relève, par conséquent, d'une irritation faible et persistante.*

Au commencement du phénomène néoplasique cémentaire, le tissu diploïque alvéolaire cède sous la pression, en se résorbant. Puis la néoformation cémentaire continuant, et au fur et à mesure, la paroi alvéolaire, plus faible, s'écarte et vient faire saillie à l'extérieur au niveau du processus cémentogène. Enfin, fait important et relaté par tous les auteurs, *le cément néoformé ne se soude jamais au tissu alvéolaire.*

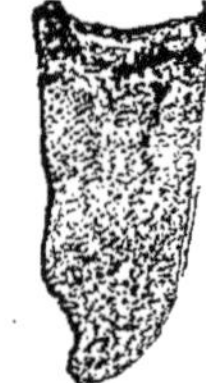

Fig. 10

L'hypercémentose peut être partielle ou diffuse.

Lorsque l'hypercémentose est *partielle*, elle se localise

soit à l'apex, soit à un endroit quelconque de la hauteur du cément. Le cément néoformé apparaît alors soit comme un *anneau* autour de l'apex, en donnant à celui-ci l'aspect d'une massue, soit comme *un placard rugueux* (*fig.* 10), plus ou moins proéminent et étendu, sur un endroit quelconque de la hauteur de la racine — mais situé généralement plus près de l'apex que du collet.

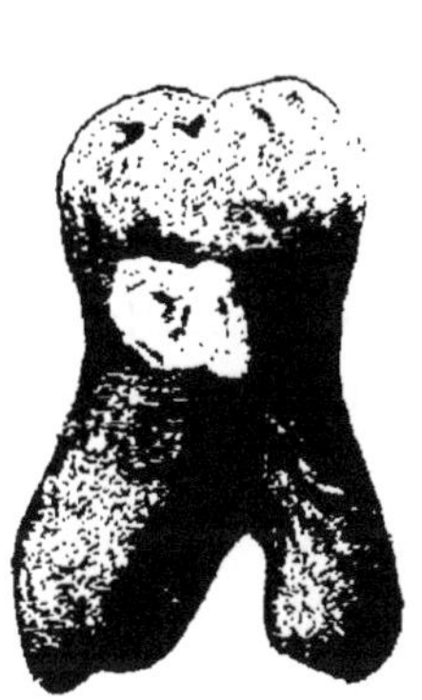

Fig. 11.

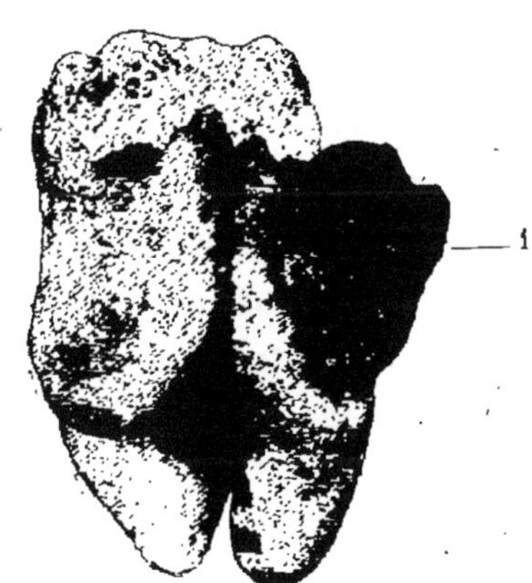


Fig. 12.
(*Même légende que la figure* 4, *page* 39.)

Lorsque l'hypercémentose est *diffuse* (*fig.* 11 *et* 12), elle donne aux racines un volume quelquefois considérable.

Nous savons, qu'au point de vue pathogénique, l'hypercémentose résulte d'un phénomène de défense cémentaire par retour à l'activité de la membrane cémentogène qui récupère ainsi ses fonctions embryologiques dans un but cette fois, de défense. Mais nos affirmations sont moins précises en ce qui concerne les variations de siège (1) et de formes que peut présenter le processus cémentogène.

Cependant, il est un fait certain, c'est que l'hypercémentose localisée à l'apex est toujours causée par une infection lente d'origine pulpaire.

(1) Peut-être sont-elles en rapport avec l'orifice de canaux radiculaires anormaux, infectés, décrits par AGUILHAN DE SARRAN. (Voir page 157).

### b) HYPOCÉMENTOSE PAR RÉSORPTION

L'hypocémentose par résorption est due à un phénomène de cémentite raréfiante.

Sauf pour la polyarthrite suppurée et certaines arthrites chroniques suppurées d'origine péridentaire, le phénomène de résorption débute toujours au niveau de l'apex. Celui-ci pourra se présenter sous les aspects les plus variés et les plus dissemblables.

Tantôt, en effet, l'apex apparaîtra taillé en sifflet et à bords rugueux et érodés, tantôt il affectera la forme en pain de sucre à moitié fondu (racines palatine et postéro-externe de la dent reproduite dans la figure 13) ou arrondi, avec un foramen d'aspect infundibuliforme ou punctiforme.

Quelquefois le ligament délimitera le processus nécrogène

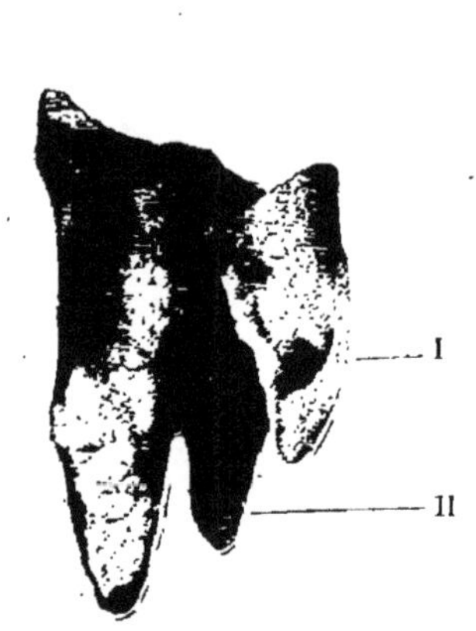


Fig. 13.

Dent de 6 ans supérieure gauche atteinte d'arthrite chronique suppurée, ayant déterminé, par sa racine palatine (I), une nécrose moléculaire osseuse alvéolo-palatine et, par sa racine postéro-externe (II), un pyosinus maxillaire.

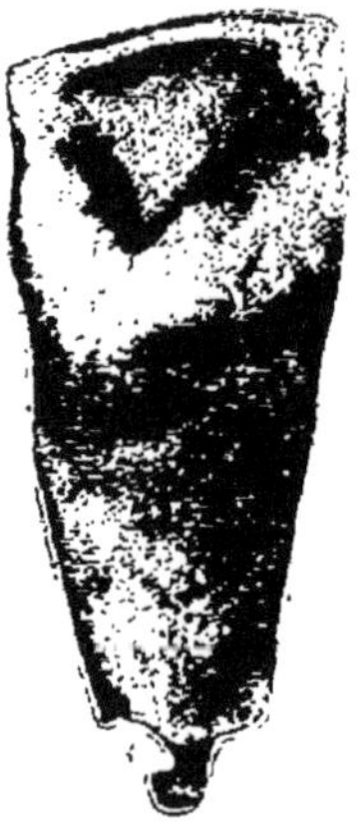

Fig. 14.

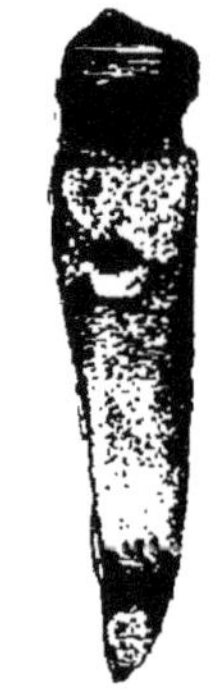

Fig. 15.

Incisive latérale supérieure droite, atteinte d'arthrite chronique suppurée et ayant déterminé une nécrose moléculaire osseuse incisivo-palatine avec fistulisation palatine paramédiane.

par une collerette épaissie à la façon des bords d'une tonsure (*fig.* 15). Enfin, la partie radiculaire nécrosée aura une coloration blanc mat ou *brun noirâtre.*

Il peut arriver que l'apex offre l'aspect d'un tire-bouchon, comme dans un cas curieux que nous possédons (*fig.* 14). Dans ce cas particulier, l'épine hélicoïdale que l'on voit au milieu de la racine et engaînant le canal radiculaire n'est autre que la dentine radiculaire ayant résisté au processus de résorption.

Les phénomènes d'hypocémentose se présentent généralement au cours des abcès alvéolaires avec nécrose moléculaire alvéolaire limitée à l'espace de Black. Mais, ils sont la plupart du temps accompagnés d'autres lésions portant à la fois sur le ligament alvéolo-dentaire et sur l'épaisseur du diploë alvéolaire.

Quelquefois même, l'hypocémentose peut succéder à un phénomène d'hypercémentose et la racine présenter par conséquent par places, à la fois des traces d'érosion et de néoformation. Il s'agit, en l'espèce, de dents aux dépens desquelles le processus infectieux a subi des variations d'intensité au cours de son évolution.

### 2° PAROI ALVÉOLAIRE

La paroi alvéolaire, comme la paroi cémentaire, peut présenter des phénomènes de néoplasie ou de nécrose.

Les premiers sont le résultat d'une ostéite bourgeonnante, les deuxièmes d'une nécrose moléculaire, ou avec sequestre.

*L'ostéite bourgeonnante* alvéolaire se présente toujours dans les cas d'arthrite chronique non suppurée — par exemple dans les cas de racines non utilisées et que l'organisme a tendance à éliminer (loi de Baumé). Au fur et à mesure de l'expulsion de la racine — dont on peut comparer les phénomènes à ceux qui se présentent dans l'élimination d'un escharre — l'espace de Black est comblé par du tissu diploïque néoformé, lequel diminue d'autant, par son apport, la profondeur de l'alvéole. Ce phénomène peut se constater, du reste, très facilement à l'extraction de racines courtes, n'ayant jamais donné de suppuration et privées depuis longtemps de leur couronne ; un stylet introduit dans l'alvéole, après l'extraction, touche un fond bourgeonnant et peu profond.

*L'ostéite raréfiante* alvéolaire, au contraire, se constate dans les arthrites chroniques suppurées ou abcès alvéolaires chroniques avec nécrose à processus moléculaire.

La nécrose alvéolaire moléculaire peut être limitée ou étendue.

Nous entendrons par *nécrose moléculaire limitée*, une nécrose n'intéressant que la région alvéolaire comprise par la paroi articulaire, réservant le terme de *nécrose moléculaire étendue* à toute nécrose dont le processus empiète sur les régions voisines (voûte palatine, vestibule, sinus, fosses nasales, etc.).

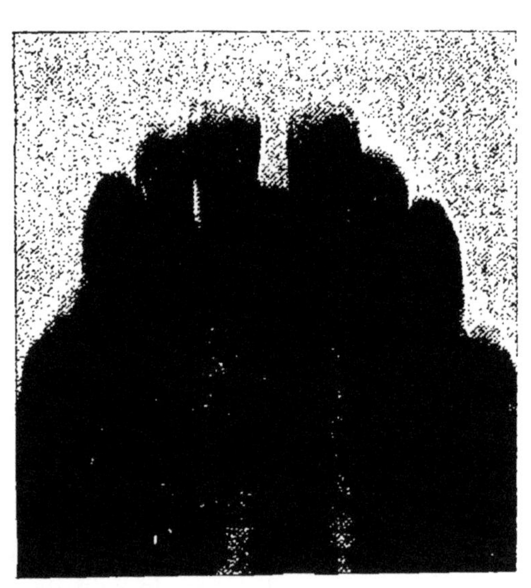

Fig. 16.
Arthrite chronique suppurée de l'incisive supérieure droite avec nécrose alvéolaire moléculaire limitée (*cas d'arthrite traumatique tardive*). Radiographie du maxillaire supérieur.

Conformément aux principes qui nous ont guidé pour l'étude des complications de l'arthrite phlegmoneuse, nous considérerons donc la nécrose étendue comme une des complications de l'arthrite chronique.

Revenant à notre nécrose limitée, nous dirons qu'elle est concomitante, la plupart du temps, à une hypocémentose périapicale. La nécrose alvéolaire limitée peut être périapicale ou périradiculaire partielle ou totale. Dans le processus périradiculaire, la nécrose intéresse la paroi alvéolaire sur une partie ou sur la totalité de sa hauteur. La nécrose périradiculaire totale siège de préférence soit du côté de la table externe, soit du côté de la table interne.

Dans la nécrose alvéolaire périapicale, l'espace de Black s'agrandit en profondeur et l'apex plonge à nu dans le vide résultant de la résorption osseuse (*fig.* 16). Si, la plupart du temps, la nécrose alvéolaire limitée est à processus exclusivement moléculaire, il nous faut relater, cependant, les cas où elle est concomitante à une nécrose alvéolaire avec présence d'un séquestre, de forme et de situation spéciales. Quelquefois, en effet, il existe un petit séquestre alvéolaire, entourant l'apex de la dent malade à la façon d'un « éteignoir », d'un anneau. Comment expliquer la présence de ce séquestre à ce niveau, et concomitant à une nécrose moléculaire alvéolaire — « périséquestrale » pourrait-on dire ?

Probablement (?) que, sous l'influence d'une poussée subaiguë ou aiguë antérieure — ou de la pesanteur pour le pus, dans les cas d'arthrite chronique suppurée d'une dent inférieure — l'infection ou le pus, pénétrant par les pertuis osseux alvéolaires qui se trouvent au fond de l'espace apical de Black et par où débouchent le paquet vasculo-nerveux pulpaire et les vaisseaux et nerfs articulaires de l'espace de Black, a, par infiltration infectieuse périphérique, frappé de mort toute la portion alvéolaire comprise dans la zone de propagation. Puis, l'arthrite ayant repris son évolution normale, c'est-à-dire torpide, cette portion nécrosée persiste à l'état de séquestre périapexien et contribue, par sa présence, à la formation du pus. Il faudra toujours penser à cette forme de nécrose alvéolaire, à processus complexe (à la fois moléculaire et séquestral), chaque fois que, malgré l'extraction ou le traitement de la dent malade, nous constaterons la persistance d'un écoulement du pus, soit par la voie alvéolaire (alvéole deshabité ou de la dent extraite) soit à distance (fistule muqueuse ou cutanée). Nous tenons à faire remarquer, toutefois, que la résorption radiculaire et la résorption ou la formation d'un séquestre alvéolaire n'ont que des rapports de concomitance anatomo-pathologique et non de cause à effet — l'une n'étant pas la conséquence de l'autre, mais relevant toutes deux d'une même cause : l'infection arthro-dentaire. La résorption alvéolaire périapicale siégeant au niveau des racines externes des molaires supérieures pourra, suivant son étendue, faire croire à une ouverture du sinus (faux empyème).

### 3° LIGAMENT ALVÉOLO-DENTAIRE

En outre des phénomènes de destruction — sur la nature desquels nous n'insisterons pas — le ligament alvéolo-dentaire peut être le siège d'un processus néoplasique de nature diverse.

Il suffit de jeter un coup d'œil sur les travaux qui ont paru sur cette question pour juger de la diversité d'opinions qui régnait il n'y a pas bien longtemps encore, à ce sujet. Aujourd'hui même — et malgré l'éblouissante clarté que les travaux de Malassez ont jetée sur la nature des néoplasies radiculo-dentaires — certains auteurs en sont encore à se demander si toutes ces néoformations ont, chacune d'elles, une pathogénie indépendante, ou si elles ne doivent être considérées que comme des stades différents dans l'évolution des kystes radiculo-dentaires.

### Kystes et fongosités radiculo-dentaires.

#### HISTORIQUE

Cinq théories se sont disputé, depuis Magitot jusqu'à nos jours, l'honneur d'élucider la question des néoplasies radiculo-dentaires. Ce sont :

1° Théorie de MAGITOT.
2° Théorie d'AGUILHAN DE SARRAN.
3° Théorie de MALASSEZ.
4° Théorie de REDIER (de Lille).
5° Théorie de CAVALIÉ (de Bordeaux).

### 1° Théorie de Magitot.

Voici ce que décrivait MAGITOT sous le nom de kystes purulents des racines... « Ils se rencontrent au sommet des « racines des dents profondément infectées. Les dents « antéro-supérieures paraissent en être plus souvent le « siège que les autres. Ils succèdent ordinairement à une « *périostite* partielle limitée au sommet de la racine. L'étude « de leur structure, faite dans trois cas par CH. ROBIN, a « fourni les indications suivantes : la masse est globuleuse, « molle, s'écrasant facilement et laissant sourdre un liquide « purulent. Elle est formée d'une enveloppe fibreuse repré- « sentée par le périoste lui-même, un peu épaissi et soulevé « de la surface du cément par le pus accumulé au-dessous « de lui. (Magitot). »

Donc, d'après MAGITOT, nous aurions affaire à des kystes périostiques siégeant à l'apex d'une dent infectée. Le pus s'accumulerait sous le périoste, soulèverait celui-ci et s'en coifferait comme d'une poche. Nous savons d'autre part que MAGITOT — toujours d'après les études microscopiques de CH. ROBIN — avait classé les tumeurs du périoste (ce que Malassez comprendra, 26 ans plus tard, sous le nom de fongosités radiculo-dentaires) en cinq variétés (1) : 1° Les tumeurs fibreuses ; 2° les tumeurs fibro-plastiques ; 3° tumeurs épithéliales ; 4° tumeurs à myéloplaxes ; 5° tumeurs à cytoblastions.

---

(1) Magitot : 1° *Sur les tumeurs du périoste dentaire* (1859).
2° *Des kystes périostiques* (*Gazette hebdomadaire*, juin 1876).

Maintenant, en ce qui concerne la présence de cellules épithéliales dans les kystes périostiques ainsi que dans sa troisième variété de tumeurs, MAGITOT émit tout d'abord une théorie, qu'il modifia plus tard par une deuxième. La première consistait en une *genèse directe ;* — quant à la deuxième elle admettait la persistance, une fois la dentition achevée, de l'épithélium adamantin qui recouvrait la face interne de la paroi folliculaire.

En d'autres termes, dans sa première théorie, MAGITOT expliquait la présence de l'épithélium *par une transformation, sur place, des cellules conjonctives en cellules épithéliales.*

Dans sa deuxième théorie, la paroi épithéliale de ses kystes périostiques ne serait autre que l'*épithélium adamantin*, dont nous avons décrit plus haut la provenance, et qui « formerait tout naturellement le revêtement épithélial des kystes périostiques » (1).

Hâtons-nous de dire que *toutes ces théories* (théories des kystes périostiques, genèse directe et épithélium adamantin) *ont été reconnues fausses, et qu'elles n'ont, à l'heure actuelle, qu'un intérêt purement historique.*

### 2° Théorie d'Aguilhan de Sarran.

Partisan de la théorie ligamenteuse, AGUILHAN DE SARRAN n'admettait pas la pathogénie indiquée par Magitot, ni sa conception au sujet de la présence des éléments épithéliaux.

Pour AGUILHAN DE SARRAN, la paroi kystique était « un tissu de nouvelle formation, comparable, pathogéniquement, aux parois d'enkystement qui se produisent autour des corps étrangers ».

Quant à la présence de l'épithélium, il supposait que

---

(1) Magitot : *Sur l'origine des kystes des mâchoires.* (*Société de Biologie*, mars 1884, page 174 ; avril 1884, page 232).

sa provenance dérivait de l'*endothélium des vaisseaux pulpaires* (1).

La théorie d'Aguilhan eut le mérite de servir de transition entre les théories de Magitot et de Malassez.

Au demeurant et en soi, elle doit être considérée comme fausse.

### 3° Théorie de Malassez.

Alors que Magitot et Aguilhan de Sarran expliquaient la présence de l'épithélium par des phénomènes de genèse spontanée ou provenant des vaisseaux pulpaires, Malassez prouva qu'il ne s'agissait, en l'occurrence, que d'un phénomène d'*hypertrophie* ou de *prolifération* d'éléments épithéliaux, qui existent toujours, à l'état normal, dans l'articulation alvéolo-dentaire : les débris épithéliaux para-dentaires.

Malassez divise les productions pathologiques péri-apicales en deux variétés : 1° les fongosités radiculo-dentaires ; 2° les kystes radiculo-dentaires.

1° Fongosités radiculo-dentaires. — Ce sont « des petits corps arrondis, sessiles ou pédiculés, de consistance charnue et qui, coupés par leur milieu, se présentent à l'œil nu comme de petites *masses pleines* semblables à des fongosités ou à des bourgeons charnus ».

Vues au microscope, ce sont des productions de néo-formation « constituées par de petites cellules rondes, isolées ou réunies en amas au milieu desquelles on voit quelques cellules conjonctives, de nombreux vaisseaux et des fibrilles disséminées ou formant des travées disposées en divers sens. *Ce tissu d'inflammation* est en contact immédiat avec la racine, dont le cément est parfois rouge comme dans l'ostéite..... A la périphérie de ces fongosités, les éléments

(1) Aguilhan de Sarran. *Sur la pathogénie des kystes des mâchoires.* (Société de Biologie, 29 mars 1884, page 184).

cellulaires sont moins abondants, les faisceaux conjonctifs plus serrés et disposés parallèlement à la surface de la végétation, ce qui lui constitue une sorte de paroi ou de poche dont l'ouverture serait appliquée contre la racine ; au niveau de ses insertions sur la dent, cette paroi se confond avec les parties voisines restées saines du ligament alvéolo-dentaire... (Malassez).

Ces fongosités radiculo-dentaires peuvent être considérées, selon MALASSEZ, comme des néo-formations conjonctives embryonnaires, *renfermant ou non des débris épithéliaux hypertrophiés,* et développées, sous l'influence de quelque irritation ayant son lieu d'action au voisinage immédiat de la dent, dans l'épaisseur du ligament alvéolo-dentaire ».

En d'autres termes, MALASSEZ considère ces fongosités comme des produits inflammatoires et non comme la conséquence de la présence des débris épithéliaux, puisque certaines d'entre elles en sont privées.

Quant aux masses épithéliales que l'on rencontre dans certaines fongosités, ce sont des débris épithéliaux para-dentaires, hypertrophiés sous l'influence du processus inflammatoire... « Avec cette manière de voir, les fongosités dépourvues de productions épithéliales différeraient de celles qui en possèdent, par ce fait seul que l'inflammation causale se serait produite en des points du ligament où il n'existait pas, au préalable, des débris épithéliaux para-dentaires... » (Malassez).

2° KYSTES RADICULO-DENTAIRES. — Ce sont des poches kystiques, plus ou moins volumineuses, à paroi conjonctive et tapissées sur leur face interne d'un épithélium pavimenteux. La lumière de ces kystes serait constituée chez certains par une simple fente, chez d'autres par une cavité dont le contenu varie suivant que le kyste est ou non suppuré. Enfin, ces kystes sont fichés sur l'apex des dents —

celui-ci plongeant à nu dans la cavité kystique — ou *formés dans le voisinage de la racine* (cas de *Vitalis*).

Il y a donc lieu d'étudier la paroi kystique conjonctive et le revêtement interne épithélial, en même temps que les diverses couches de chacun de ces tissus.

*a) Paroi conjonctive.* — Est constituée par deux séries de couches : les externes et les internes. Les couches externes sont, en majeure partie, constituées par des lamelles fibreuses disposées parallèlement à la surface de la tumeur et qui, au niveau de leur insertion sur la dent, se confondent avec le ligament alvéolo-dentaire ; les couches internes, au contraire, sont moins fibreuses et plus riches en éléments cellulaires. Ces cellules y sont disposées en amas entre lesquels on remarque des travées constituées les unes par des faisceaux fibreux, les autres par des cordons épithéliaux, ces derniers issus du revêtement interne épithélial. En un mot « *la paroi kystique est fibreuse extérieurement, alors qu'elle est plus ou moins sarcomateuse ou myxomateuse en dedans ; elle végète, d'ailleurs, dans la cavité kystique sous forme de bourgeons charnus...* » (Malassez).

*b) Revêtement interne épithélial.* — Ce revêtement tapisse la face interne de la paroi kystique, *sauf au niveau de la dent.* L'épithélium qui constitue le revêtement est d'aspect pavimenteux à une ou plusieurs couches. Cet épithélium, ainsi que nous l'avons rapporté plus haut, envoie des prolongements dans l'épaisseur de la paroi conjonctive sous forme de travées (cordons épithéliaux).

Enfin, il peut « ne pas y avoir traces d'épithélium, soit *qu'il ait été dissocié et desquamé, par le fait de la suppuration*, soit qu'il ait été entraîné dans les manœuvres de la préparation. » . . . . . . . . . . . . . . . . . . . . . . . . . . . . .

Et maintenant que voilà détaillées aussi succinctement, mais aussi clairement que possible, les diverses données de la théorie de MALASSEZ, il nous reste à dégager la signification pathogénique de chacune de ces deux productions pathologiques (fongosités et kystes), ainsi que les rapports histo-pathogéniques qu'elles peuvent affecter entre elles.

Et d'abord il nous faut rejeter, comme erreur d'interprétation ou critique trop superficielle, l'opinion de certains auteurs concernant le principe dominant de la théorie de Malassez : que tout était subordonné à la prolifération des débris épithéliaux. MALASSEZ n'a jamais été aussi exclusif — au contraire.

S'il attribue, en effet, une activité toute particulière aux débris épithéliaux paradentaires dans la genèse des kystes radiculo-dentaires, par contre il les relègue au deuxième plan en ce qui concerne la pathogénie des fongosités radiculo-dentaires — qu'il considère comme de simples néoformations conjonctives d'origine inflammatoire, dans lesquelles les débris épithéliaux *peuvent même faire parfois défaut.*

Au surplus et en fin d'analyse, la différence qui existe entre les fongosités avec épithélium et les kystes radiculo-dentaires au point de vue de leur signification pathogénique, c'est que, dans les fongosités, l'inflammation causale a produit *uniquement* l'hypertrophie des débris épithéliaux sans aucune disposition typique, tandis que, dans les kystes, l'hypertrophie de ces débris a été suivie d'une organisation plus complète allant jusqu'à la disposition typique en revêtement (ceux-ci se disposant en membrane de revêtement tapissant la face interne de la poche kystique, contrairement à la fongosité radiculo-dentaire où les débris épithéliaux, lorsqu'ils ne font pas défaut, sont simplement hypertrophiés et sans organisation).

En d'autres termes, la différence entre ces deux productions ne consiste pas, « dans la *nature* des processus, mais comme le dit MALASSEZ, dans les *degrés* de leur développement » ; *les fongosités étant des kystes radiculo-dentaires non développés et non organisés, alors que les kystes ne sont autres que des fongosités complètement développées et ayant franchi le stade d'organisation.*

## Théorie de Redier (de Lille).

La conception de Redier (1), concernant la pathogénie des kystes radiculo-dentaires, diffère de la conception de Malassez devenue classique, principalement en ceci « que Malassez considère les petits kystes comme formés *primitivement* aux dépens des débris épithéliaux à la suite d'une irritation de voisinage, tandis que Redier les regarde comme des formations *accidentelles* effectuées au sein et aux dépens d'une néoplasie inflammatoire par bourgeonnement des débris épithéliaux » (Redier) (2).

Nous ne croyons pas que ce soit véritablement sur ce point que réside la différence entre la théorie de Redier et

(1) Redier (de Lille). *Note sur la pathogénie des kystes radiculo-dentaires.* (1er congrès de Stomatologie. Paris 1907).

(2) Malgré la très haute autorité du professeur Redier, nous nous voyons obligé de nous inscrire contre les termes mêmes des conclusions de l'auteur. Il ressort, en effet, de la lecture et de l'analyse des travaux de Malassez que cet auteur s'est attaché, surtout, à démontrer l'existence, dans l'articulation alvéolo-dentaire, des débris épithéliaux de dentition et à faire valoir leur rôle exclusif, au point de vue de l'élément épithélial, dans la génèse des kystes radiculo-dentaires et autres néoplasies. N'oublions pas, du reste, que Malassez avait, à cette époque, à combattre et à terrasser une théorie (théorie périostique de Magitot) qui, sur une incomplète interprétation microscopique, avait fait ses preuves cliniques et s'était imposée depuis 26 ans dans l'esprit para-dentaire des grands maîtres de la science d'alors. Il lui fallait donc aller au combat armé d'un microscope et de preuves histologiques, afin d'opposer la réalité à l'erreur. Malassez, pénétré de l'importance particulière de sa tâche, a négligé totalement et *volontairement*, la partie qui a trait au mécanisme du processus infectieux ou irritatif — cause même de la néoplasie. Il l'avoue, du reste, lui-même : « Pour *compléter* la pathogénie de ces kystes, il me faudrait encore expliquer le mode de formation des parois et celui du contenu kystique ; il me faudrait aussi rechercher *la cause* de l'inflammation qui, dans ces kystes comme dans les végétations radiculaires, s'est localisée à l'extrémité de la racine de la dent et a engendré ces *diverses* néo-formations. Mais ce serait m'écarter, je le répète, du but que je me suis proposé, qui était *uniquement de déterminer le rôle joué par les débris épithéliaux para-dentaires* » (Malassez. *Ouvrage cité.* Page 330).

Cette négligence volontaire, de la part de Malassez, ne serait-elle pas due celle de Malassez. Non, la différence est tout autre et beaucoup plus simple. A MALASSEZ *revient le grand et incontesté honneur d'avoir anéanti par des preuves histologiques pures, la théorie périostique de Magitot en démontrant la présence et le rôle des débris épithéliaux de dentition dans la genèse des productions pathologiques péri-radiculaires.* — A REDIER, *celui d'avoir complété, d'une façon mieux dentaire, la pathogénie indiquée par Malassez et d'avoir présenté, au point de vue anatomo-pathologique, ces néo-formations sous quatre stades différents, d'une façon peut-être plus séduisante, plus compréhensible et mieux en rapport avec nos connaissances dentaires.*

PATHOGÉNIE DES KYSTES RADICULO-DENTAIRES (d'après Redier).

Une dent a sa pulpe infectée à la suite de carie pénétrante ou d'un traumatisme. L'infection se propage à l'articulation par le canal radiculaire et donne naissance à une

---

à ce scrupule, peut-être exagéré, que, n'étant pas dentiste, il ait cru devoir laisser à d'autres le soin de rechercher la véritable étio-pathogénie de ces néo-formations péri-apicales ?

Mais, poursuivons notre lecture... « Or, si dans la gingivite expulsive, » ce rôle (des débris épithéliaux) est *secondaire*, purement épisodique, » nous l'avons vu devenir *plus important* dans les fongosités radiculaires » à contenu épithélial et *prendre enfin la première place* dans les kystes » que nous venons d'étudier ; ce sont, en effet, ces débris qui, par les mo- » difications qu'ils ont subies, ont donné, à cette néo-formation radiculaire, » son caractère particulier de kyste. Toutefois, le développement qu'ils ont » pris est resté dans de certaines limites ; il n'a pas dépassé celui pris par » les autres tissus ; il n'en sera plus ainsi dans d'autres néo-formations » que nous observerons plus tard, et dont les débris para-dentaires sont » encore le point de départ (Malassez, page 330) ».

Pour nous résumer, nous dirons que, de tout ce qui précède ainsi que de ce que nous avons décrit concernant la théorie de Malassez, il appert que *jamais* Malassez n'a, à notre sens, affirmé que, pathogéniquement, les débris épithéliaux soient les *premiers* à subir l'influence de l'agent infectieux ou irritant, mais que *leur hypertrophie ou leur prolifération sont toujours précédées ou concomitantes* à une prolifération néo-conjonctive et que c'est au sein de cette néo-formation conjonctive que les débris épithéliaux peuvent secondairement s'organiser ou non en revêtement, transformant ainsi la fongosité en véritable kyste — celui-ci pouvant évoluer soit vers la suppuration, la dégénérescence ou le kyste volumineux.

arthrite chronique localisée à la partie voisine du sommet. Comme conséquence apparaît en ce point une néoformation inflammatoire, *un granulome simple ou un granulome avec bourgeonnement épithélial* qui est le siège d'un exsudat séreux, séro-purulent ou même purulent, plus ou moins abondant. Celui-ci s'écoule au fur et à mesure de sa production par le canal radiculaire, ou bien, cette voie n'étant pas libre, il y a rétention et il s'accumule sur place. Alors, si la suppuration est assez abondante, le pus s'ouvre une voie artificielle à travers le tissu osseux de l'alvéole et les parties molles, comme le ferait un abcès quelconque. Si, au contraire, l'exsudat est peu abondant et ne contient qu'un petit nombre de globules de pus, si surtout il est circonscrit par un de ces cloisonnements épithéliaux en forme de calotte que Malassez a si bien décrits et dont les proliférations épithéliales paradentaires sont coutumières comme il a été dit ci-dessus, il subit un véritable enkystement ; le tissu de granulation qui se trouve en dehors de la calotte épithéliale s'organise et, au bout d'un certain temps, il s'est produit un véritable kyste parfaitement constitué qui, ultérieurement, bien entendu, pourra, sous l'influence des causes ordinaires, s'enflammer et suppurer comme tous les kystes. Si le petit kyste ainsi formé échappe aux causes d'infection auxquelles l'expose incessamment sa situation, chose rare, mais néanmoins possible, il s'accroîtra continuellement mais lentement et deviendra grand kyste (REDIER) (1).

ANATOMO-PATHOLOGIE.

D'après REDIER, la néoplasie radiculo-dentaire peut affecter 4 types différents :

(1) REDIER. *Note sur la pathogénie des kystes radiculo-dentaires.* (Revue de Stomatologie. 1907. Pages 486 et 487.)

1° Le granulome simple ;

2° Le granulome avec bourgeonnement épithélial ;

3° Le granulome abcédé, avec paroi simple ou contenant des bourgeons épithéliaux ;

4° Le granulome kystique avec paroi épithéliale.

*1° Granulome simple.*

Est constitué par un tissu de granulation (accumulation de globules blancs) se présentant sous forme de masse sphérique coiffant l'apex. (Relativement rare).

*2° Granulome avec bourgeonnement épithélial.*

Même tissu de granulation, sauf qu'il est traversé, dans ce type, par des bandes épithéliales s'anastomosant entre elles.

*3° Granulome abcédé avec paroi simple contenant des bourgeons épithéliaux.*

Type d'un stade plus avancé. La néoplasie n'est plus une masse sphérique *pleine*, mais présente une *cavité abcédée* (abcès apical), d'où le liquide séro-purulent s'écoule soit par le canal radiculaire ou, si celui-ci est obstrué, par une fistule muqueuse ou cutanée.

*4° Granulome kystique avec paroi épithéliale.*

Ce type diffère du précédent par 2 points essentiels :

1° Il ne contient pas ou très peu de pus ;

2° L'épithélium, au lieu de ne former que des travées dans la paroi de la poche conjonctive, tapisse sa face interne sous forme de revêtement d'où partent les travées précédemment décrites.

L'évolution de ce type de kyste est variable et peut aboutir à ces kystes volumineux, de la grosseur d'un œuf de pigeon, que l'on peut énucléer (nous dirons plus loin comment) par la voie vestibulaire ou palatine. Toutefois, étant donné le voisinage infectieux, ces kystes peuvent s'enflammer et suppurer — l'exsudat s'écoulant par le canal ou une fistule.

### Théorie de Cavalié (de Bordeaux) (1).

Cavalié divise les néoplasies radiculo-dentaires en faux kystes et kystes vrais.

1° *Fongosités apexiennes ou faux kystes.*

Les fongosités ou faux kystes se présentent sous forme de masses bourgeonnantes résultant d'une infection venue du canal radiculaire et en rapport avec ce dernier. Elles représentent un processus de défense de l'organisme au cours d'une arthrite chronique du sommet. Leur évolution procède de celle des cavernes pulmonaires. Enfin, les fongosités ou faux kystes sont toujours en rapport avec le foramen du canal radiculaire.

2° *Kystes radiculo-dentaires ou vrais kystes.*

Alors que les faux kystes ont des rapports de continuité avec le canal radiculo-dentaire, les kystes véritables n'ont que des rapports de contiguïté avec la paroi radiculaire de la dent et l'apex. *Ils se présentent sous forme de poche conjonctivo-épithéliale à cavité rigoureusement close et aseptique.* Le contenant est constitué, de dedans en dehors, par une membrane basale de revêtement épithélial et une paroi conjonctive dans l'épaisseur de laquelle se rencontrent des fibres conjonctives, de la substance conjonctive amorphe, des leucocytes et des microbes — ces derniers ne pénétrant pas jusqu'à la membrane basale épithéliale.

La présence des microbes et leucocytes indique un travail de phagocytose ayant pour but l'envahissement du kyste et sa destruction par résorption.

*Le contenu est un liquide stérile* (il ne le serait par conséquent pas s'il était en communication avec le canal radiculaire infecté), constitué en majeure partie par des leucocytes qui, ayant pénétré jusqu'à la membrane basale épithéliale, n'ont pu accomplir leur travail de résorption et se sont

(1) Cavalié (de Bordeaux). *Les Kystes dentaires.* Communication à l'A. F. A. S. Lille, 1909.

liquéfiés par un processus de karyolyse et de dégénérescence hydropique.

De plus, Cavalié nie que la néo-formation kystique siège toujours au niveau de l'apex et donne comme preuve l'existence de *kystes latéraux* — existence soupçonnée déjà par Malassez, en 1885, et confirmée de nouveau par cet auteur (1) en 1907.

Enfin, Cavalié divise les vrais kystes en deux classes — suivant leur développement :

1° Les kystes *volumineux ou apparents.*

2° Les kystes *petits ou non apparents.*

CONCLUSION.

De toutes les théories que nous venons de décrire, concernant la genèse des néo-formations radiculaires, trois seulement méritent de retenir notre attention et d'établir

(1) La communication du Professeur Redier, au 1er congrès de stomatologie, en 1907, fut suivie d'une très intéressante discussion où prirent notamment la parole : MM. *Cavalié, Rodier, Nuyts, Malassez, Cruet* et *Redier*. M. *Cavalié* y fit la remarque que les vrais kystes n'étaient pas fixés à l'extrémité de la racine, mais toujours juxtaposés et, par conséquent, adjacents à celle-ci.

MM. *Rodier, Nuyts* et *Cruet* nièrent cette distinction. M. *Rodier* affirma, au contraire, que certains gros kystes pouvaient même débuter par de petits abcès douloureux siégeant au niveau de l'apex et que dans 90 0/0 des cas, la racine pénètre dans la cavité kystique.

M. *Cruet* émit l'hypothèse que dans les cas de kystes latéraux, ceux-ci étaient en rapport avec l'orifice de certains canaux radiculaires anormaux infectés, décrits par *Aguilhan de Sarran* (Société de Biologie, novembre 1880 ; Société Odontologique de France, 2 juillet 1889) sur des dents de chien et traversant directement l'ivoire et le cément.

Enfin, *Malassez* essaya de mettre les contradicteurs d'accord en citant des cas de kystes à l'intérieur desquels « il avait trouvé des masses épithé-« liales de formes diverses qui, les unes sont appliquées tout contre l'ex-« trémité de la dent (certaines même avaient pénétré dans le canal den-« taire et étaient appliquées contre ses parois jusqu'à une certaine hauteur) ; « les autres sont situées dans le centre de la tumeur en des points plus ou « moins éloignés de l'extrémité de la dent. Par des coupes en série, on peut « s'assurer que ces masses qui, sur une coupe unique, paraissent isolées, « sont assez souvent en continuité les unes avec les autres, en sorte qu'il « faut se les figurer comme formant un réseau régulier, ramifié et bour-« geonnant. Parmi ces masses, *il en est qui présentent des cavités de forme « et d'étendue variables, siégeant, comme elles, les unes en contact même « de la dent, les autres en des points plus ou moins éloignés d'elle* ». (*Revue de Stomatologie,* 1908. Pages 430-431).

entre elles un parallèle : les théories de MALASSEZ, REDIER et CAVALIÉ.

L'existence et le principe du rôle actif des débris épithéliaux, démontrés par Malassez, étant admis par tous les auteurs, nous pouvons dire que les théories de Redier et de Cavalié ne diffèrent de celle de Malassez que sur des points secondaires : la classification et les rapports que peuvent affecter les néo-formations radiculaires avec l'apex des dents.

Pour MALASSEZ, la cavité des kystes est, dans la grande majorité des cas, en communication avec l'apex : certains autres, par contre, sembleraient en être absolument indépendants (cas de *Vitalis*).

Pour REDIER, tous les kystes ont l'apex de la dent causale en communication directe avec leur cavité (du moins sur ceux qu'il a examinés — 23 cas) et il n'existerait pas de kystes latéraux indépendants du sommet radiculaire.

Pour CAVALIÉ, il y a deux variétés de néo-formations : les faux kystes et les vrais kystes. Les faux kystes sont toujours fixés à l'apex des dents et sont des produits directs de l'infection canaliculaire ; les vrais kystes, au contraire, possèdent une cavité close et aseptique, ne sont *jamais* en communication directe avec l'apex ainsi que la racine et sont le produit indirect, par voisinage, d'une infection profonde, suppuration ou gangrène.

Nous sommes d'avis qu'il faut attacher une sérieuse importance à la distinction que fait CAVALIÉ entre les faux et les vrais kystes (fongosités et kystes radiculo-dentaires de Malassez). Elle diffère de celle que faisait MALASSEZ en ce que ce dernier auteur se basait pour cela sur le degré de développement dans l'organisation épithéliale de la tumeur, alors que CAVALIÉ s'appuie sur ce fait — depuis longtemps admis en médecine générale — que tout kyste doit, pour mériter cette appellation, présenter une cavité close et une paroi conjonctivo-épithéliale.

**Tableau comparatif des différentes théories.**

| | Théorie de Malassez. | Théorie de Redier. | Théorie de Cavalié. | |
|---|---|---|---|---|
| Fongosités radiculo-dentaires | Fongosités dépourvues de débris épithéliaux de dentition ........ | Granulome simple ... | Faux kystes ou fongosités. | |
| | Fongosités contenant des débris épithéliaux hypertrophiés. | Granulome avec bourgeonnement épithélial .............. | | |
| Kystes radiculo-dentaires | Kystes dont la paroi épithéliale de revêtement a subi la dégénérescence suppurative ................ | Granulome abcédé avec paroi simple ou contenant des bourgeons épithéliaux............. | | |
| | Kystes avec intégrité de la paroi épithéliale de revêtement...... | Granulome kystique avec bourgeonnement épithélial.... | Vrais kystes ou kystes radiculo-dentaires. | Volumineux ou apparents. |
| | | | | Petits ou non apparents. |

## ANATOMO-PATHOLOGIE

Il nous est assez difficile, avouons-le, devant une telle diversité d'opinions, de pouvoir décrire, d'une façon suffisamment précise, l'anatomo-pathologie des néoplasies radiculo-dentaires.

Cependant, et tout en restant autant que possible neutre dans cette controverse, nous pouvons, anatomo-pathologiquement, diviser les néoplasies radiculo-dentaires en deux classes : 1° les néoplasies sans organisation épithéliale ; 2° les néoplasies avec organisation épithéliale typique, suppurées ou non.

### 1° Néoplasies sans organisation épithéliale typique.

Nous comprendrons dans cette classe, à la fois les fongosites radiculo-dentaires de Malassez, les granulomes simple et avec bourgeonnement épithélial de Redier et les faux kystes de Cavalié.

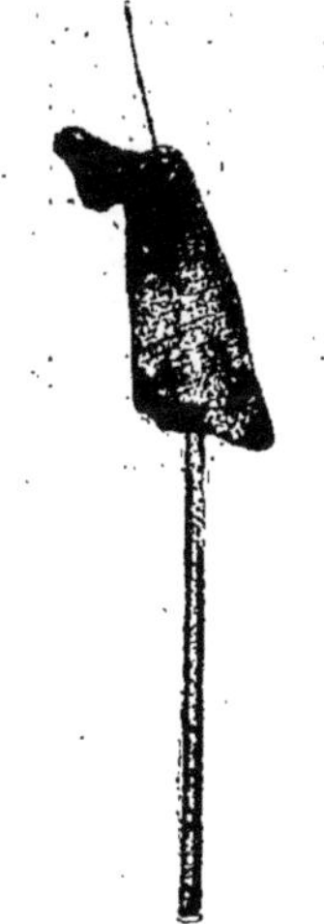

Fig. 17.

Fongosité radiculo-dentaire périapicale.

(Une sonde, traversant le canal radiculaire, montre les rapports existant entre le foramen apical et le lieu d'insertion de la tumeur.

Ici, tous les auteurs sont d'accord. Ces néoplasies se présentent sous forme de masses bourgeonnantes, pleines et — suivant les cas — exclusivement conjonctives ou conjonctivo-épithéliales.

Toujours en rapport avec l'apex, d'après Redier et Cavalié, elles peuvent, parfois, se présenter sur un endroit quelconque de la hauteur de la paroi radiculaire (MALASSEZ) (*fig.* 17).

Elles constituent, pathogéniqnement, un produit d'inflammation et résultent d'un processus de défense arthro-dentaire au cours de l'arthrite chronique.

## 2° Néoplasies avec organisation épithéliale typique.

Il y a lieu de distinguer le kyste non suppuré et le kyste suppuré.

### a) *Kyste non suppuré.*

On pourra admettre dans cette variété, les kystes radiculo-dentaires de Malassez, le granulome kystique avec paroi épithéliale de Redier et les vrais kystes de Cavalié.

*Le kyste radiculo-dentaire, proprement dit, est une poche conjonctivo-épithéliale à cavité rigoureusement close et aseptique.*

Il nous présente donc à étudier un contenant et un contenu.

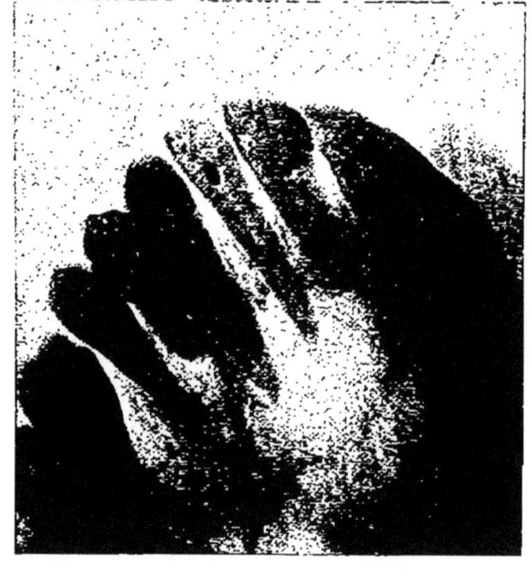

Fig. 18.

Radiographie du maxillaire supérieur droit montrant un kyste à évolution exclusivement intra-osseuse, chez un sujet syphilitique.

La ponction exploratrice a été faite par la voie canaliculaire de l'incisive latérale qui, après trépanation, présentait une mortification pulpaire, probablement d'origine syphilitique (aucun traumatisme ancien ou récent, ni lésions de carie). Liquide kystique absolument stérile, d'après l'examen histologique fait par M. Normand.

Le contenant est constitué par une poche conjonctive, tapissée sur sa face interne d'une membrane épithéliale pavimenteuse, laquelle envoie, dans l'épaisseur même de la poche, des travées de cellules de même type.

Le contenu est un liquide clair citrin, séreux, de saveur salée et renfermant des cristaux de cholestérine — *sans aucune trace de pus.* En ce qui concerne leurs rapports anatomiques, les kystes proprement dits peuvent être appendiculaires ou alvéolaires latéraux (CAVALIÉ).

*b) Kyste suppuré par infection secondaire.*

Dans cette classe, peuvent être rangés les kystes radiculo-dentaires suppurés de MALASSEZ et le granulome abcédé de REDIER. L'infection d'un kyste peut être spontanée ou provoquée (ponction exploratrice avec une aiguille septique) et peut survenir à n'importe quelle période de son développement — les appendiculaires plus fréquemment que les alvéolaires latéraux.

La membrane épithéliale, qui revêtait la face interne de la poche dans le kyste proprement dit, peut ici faire défaut, en partie ou totalement, soit qu'elle ait subi un phénomène de dégénérescence, soit qu'elle ait été *dissociée et desquamée par le fait de la suppuration.*

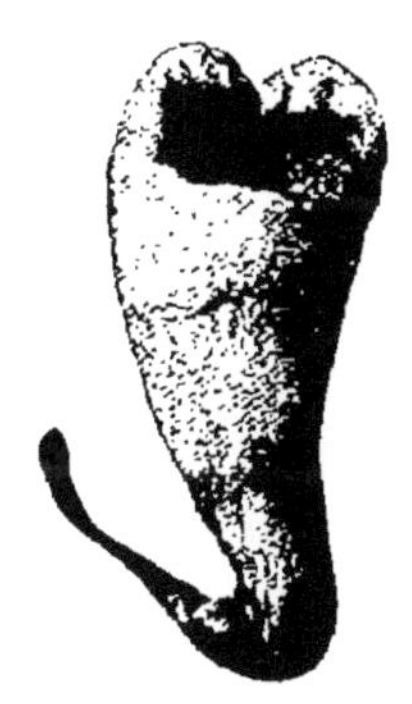

Fig. 19.
Kyste appendiculaire suppuré et fistulisé.

Le contenu, de stérile qu'il était dans le kyste proprement dit, est devenu purulent.

Lorsque le kyste suppuré est ouvert, c'est-à-dire en communication avec l'extérieur, le pus peut s'éliminer, soit par le canal radiculaire, soit par un trajet fistuleux nettement organisé (*fig.* 19).

## SYMPTOMATOLOGIE DE L'ARTHRITE CHRONIQUE

La symptomatologie varie suivant la forme de l'arthrite chronique et la nature des lésions anatomo-pathologiques.

Nous avons dit, au commencement de ce chapitre, que l'arthrite chronique pouvait revêtir deux formes : 1° non suppurée ou sèche ; 2° suppurée. Nous allons donc étudier successivement la symptomatologie concernant ces deux formes.

### FORME NON SUPPURÉE

Au point de vue symptomatique, *nous comprendrons dans la forme sèche et non suppurée toute lésion radiculaire néoplasique non suppurée.* Comme néoplasie dure, nous aurons l'hypercémentose et, comme néoplasies molles, les fongosités radiculo-dentaires non suppurées. Parmi ces dernières, et conformément au tableau que nous avons dressé à la suite de nos conclusions sur les diverses théories des kystes, nous comprendrons : 1° les fongosités non suppurées et les kystes non dégénérés de Malassez ; 2° les deux premières variétés de granulomes de Redier ; 3° les faux kystes (à leur période bourgeonnante) de Cavalié.

### 1° Hypercémentose

1° Signes subjectifs

A. — *Agacement permanent de la dent.*

Cet agacement se caractérise par sa persistance au même degré. Ce signe peut même, sous l'influence de causes diverses (mastication, menstrues) se transformer en une *névralgie continue et rebelle,* avec intermittences d'exacerbation.

Cet agacement *permanent* au niveau de la dent est dû, probablement, à un phénomène de compression, progressive et continue, des faisceaux ligamenteux, des organes contenus dans les logettes interligamenteuses (filets nerveux) et du tissu diploïque alvéolaire (canaux de Havers) par le cément néoformé. De plus, en pressant les mâchoires l'une contre l'autre, le malade n'éprouve pas la sensation de dent « en caoutchouc ou en liège » comme dans l'arthrite subaiguë ou chronique avec fongosités ou phénomènes de résorption.

## 2° Signes objectifs

### 1° A la vue

*Saillie de la table alvéolaire.*

Cette saillie n'est visible que si l'hypercémentose a atteint un certain développement.

Elle diffère comme forme suivant la disposition même de l'hypercémentose. Si l'hypercémentose est en sphère ou en anneau, la saillie alvéolaire sera *en bouton de chemise.*

Si, au contraire, l'hypercémentose se produit en nappe ou en masse, la saillie alvéolaire prendra alors un aspect *allongé dans le sens vertical.*

Le caractère pathognomonique de cette saillie est de n'être pas dépressible à la pression — contrairement à celle qui se présente sous l'influence du développement d'un kyste radiculo-dentaire (kyste vrai). Du reste, la ponction exploratrice pourra être effectuée en dernier ressort. Toutefois, quoique non dépressible, la saillie alvéolaire est douloureuse à la pression.

### 2° A l'exploration

A. — *Pas de mobilité de la dent.*

B. — *Exagération de la sonorité normale, avec douleur à la percussion.*

En outre de la diminution dans sa mobilité normale, la dent présente, également, une exagération de sonorité avec douleur à la percussion. On a la sensation d'une dent solidement implantée, d'une ankylose arthro-dentaire.

## 2° Fongosités radiculo-dentaires.

### 1° Signes subjectifs

#### A. — *Agacement intermittent de la dent.*

Varie suivant qu'il s'agit d'une dent engrenant avec ses antagonistes ou d'une racine supportant un appareil amovible.

Dans le 1er cas, le malade éprouvera un besoin constant de comprimer sa dent en serrant ses mâchoires l'une contre l'autre — comme dans l'arthrite subaiguë.

Dans le 2e cas, la racine présentera un certain agacement légèrement gravatif après les repas (mastication) et le matin, au moment où le malade remet son appareil, après l'avoir quitté la veille.

Enfin, suivant le développement pris par la tumeur, celle-ci sera la cause de névralgies rebelles intermittentes qui obligeront le malade à venir consulter son dentiste.

#### 2° *Sensation d'allongement de la dent.*

Cette sensation s'explique par le fait du développement de la tumeur au niveau de l'espace de Black ou sur les parties latérales de l'articulation alvéolo-dentaire (dent « en caoutchouc, en liège »).

### 2° Signes objectifs.

#### 1° A la vue

#### A. — *Légère déviation de la dent.*

Etant donnés la présence et le développement de la tumeur radiculaire, la dent ou racine aura tendance à être subluxée de son alvéole dans le sens opposé à l'emplacement de la tumeur.

### 2° A L'EXPLORATION

*1° Mobilité de la dent.*

*2° Diminution de la sonorité normale avec douleurs à la percussion.*

La percussion est désagréable. Contrairement à l'hypercémentose, elle donne un son mat, sourd (le choc étant amorti par la tumeur qui sert pour ainsi dire de matelas à la dent), et la mobilité de la dent est plus accentuée qu'à l'état normal. . . . . . . . . . . . . . . . . . . . . . . . . .

**FORME SUPPURÉE (SANS FISTULISATION)**

Dans cette forme seront comprises les lésions par résorption ou en voie de dégénérescence suppurative.

Parmi les lésions par résorption nous citerons en premier lieu la nécrose limitée apicale et périapicale par abcès alvéolaire chronique — réservant, pour celles en voie de dégénérescence suppurative, le tableau comprenant les fongosités suppurées de Malassez, le granulome abcédé de Redier et le faux kyste suppuré de Cavalié (tumeurs de l'apex de Cavalié). Enfin, nous réserverons une symptomatologie spéciale concernant les kystes alvéolo-dentaires ou vrais kystes, car pour eux les symptômes varient du tout au tout suivant leur état de développement (voir complications).

1° SIGNES SUBJECTIFS.

Les signes subjectifs sont en rapport direct avec la quantité et la perméabilité des moyens normaux d'évacuation du pus. Si cette évacuation, au fur et à mesure de la formation du pus, s'effectue normalement par l'alvéole ou par le canal radiculaire, le malade, à part un peu de fétidité de l'haleine — qu'il aura soin, du reste, de mettre au compte de toute autre cause — *ne s'apercevra de rien* et ne demandera aucun soin. Tout au plus, chez la femme, observera-t-on des poussées subaiguës correspondant aux périodes pré ou postmenstruelles. Les voies normales d'élimination viennent-elles à s'obstruer : alors le tableau change et, de chronique, l'arthrite se transforme en forme subaiguë ou aiguë, pouvant se compliquer même d'abcès sous-périostique. Enfin, le pus peut se créer une voie d'élimination anormale (fistules) et nous entrons alors dans la voie des complications.

2° SIGNES OBJECTIFS.

1° *Hypérémie de la muqueuse.*

L'hypérémie de la muqueuse gingivo-vestibulaire sera d'autant plus accentuée que le processus nécrogène osseux périapical sera développé.

2° *Douleur à la pression vestibulaire.*

La cavité osseuse alvéolaire périapicale, résultat de la nécrose moléculaire, présente à sa périphérie une zone d'infiltration infectieuse sous forme d'ostéomyélite alvéolaire chronique. La douleur du vestibule — au niveau de l'apex — sera d'autant plus vive que cette zone inflammatoire sera plus rapprochée de la table alvéolaire externe.

De plus, la pression au niveau du vestibule peut provoquer un dégorgement du pus par le canal radiculaire ou par l'alvéole même.

3° *Mobilité de l'apex à la palpation de la dent.*

Ce signe est de BARDEN.

Si, après avoir placé la pulpe d'un doigt de la main gauche, immobile sur le vestibule, au niveau de l'apex de la dent causale, on saisit celle-ci avec les deux doigts de la main droite et qu'on lui imprime des mouvements de latéralité, le doigt de la main gauche perçoit, au niveau du vestibule, les mouvements de l'apex.

4° *Vibrations de l'apex à la percussion de la dent.*

Il s'agit là d'un signe que nous pensons avoir découvert (1). Il diffère du signe précédent en ce que nous percutons la dent au lieu de l'ébranler.

Après avoir appliqué notre doigt de la main gauche sur la muqueuse gingivale au niveau de l'apex, nous percutons la dent à l'aide d'un instrument quelconque et dans un sens perpendiculaire à son axe. Si l'espace apical de Black présente le moindre phénomène de nécrose moléculaire, ou bien si l'apex plonge dans une cavité fongueuse suppurative, l'apex de la dent vibre à la percussion et cette vibration est perçue *très nettement* au niveau de la pulpe du doigt, immobilisé, au niveau du vestibule.

Ce procédé de diagnostic présente deux avantages : la percussion est plus rapide et partant moins douloureuse que l'ébranlement par les doigts et les vibrations de l'apex sont plus perceptibles que les mouvements qui lui sont imprimés par l'ébranlement digital.

Enfin, nous attachons, quant à nous, une grande importance à ce signe dans le pronostic thérapeutique, car, selon l'intensité et l'amplitude des vibrations apexiennes, nous préjugeons de l'étendue de la lésion nécrogène périapicale.

5° *Crépitation dentaire.*

Ce signe, décrit par Pierre Robin (juillet 1901), s'obtient, quelquefois, en imprimant avec les doigts de légers mouvements d'ébranlement ou de torsion à la dent. On a alors une sensation de crépitation due au frottement des deux surfaces articulaires en contact

(1) E. Fourquet. — *Des arthrites alvéolo-dentaires (la polyarthrite exceptée).* Revue Générale de l'Art Dentaire, Année 1909 et n°s de janvier et février 1910.

EXAMEN RADIOGRAPHIQUE

Depuis quelques années, la radiographie tend à devenir de plus en plus notre auxillaire le plus précieux en clinique dentaire. Et c'est justice ! Car, que d'erreurs de diagnostic seraient redressées si l'on soumettait *systématiquement* toute dent soupçonnée de provoquer soit des complications de voisinage *(mortification pulpaire d'une dent voisine par confluence interalvéolaire, kystes, empyème du sinus maxillaire, nécrose périapicale limitée ou étendue, fistules gingivales avec leur trajet),* soit des lésions à distance *(fistules nasales et cutanées, nécrose étendue).*

En principe, toute dent atteinte d'arthrite chronique devrait être soumise à l'examen radiographique tant pour la nature et l'étendue des lésions qu'elle pourrait présenter ou avoir provoquées que pour les indications thérapeutiques.

Personnellement, nous avons eu recours à la radiographie chaque fois qu'il nous a été possible de le faire. Nous avons pu, en effet, assurer le diagnostic de nombre d'affections telles que : nécrose étendue, arthrite par faux canaux, pyosinus maxillaire, kyste volumineux intraosseux, anomalies dentaires, bec de lièvre compliqué avec, seulement, ébauche muqueuse, accidents de dents de sagesse, etc.

Pour nous limiter à l'arthrite chronique suppurée, l'examen radiographique peut nous donner une épreuve reproduisant très distinctement les lésions par résorption (méthode de J. BELOT).

S'agit-il d'une nécrose moléculaire apicale ou alvéolaire, d'un kyste radiculo-dentaire non suppuré, d'un abcès apical avec fongosité, d'une hypercémentose ou d'une hypocémentose ? Dans les deux premiers cas, l'apex est représenté, sur l'image radiographique, entouré d'une zone plus claire (*Fig.* 16 et 18) que celle représentant le tissu osseux sain — d'où indication d'une raréfaction osseuse *avec ses dimensions exactes*. Enfin l'hypercémentose et l'hypocémentose sont indiquées par la dimension et la forme que présentent la ou les racines de la dent incriminée.

### PRONOSTIC

L'arthrite chronique peut évoluer, ainsi « à froid », d'une façon torpide et sans complications, pendant un laps de temps plus ou moins long.

Il est assez rare cependant que, sous l'influence d'une cause générale — physiologique ou pathologique — elle ne revienne ou ne subisse des poussées subaiguës, voire aiguës. Ces poussées subaiguës ou aiguës auront, bien entendu, comme cortège symptomatique, les mêmes signes cliniques que ceux décrits pour les arthrites subaiguë et aiguë.

Mais, la plupart du temps, l'arthrite chronique devient elle-même le *« primum movens »* de complications plus ou moins étendues, par extériorisation, soit du processus infectieux, soit du pus — par migration de ce dernier.

### COMPLICATIONS DE L'ARTHRITE CHRONIQUE

Comme pour l'arthrite phlegmoneuse, nous diviserons les complications de l'arthrite chronique en deux classes : les complications de voisinage et à distance.

#### I. — Complications de voisinage

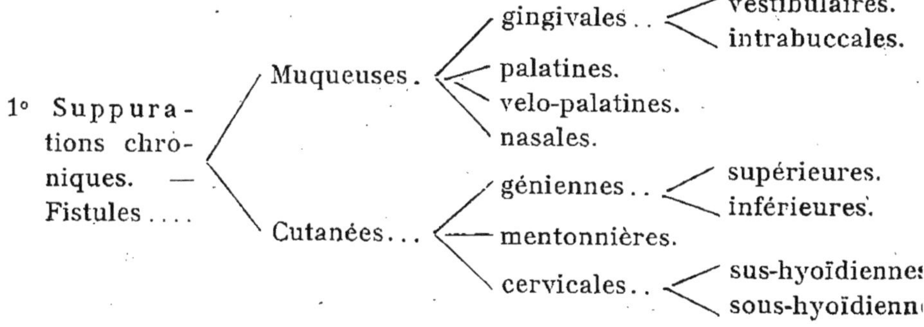

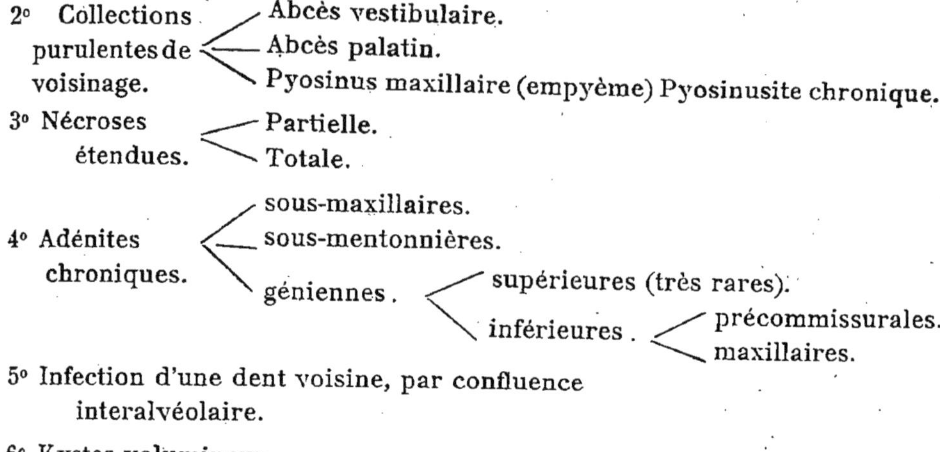

2° Collections purulentes de voisinage.
- Abcès vestibulaire.
- Abcès palatin.
- Pyosinus maxillaire (empyème) Pyosinusite chronique.

3° Nécroses étendues.
- Partielle.
- Totale.

4° Adénites chroniques.
- sous-maxillaires.
- sous-mentonnières.
- géniennes.
  - supérieures (très rares).
  - inférieures.
    - précommissurales.
    - maxillaires.

5° Infection d'une dent voisine, par confluence interalvéolaire.

6° Kystes volumineux.

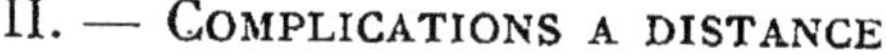

## II. — Complications a distance

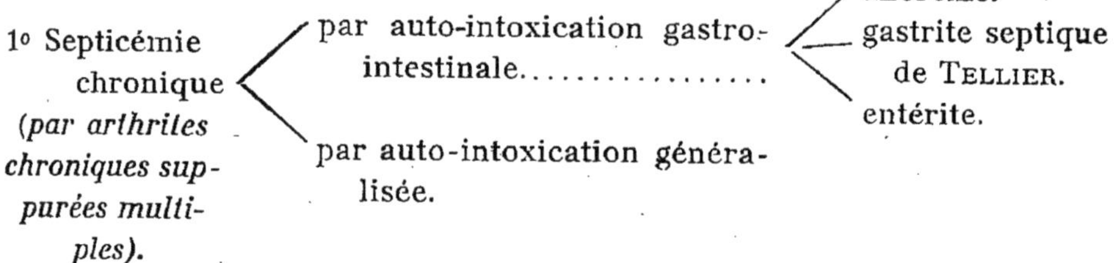

1° Septicémie chronique *(par arthrites chroniques suppurées multiples).*
- par auto-intoxication gastro-intestinale................
  - anorexie.
  - gastrite septique de Tellier.
  - entérite.
- par auto-intoxication généralisée.

## COMPLICATIONS DE VOISINAGE

### 1. — Suppurations chroniques. Fistules.

Pathogénie.

Nous avons déjà vu, par ailleurs, que dans l'arthrite chronique suppurée la symptomatologie subjective était pour ainsi dire nulle — et cela, à cause de l'élimination du pus, au fur et à mesure de sa formation, par les voies d'évacuation normales (voies alvéolaire et canaliculaire).

Supposons maintenant que, pour une cause ou autre, ces voies normales soient obstruées ou ne suffisent plus au débit purulent : le pus s'accumulera de ce fait au niveau de l'espace de Black et cherchera à se frayer un passage anormal en vue de son évacuation. Il lui faudra donc, pour aboutir à l'extérieur, traverser des parties dures (tissu alvéolaire) et des parties molles.

L'orientation du pus dans sa future direction pourra être favorisée par un certain nombre de facteurs importants. En effet, la direction que prendra le pus est subordonnée : 1° à la loi de pesanteur (le pus descend plus facilement qu'il ne monte) (1) ; 2° à la moindre résistance à vaincre ; 3° à la mâchoire sur laquelle se trouve la dent malade ; 4° aux rapports anatomo-topographiques de l'apex des dents ; enfin 5° au groupe auquel appartient la dent incriminée.

### 1° Migration osseuse du pus

La migration osseuse se fait par un phénomène d'*ulcération perforative* (Chassaignac). D'après Chassaignac, « l'al-
« véole se convertit à son sommet (2), en une espèce de
« lame criblée à travers les trous de laquelle le pus se fait
« jour pour se collecter et s'établir sous le périoste. »

Nous devons ajouter, pour être d'accord avec la clinique, que les phénomènes ne sont pas toujours conformes au processus indiqué par Chassaignac et repris de nos jours par Pietkiewicz et Prudhomme.

Le pus, au lieu de migrer par plusieurs voies sous forme de trous multiples, se crée parfois une *voie unique* et large *par où passe, quelquefois, un canal fistuleux nettement organisé et pouvant venir tout entier à l'extraction* (*fig.* 19. Page 162).

### 2° Migration extra-osseuse du pus

Une fois collecté sous le périoste osseux de la table alvéolaire, trois façons différentes s'offrent au pus pour aboutir à l'extérieur :

---

(1) W. B. Pietkiewickz. *Cure radicale des fistules d'origine dentaire.* Thèse, Paris, 1904.

(2) Chassaignac. *Traité pratique de la suppuration.*

1° Dans un premier cas, il peut perforer immédiatement le périoste et la muqueuse gingivale et sourdre au niveau même de la dent malade.

2° Quelquefois, au contraire, après n'avoir perforé que le

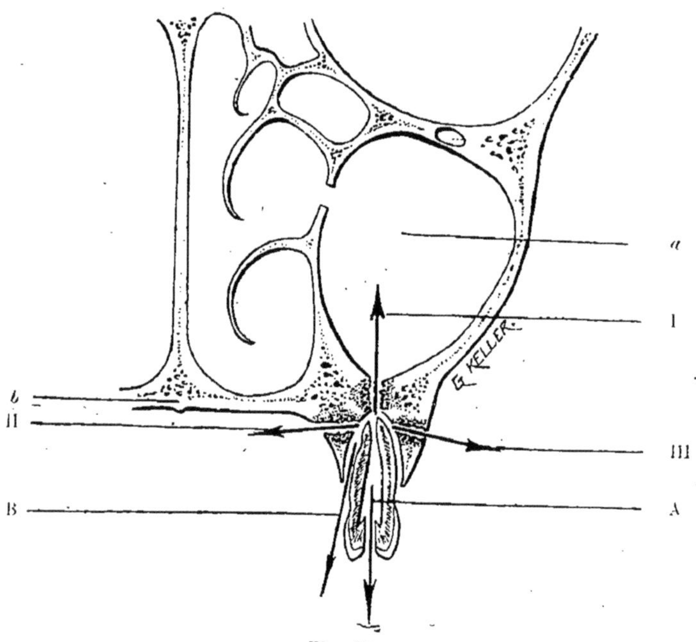


Fig. 20.

Schéma de l'os maxillaire supérieur montrant les voies normales et anormales d'évacuation ou de migration du pus.

LÉGENDE

a. Sinus maxillaire.
b. Voûte palatine.

Voies normales { A. Voie d'évacuation canaliculo-coronaire.
B. Voie d'évacuation alvéolo-radiculaire.

Voies anormales { I. Migration sinusienne.
II. Migration palatine.
III. Migration vestibulaire.

périoste osseux, il peut cheminer sur un certain parcours dans la couche celluleuse du sillon vestibulaire entre le périoste alvéolaire et la muqueuse gingivo-vestibulaire. Puis, soit qu'il ait rencontré un plan plus résistant (insertion musculaire), soit qu'il y soit favorisé par sa situation, il perfore la muqueuse de l'endroit où il se trouve et vient déboucher alors à un endroit plus ou moins éloigné de la dent malade.

3° Enfin le pus, soit que la voie vestibulaire lui offre moins de facilité d'évacuation que toute autre, soit qu'étant situé plus bas que le vestibule, la loi de pesanteur l'oblige à descendre, peut aller déboucher à un endroit fort éloigné de sa source de production, par exemple au niveau de la joue ou du cou.

Pour ce faire, le pus décollera le périoste osseux sur un certain parcours, le perforera et, s'il trouve une couche celluleuse, s'y engagera en suivant la voie la plus directe et la moins résistante. Il cheminera ainsi en s'insinuant entre les couches celluleuses intermusculaires ou longera celles qui constituent la gaîne de certains muscles ; s'il rencontre un obstacle, il essaiera de le contourner et, s'il y parvient, continuera à poursuivre sa migration jusqu'à ce qu'une aponévrose résistante ou tout autre obstacle lui barre définitivement la route.

Là, il s'accumulera et y formera, en se collectant, une tuméfaction qui prend l'aspect d'un *abcès par migration* (1) avec tous les caractères de la fluctuation.

Cette collection percera à l'extérieur suivant le processus ordinaire et la fistule cutanée sera constituée . . . . . . .

Voyons, maintenant, dans laquelle de ces trois voies possibles, le pus peut avoir tendance à s'engager et ce d'après la dent malade et la mâchoire où cette dernière est située.

## A. — Machoire supérieure

La migration extra-osseuse du pus est en grande partie subordonnée à la direction suivie au cours de sa migration osseuse. Cette dernière peut, nous le savons, se faire suivant trois directions : *en dehors* (vers la table externe), *en*

(1) Prudhomme. *Les fistules du cou d'origine dentaire.* (Paris, 1906).

*dedans* (vers la table interne) ou *en haut* (vers les fosses nasales ou le sinus) . . . . . . . . . . . . . . . . . . . .

Si le pus, dans sa migration osseuse, s'est dirigé vers la table externe, son parcours différera suivant la dent malade. Nous savons, en effet, qu'au point de vue anatomotopographique, l'apex des dents de la mâchoire supérieure forme dans son ensemble, avec le sillon vestibulaire, un angle très aigu à ouverture postérieure : l'apex des dents de bouche se trouvant sensiblement à la même hauteur que le sillon (sauf pour la canine) et celui des molaires tendant à s'en élever, insensiblement, jusqu'à la dent de sagesse. Etant donnée cette particularité, à laquelle il faut ajouter la loi de pesanteur, le pus provenant des incisives supérieures descendra entre le périoste et la muqueuse, puis, comme le tissu cellulaire n'existe que dans le sillon vestibulaire et que la gencive est une fibro-muqueuse qui adhère fortement au périoste osseux, le pus arrêté par cet obstacle se collectera sous la gencive et la perforera.

Cette manière de voir nous est confirmée par la clinique. En effet, en général, les fistules provenant des incisives siègent presque toujours au niveau et à mi-hauteur de la dent causale. Pour les molaires, la fistule peut également s'ouvrir au niveau de la dent malade ou, suivant le deuxième mode que nous indiquions au commencement de ce paragraphe, aller s'ouvrir soit au niveau de la muqueuse gingivale et en un endroit éloigné de sa source, soit enfin vers la peau . . . . . . . . . . . . . . . . .

Si maintenant, au lieu de s'être dirigé vers la table externe, le pus a perforé la table alvéolaire interne, il trouvera au niveau de l'angle latéral alvéolo-palatin une couche glandulo-celluleuse où il pourra se collecter et choisir sa voie d'élimination. La plupart du temps, c'est entre le raphé médian et l'angle dont nous venons de parler que le pus perfore la muqueuse palatine et se fistulise. La fistule siègera toujours du même côté que la dent malade et ceci, parce que le pus trouve au niveau du raphé palatin une résistance suffisante pour l'obliger à se diriger dans le sens latéral, correspondant.

Les fistules palatines peuvent provenir, par ordre de fréquence, de la racine palatine des molaires, de *l'incisive latérale*, prémolaires, canine et incisive centrale. BARDEN (1) a même cité, après TOMES (2), la possibilité de fistules du voile du palais provenant de l'incisive latérale...

Enfin, si la migration osseuse s'est faite par en haut (par épaisseur plus faible du tissu osseux : plancher du sinus), le pus, pour les molaires, rencontrera la muqueuse sinusienne, qu'il soulèvera en s'en coiffant (parulie sinusienne de MAHU ; parasinusite de LEBEDINSKY). Puis, le pus perforera la muqueuse sinusienne et se fistulisera dans l'antre d'Hygmorhe (pyosinus).

Voilà donc pour les fistules muqueuses et sinusiennes. Il nous reste à étudier maintenant les fistules cutanées provenant de la mâchoire supérieure. Ces fistules peuvent siéger au niveau du sillon naso-génien et provenir de la canine correspondante (3), ou de la région masséterine et même au cou : la différence de niveau variant suivant la quantité de pus et la résistance rencontrée par celui-ci dans son processus d'élimination. Bien entendu, ce seront les molaires qui, de par les rapports anatomiques qu'affecte leur apex avec l'insertion du buccinateur, pourront se rendre coupables de fistules géniennes muqueuses (4) ou cutanées

---

(1) Barden. — *Physionomie particulière et pathogénie de quelques complications de la carie pénétrante de l'incisive latérale supérieure.* (Revue Générale de l'Art Dentaire. Juillet 1909).

(2) Tomes. — *Traité de Chirurgie Dentaire.* (Traduction Darin 1873).

(3) E. Fourquet. — *Cas observé à l'hôpital Beaujon et traité par le Dr Ferrier*, 1905.

(4) E. Fourquet. — *Cas de fistule génienne muqueuse presténonienne consécutive à une arthrite chronique de la dent de 12 ans supérieure. Extraction de la dent : guérison.* (Observation inédite, 1909.)

(le pus, suivant la hauteur de l'orifice de migration osseuse, pouvant longer la face interne ou externe du buccinateur).

B. -- Machoire inférieure

A la mâchoire inférieure, la ligne formée par l'apex des dents étant inférieure à celle du sillon vestibulaire, il s'ensuivra que les 2/3 au moins des fistules à aboutissant cutané proviendront de cette mâchoire.

Pour bien comprendre la pathogénie des fistules cervicales, il est nécessaire de connaître la disposition exacte des aponévroses du cou — particulièrement la superficielle.

L'aponévrose cervicale superficielle entoure le cou à la façon d'un manchon. Son insertion supérieure est occipito-mandibulaire et son insertion inférieure est omo-cleïdo-sternale. Elle engaîne en arrière le muscle trapèze et sur les côtés les 2 grands muscles sterno-cleïdo-mastoïdiens. Enfin, elle sépare la région sus-hyoïdienne de la région sous-hyoïdienne au moyen d'une insertion transversale et en fer à cheval qu'elle prend sur la crête antérieure de l'os hyoïde et le sommet de l'apophyse styloïde.

Entre l'aponévrose cervicale superficielle et la peau se trouve le muscle paucier, qui croise le sterno-cleïdo-mastoïdien en X. Ce muscle est entouré d'une gaîne lamelleuse séparant ainsi l'espace sous-cutané en deux espaces secondaires, un superficiel, entre la peau et le paucier, et un profond, entre le paucier et l'aponévrose cervicale superficielle (Poirier).

La migration du pus dans les parties molles dépendra du niveau où se sera terminée sa migration osseuse. Si celle-ci a eu lieu vers la table alvéolaire externe, le pus suivra l'espace intermusculo-cutané antérieur et pourra se fistuliser soit au niveau de la région sushyoïdienne (parce que, à cet endroit, la peau en s'infléchissant favorise la collection) soit au niveau de la région sous-hyoïdienne. Si, au contraire, le pus, décollant le périoste osseux, ne perfore celui-ci qu'au niveau du bord inférieur de la mandibule, il s'engagera dans l'espace sous-cutané profond rétromusculaire, c'est-à-dire entre le muscle paucier en dehors et l'aponévrose cervicale superficielle en dedans. Cheminant dans ce couloir celluleux, le pus, s'il n'arrive pas à perforer le paucier, descendra jusqu'au creux sus-claviculaire ou sur la ligne médiane à la base du cou — pour donner lieu soit à une fistule sus-sternale, soit à une fistule sus-claviculaire.

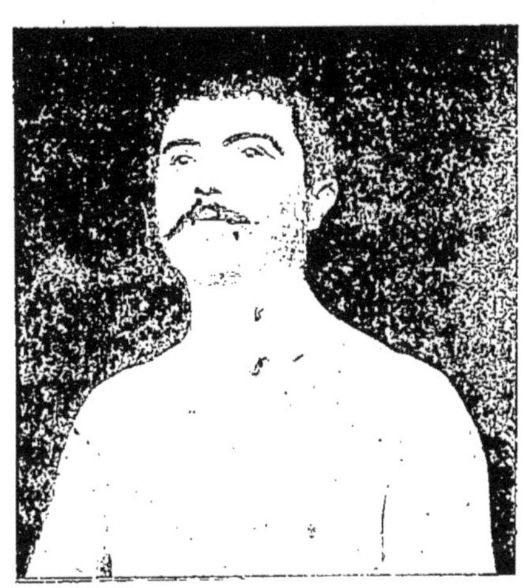

Fig. 21.

Fistules sous-hyoïdiennes latérale et inférieure, d'origine dentaire. (Cliché extrait de la thèse de PRUDHOMME).

En résumé, comme fistules cervicales nous pourrons avoir des fistules *sus-hyoïdiennes* médianes (sous-mentonnières) ou latérales (sous-maxillaires et rétromandibulaires), et des fistules *sous-hyoïdiennes*, la plupart du temps latérales (bord antérieur du muscle sterno-cleïdo-mastoïdien) et quelquefois inférieures (creux sus-claviculaire et région sus-sternale) — ou les deux à la fois (*fig.* 21).

Disons toutefois que les fistules sus et sous-hyoïdiennes latérales ne sont pas toujours dues aux dents de la mâchoire inférieure, mais quelquefois, quoique rarement, elles proviennent d'une longue migration du pus ayant sa source à l'apex d'une dent supérieure. Dans ce dernier cas, le pus, débouchant au-dessus de la ligne d'insertion supérieure du buccinateur, longe la face externe de ce muscle, en cheminant dans le tissu cellulaire sous-cutané, et aboutit, au niveau du bord inférieur de la mandibule, au couloir celluleux intermusculo-cutané que nous avons décrit plus haut (peau et muscle peaucier).

ANATOMO-PATHOLOGIE

1° TRAJET FISTULEUX

Ainsi que nous venons de le voir, le trajet fistuleux est plus ou moins long et présente une structure différente suivant le degré d'ancienneté de la fistule.

Si la fistule est muqueuse et toute récente, le trajet fistuleux n'aura, pour ainsi dire, pas de paroi propre; — dans le cas contraire, ce sera un conduit fibreux nettement organisé et résistant. Si la fistule est cutanée, son trajet présentera un certain degré d'organisation, qu'il sera facile de constater à la palpation, sous la peau, surtout pour les fistules de la région sterno-cléïdo-mastoïdienne. (PRUDHOMME).

2° ORIFICE DE LA FISTULE

a) *Orifice muqueux.*

Diffère d'aspect suivant que la fistule se trouve en période d'activité ou non. Dans la période de repos, l'orifice se présente au sommet d'une petite saillie, de consistance et de coloration analogues à celles de la muqueuse environnante. Lorsque la fistule entre en période d'activité, on voit cette saillie se congestionner, s'agrandir et quelquefois s'allonger. Le sommet, de rouge lie de vin, blanchit et, s'y l'on vient à presser avec le doigt, la pression en fait gicler un filet de pus. Livré à lui-même, le pus sourd lentement et est dégluti au fur et à mesure.

b) *Orifice cutané.*

Situé au sommet d'un bourgeon charnu, l'orifice fistuleux affecte généralement la forme circulaire, quelquefois ovalaire.

L'ensemble de la région où se trouve l'orifice fistuleux ressemble à *une sorte de capitonnage, du fond duquel émerge un bourgeon charnu perforé.* (Professeur RECLUS).

A l'état de repos, l'orifice est obstrué et entouré de croûtes jaunâtres provenant du pus desséché. Vient-on à gratter cet opercule croûteux ? Aussitôt, on voit sourdre une gouttelette de pus.

Lorsque la fistule est en période d'activité, le pus retenu par l'opercule croûteux irrite le bourgeon charnu qui le supporte et celui-ci se congestionne en même temps que son orifice se dilate pour livrer passage au pus.

SYMPTOMATOLOGIE

La symptomatologie n'est guère appréciable que lorsque la fistule entre en période d'activité.

Pour les fistules muqueuses, l'écoulement du pus ne provoque qu'une sensation « de mauvaise haleine » à peine perçue par le malade.

Pour les fistules cutanées, la période d'activité, en rappelant au malade à la façon d'un « leit motiv » son infirmité, oblige celui-ci à aller consulter son médecin ou son dentiste.

Parfois cependant, le pus peut rencontrer un obstacle qui l'oblige à s'accumuler pour vaincre ce dernier par la pression « vis à tergo ». La collection entraîne alors une série de symptômes analogues à ceux de l'abcès collecté et qui peuvent se compliquer d'un retour à l'état subaigu ou aigu de l'arthrite chronique.

Remarque importante, la période d'activité d'une fistule est conditionnée, non seulement par la source même du pus, mais aussi par certaines conditions spéciales de l'état général. Chez l'homme, elle surviendra après un surmenage physique ou intellectuel, crise alcoolique, veille, etc. Chez la femme, elle servira de signe précurseur au flux menstruel : il est rare, en effet, que chez cette dernière, la période d'activité de la fistule ne coïncide pas avec l'époque des règles.

En un mot, *tout affaiblissement momentané de l'état géné-*

*ral favorisant la production du pus, provoquera ou augmentera « ipso facto » l'écoulement purulent de la fistule.*

DIAGNOSTIC DIFFÉRENTIEL (d'après PRUDHOMME)

La fistule cutanée d'origine dentaire devra être différenciée d'autres fistules d'origines différentes ; par exemple :

1° *Fistules consécutives à l'ouverture superficielle d'adénites tuberculeuses.*

L'orifice de ces fistules repose sur une surface empâtée, molle et est situé en surface, non en profondeur (Reclus).

3° *Fistules consécutives à une nécrose du maxillaire, avec séquestre.*

Ces fistules sont presque toujours multiples. Le pus qui s'en échappe est fétide et le stylet, introduit par l'orifice, rencontre toujours la surface du maxillaire dénudée avec quelquefois la présence d'un séquestre.

4° *Fistules congénitales d'origine branchiale.*

Siègent en avant du chef sternal du muscle sterno-cleïdo-mastoïdien à quelques centimètres de la clavicule. Ces fistules sont liées à un vice de développement de l'appareil branchial (bec de lièvre ; surdité par malformation de l'oreille moyenne) et peuvent s'expliquer « par la présence d'un kyste congénital abcédé et ouvert, donnant naissance à ce que l'on a appelé les fistules congénitales secondaires. » (Reclus).

5° *Fistules consécutives à l'actinomycose faciale.*

Facilement reconnaissables à la couleur du pus écoulé. Celui-ci présente des grains jaunâtres (poudre de moutarde).

6° *Fistules du sinus maxillaire.*

Le diagnostic sera facilité par le cathétérisme et par le passage de l'air à travers la fistule quand le malade se mouche. (Prudhomme).

### 2° Collections purulentes de voisinage.

Tout ce que nous avons dit concernant la pathogénie de la migration du pus au travers du tissu alvéolaire, en ce qui concerne les fistules, est applicable ici, pour le processus des collections purulentes de voisinage.

Nous avons vu que cette migration osseuse pouvait se faire en *dehors*, en *dedans* et en *haut* (pour la mâchoire supérieure).

L'abcès de voisinage ne diffère de la fistule, au point de vue pathogénique, que par le degré d'intensité de la suppuration, de la résistance que le périoste osseux oppose à cette dernière et enfin des causes adjuvantes, locales ou générales, capables d'augmenter son intensité Que l'abcès soit vestibulaire ou palatin, il est toujours *sous*-périostique et sa pathogénie ainsi que sa symptomatologie sont identiques à celles que nous avons décrites, déjà, lors des abcès sous-périostiques comme complication de l'arthrite aiguë (Pages 107, 108 et 110, *fig.* 5-B). Nous n'y reviendrons pas.

Par contre, les phénomènes qui peuvent résulter de l'écoulement du pus dans le sinus méritent de nous arrêter un instant.

#### Migration du pus vers le sinus.

Les complications qui peuvent résulter de la migration du pus vers le sinus maxillaire se présentent sous deux stades : 1° l'empyème ou pyosinus ; 2° la sinusite chronique ou pyosinusite chronique.

#### A. — Empyème du sinus maxillaire ou pyosinus.

On entend par empyème (1) du sinus maxillaire, tout

---

(1) Le terme d'*empyème du sinus* a été proposé par le professeur GUYON, pour le distinguer de l'abcès vrai du sinus (GUYON. *Dictionnaire encyclopédique des sciences médicales*. 2e série, page 338).

épanchement, dans la cavité sinusienne, de pus provenant d'un organe voisin et n'ayant encore fait subir aucune altération à la muqueuse du sinus.

Ce défaut d'altération provient de la grande tolérance que la muqueuse sinusienne présente en présence d'un pus étranger.

### Pathogénie

Soit, par exemple, une arthrite suppurée siégeant au niveau d'une molaire supérieure et dont le processus nécrogène, évoluant insidieusement, a atteint le bord alvéolaire du sinus. Par suite de la résorption du tissu osseux à ce niveau, le pus se trouve en contact immédiat avec la fibromuqueuse du sinus.

Celle-ci, sous la poussée du pus qui s'accumule, se décolle, se soulève et est refoulée plus ou moins dans l'intérieur du sinus : c'est le stade du faux empyème, faux pyosinus ou, suivant Mahu, de la *parulie* sinusienne (*fig.* 24).

Etant donnée la parfaite tolérance de la muqueuse du sinus vis-à-vis d'un pus étranger — en l'occurrence d'origine dentaire — le stade de la parulie (Mahu) peut persister assez longtemps.

Mais la muqueuse peut céder et être perforée. Le pus se répand alors au fur et à mesure de sa production dans l'intérieur du sinus. La quantité de pus déversée dans l'antre sera en rapport direct avec le degré de perméabilité des voies normales ou anormales d'évacuation du pus (canaux radiculaires, alvéole, fistules) : moins cette perméabilité sera grande, plus l'épanchement sera prononcé.

Dans le pyosinus (*fig.* 25), la tolérance de la muqueuse sinusienne est plus accentuée que dans la parulie sinusienne (faux pyosinus), car la muqueuse n'a pas, comme dans ce stade, à s'opposer à la poussée du liquide purulent,

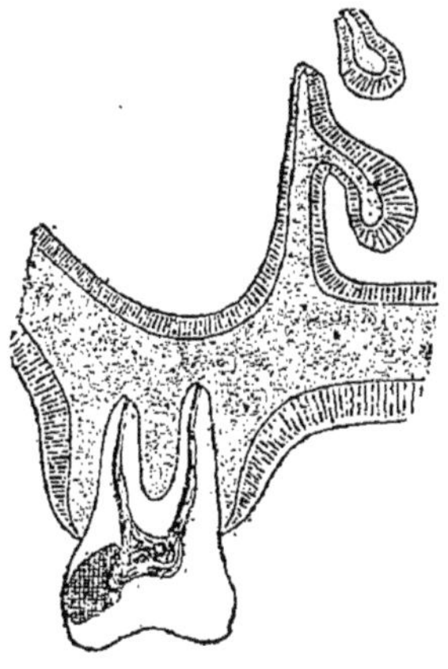

Fig. 22.
Carie dentaire pénétrante (P3).

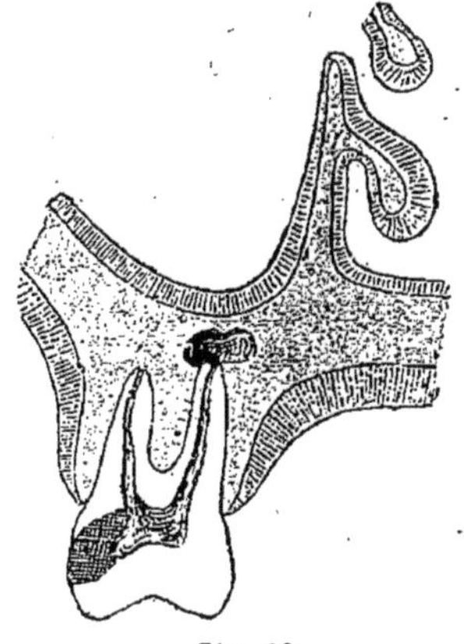

Fig. 23.
Arthrite chronique suppurée (fongosités, kyste suppuré, granulome abcédé ou faux kyste (*suivant la théorie adoptée*).

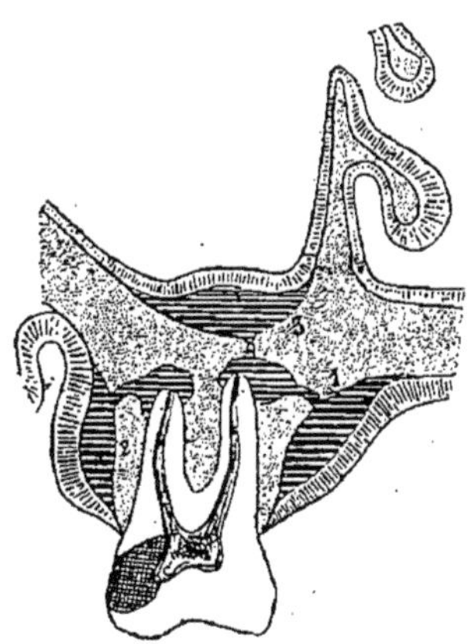

Fig. 24.
Parulie sinusienne (ou faux empyème ou parasinusite).

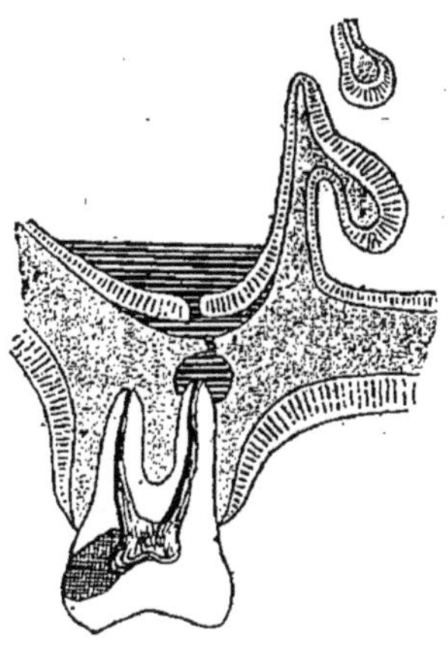

Fig. 25.
Pyosinus maxillaire (ou empyème du sinus maxillaire.

*Pathogénie et Anatomo-pathologie du pyosinus maxillaire d'origine dentaire* (d'après MAHU).

## ANATOMO-PATHOLOGIE

D'après le Dr Mahu (1), dont les recherches au hasard de

(1) G. Mahu. Communication faite à la Société Française d'Otologie. Mai 1905 et mai 1906.

l'autopsie ont porté sur 200 sinus maxillaires, la muqueuse sinusienne est *absolument intacte* (1), « sauf en un point : celui par lequel pénètre le pus. Cet orifice est peu ou point bordé de fongosités et la muqueuse est seulement épaissie en collerette sur son pourtour ».

## Symptomatologie

### A. — Signes subjectifs

#### 1° *Cacosmie subjective.*

Mauvaise odeur exhalée par le pus et éprouvée par le malade.

#### 2° *Ecoulement intermittent du pus par la narine correspondante.*

Bien entendu, ce signe n'existe que lorsque l'épanchement purulent sinusien est suffisamment accentué pour qu'il puisse — pendant le sommeil du malade — s'écouler par l'ostium du méat moyen. Le malade, au réveil, s'aperçoit d'une tache plus ou moins grande sur la taie de son oreiller, résultant de l'écoulement purulent nocturne. Quoique ce signe soit surtout fréquent dans les cas de pyosinusite (sinusite maxillaire chronique), nous avons pu, cependant, en observer deux cas très caractéristiques.

Enfin, le malade constate, de temps en temps, du pus dans son mouchoir après s'être mouché.

(1) Pour Cruet, la muqueuse sinusienne présente, au contraire, dans l'empyème, un certain degré d'altération, mais non définitive (?). « Pour nous (Cruet), le mot empyème signifie non seulement la présence du pus dans l'antre, mais encore un certain degré d'altération, mais non définitive de la muqueuse sinusienne qui, réagissant au contact du pus étranger venu de la dent, contribue, pour une certaine part, à la production totale du pus. » (Cruet. Analyse de la thèse de Weiss. *Revue de Stomatologie*. 1909. Pages 582-583.)

### B. — SIGNES OBJECTIFS

1° *Absence de douleur à la pression des parois du sinus.*

En fait, il s'agit de la paroi antérieure, car il nous est très difficile d'explorer les autres parois.

2° *Lésions dentaires du côté correspondant.*

L'arcade alvéolaire du côté du sinus malade présentera une ou plusieurs dents atteintes d'arthrite chronique suppurée.

Cette ou ces dents pourront se présenter soit à l'état de racines, soit atteintes de carie pénétrante ($P^3$), soit enfin intactes d'apparence, mais mortifiées.

3° *Signe de Frenkel.*

Ce signe consiste, le malade étant debout, à lui faire brusquement pencher la tête en avant. Si le pus est en assez grande quantité dans le sinus, il passera par l'ostium et sortira par la narine correspondante. Ce signe est moins fréquent dans le pyosinus (empyème) que dans la pyosinusite chronique (sinusite chronique maxillaire).

4° *Signe d'Héring.*

Nous décrirons ce signe dans la symptomatologie de la pyosinusite en indiquant les différences d'interprétation qu'il peut présenter dans la pyosinusite et le pyosinus.

### PRONOSTIC

L'empyème peut persister très longtemps si aucune cause morbide générale ne vient influencer l'évolution de la lésion alvéolo-dentaire, en augmentant le débit purulent, ou diminuer la résistance vitale de la muqueuse sinusale. Le pronostic est bénin si on a soin de procéder à l'extraction de la ou des dents en cause.

La transformation du pyosinus en pyosinusite peut avoir lieu, soit accidentellement au cours d'une grippe ou toute autre modification du terrain, soit, à la longue, chez les malades dédaigneux d'une intervention dentaire, par suite du contact prolongé du pus avec la muqueuse sinusale.

## B. — **Pyosinusite maxillaire chronique** (sinusite chronique).

La transformation du pyosinus en pyosinusite se fait lentement et progressivement lorsque aucune cause générale n'intervient.

Toujours d'après Mahu, « l'affection prend une série de formes intermédiaires dans lesquelles l'infection, primitivement localisée en un endroit (orifice de pénétration du pus), s'étendra progressivement à la muqueuse qui se couvrira en divers points d'îlots fongueux devenant peu à peu confluents (*fig.* 26) ».

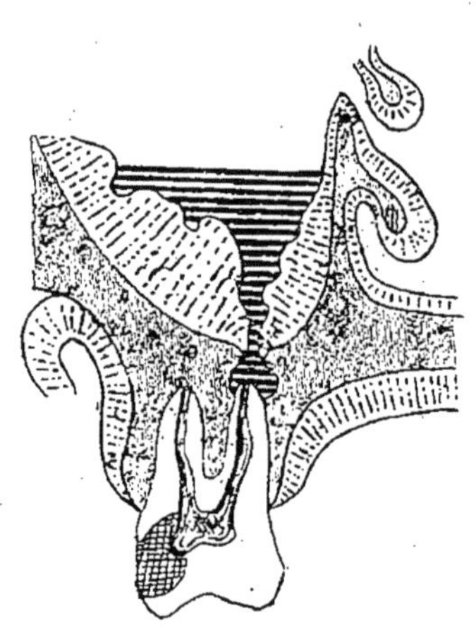

Fig. 26.
Pyosinusite maxillaire chronique (d'après Mahu).

Anatomo-Pathologie.

A la période d'état, la muqueuse sinusale est considérablement épaissie. Son épaisseur, de 1m/m à l'état normal, va jusqu'à 1 centimètre 1/2 à 2 centimètres. Elle est épaisse, rugueuse, bourgeonnante, en un mot, myxomateuse et présente l'aspect de grains de raisins accolés (Pierre Duval).

Il en résulte que la lumière du sinus est rétrécie d'autant et qu'elle ne mesure parfois que l'espace nécessaire pour loger une curette *(signe de capacité de Mahu)*.

SYMPTOMATOLOGIE.

### A. — SIGNES SUBJECTIFS

#### 1° *Cacosmie subjective.*

Beaucoup plus prononcée que dans l'empyème ou pyosinus.

#### 2° *Ecoulement du pus par la narine correspondante.*

Ce signe est plus constant dans la pyosinusite que dans le pyosinus. Le malade mouche du pus de la narine correspondante, ou il se réveille le matin en voyant sur son oreiller une grande tache de pus.

L'écoulement du pus est plus intense dans la pyosinusite que dans le pyosinus, parce que, dans la pyosinusite, le pus provient de deux sources (dent et muqueuse sinusale), contrairement au pyosinus où le pus n'a qu'une provenance unique — la dent.

### B. — SIGNES OBJECTIFS

Aux trois signes décrits pour l'empyème viennent s'en ajouter d'autres non moins importants.

C'est d'abord l'aspect de la narine correspondante. *Le pourtour de l'orifice de la narine est recouvert de croûtes* jaune sale, qui proviennent du pus desséché par l'air pendant la respiration.

Il en est de même de l'ostium du sinus, que l'on voit au niveau du meat moyen, boursouflé et présentant quelquefois un état plus ou moins polypoïde (Pierre Duval).

Enfin, il est un signe qui est d'une importance capitale dans le diagnostic de l'empyème et de la pyosinusite : c'est le signe d'Héring.

### SIGNE D'HÉRING OU DIAPHANOSCOPIE

C'est un signe qui consiste en une différence de translucidité du sinus à la translumination, suivant que sa capacité est libre ou non de fongosités ou de pus.

L'éclairage du sinus s'effectue de la façon suivante : le malade étant dans une chambre obscure, on lui place une ampoule électrique allumée dans la bouche, et, suivant l'état pathologique du sinus, celui-ci apparaît sous différents aspects. Nous considérerons le signe d'Héring à la fois dans le sinus sain, ou présentant un empyème d'origine dentaire, ou enfin atteint de pyosinusite.

a) *Sinus sain.*

Le sinus est translucide et sa présence se révèle par une tache claire.

La pupille est éclairée, par action de la lumière sur la rétine, et le malade y voit en pleine nuit.

Enfin, les taches claires représentant le sinus et la cavité orbitaire sont séparées par une ombre en forme d'arc, représentant le bord inférieur de l'orbite.

b) *Pyosinus ou empyème.*

Le sinus est moins translucide et la pupille moins éclairée. Les taches (sinus et cavité orbitaire) étant moins claires, l'arc d'ombre représentant le bord inférieur de l'orbite se détachera moins bien, par conséquent.

Mais les phénomènes changent si on vient à provoquer l'évacuation du pus, par l'extraction de la dent en cause par exemple. Alors les phénomènes redeviennent ce qu'ils étaient pour le sinus à l'état sain : sinus et pupille mieux éclairés faisant bien ressortir l'arc ombré du bord inférieur de l'orbite.

c) *Pyosinusite chronique.*

Le sinus est complètement opaque ainsi que la pupille. L'arc ombré du bord orbitaire n'existe pas ou très peu. Contrairement au pyosinus, les phénomènes d'éclairage ne varient que très peu après l'évacuation du pus : à cause de la muqueuse dont l'état plus ou moins myxomateux diminue la capacité du sinus.

## DIAGNOSTIC ENTRE LA PYOSINUSITE CHRONIQUE D'ORIGINE DENTAIRE ET CELLE D'ORIGINE NASALE.

Trois signes principaux pourront différencier la pyosinusite chronique d'origine dentaire d'une pyosinusite d'origine nasale :

1° L'interrogatoire du malade et l'examen des dents supérieures ;

2° La nature du pus ;

3° Le degré d'opacité à l'éclairage du sinus.

### 1° *Interrogatoire du malade.*

Si la sinusite est d'origine nasale ou fronto-ethmoïdale, le malade sera soit un ozéneux, soit atteint de coryza chronique, soit *en convalescence de grippe.* Enfin, l'examen de la denture démontrera l'inexistence de toute lésion arthro-dentaire suppurée. Que si cette lésion existait, l'extraction de la dent prétendue coupable démontrerait, par la non communication de l'espace de Black avec le sinus, que la dent extraite était complètement étrangère à l'évolution de la pyosinusite.

Enfin, la non communication du sinus avec la cavité buccale par l'alvéole peut se diagnostiquer sans avoir recours à l'exploration de l'alvéole. Pour ce faire, on a recours à la manœuvre suivante : Après l'extraction de la dent, on ferme l'ouverture antérieure des fosses nasales du malade en serrant ses narines avec les doigts. On dit ensuite au malade, qui a la bouche ouverte, de souffler fortement par le nez. S'il y a communication du sinus avec la bouche par l'alvéole, on voit au niveau de celui-ci un *bouillonnement* dû au refoulement du sang qui remplissait l'alvéole, en même temps qu'on entend, toujours à ce niveau, un *sifflement* d'autant plus fort que l'ouverture du sinus sera plus large.

C'est du reste à ce sifflement que l'on reconnaît toute

ouverture accidentelle du sinus après une extraction d'une dent correspondante. Ajoutons, enfin, qu'au sifflement vient s'ajouter un autre signe : *le malade nasonne en parlant. Sifflement* et *nasonnement* sont dus au passage, plus ou moins brusque, de l'air au travers de la solution de continuité alvéolo-sinusale.

*2° Nature du pus.*

D'après Roger (1), dans la sinusite d'origine dentaire aussi bien que dans l'empyème, le pus est mal lié, d'une odeur gangreneuse, repoussante, avec présence de microbes anaérobies.

Dans la sinusite d'origine nasale, au contraire, le pus est louable, c'est-à-dire jaune, bien lié et ne sentant pas.

*3° Degré d'opacité du sinus à l'éclairage.*

A l'éclairage par la méthode d'Héring, le sinus est moins opaque et la pupille mieux éclairée dans la sinusite d'origine nasale que dans celle d'origine dentaire.

Cette différence provient de ce que dans la sinusite d'origine nasale la muqueuse sinusale a moins tendance à proliférer, à bourgeonner et la lumière de l'antre s'en trouve d'autant moins réduite (Pierre Duval).

### 3° Nécroses étendues.

Nous avons vu que, la plupart du temps, la nécrose se limitait à la racine de la dent malade et au tissu alvéolaire périradiculaire apical. Mais si la cause persiste, cette nécrose peut gagner d'étendue et envahir le tissu osseux voisin.

Deux sortes de nécroses peuvent se produire avec, cha-

(1) Professeur Roger. Cours de pathologie expérimentale et comparée, (Petit amphithéâtre de la Faculté de Paris. 1905).

cune, une pathogénie différente : la nécrose avec formation de séquestre et celle sans formation de séquestre, ou nécrose moléculaire.

A. — Nécrose avec séquestre

Le pus, nous l'avons vu pour les fistules, filtre à travers la table osseuse externe soit par plusieurs conduits, soit par un conduit unique. En s'accumulant sous le périoste il peut décoller celui-ci sur une grande étendue sans le perforer. L'os, privé ainsi d'une des sources principales de sa nutrition, et étant déjà, d'autre part, le siège d'un foyer de suppuration permanente (arthrite chronique suppurée), se nécrobiosera et deviendra, de ce fait, une proie facile pour les éléments anaérobies, facteurs principaux de la suppuration périapicale. Nous aurons donc la formation d'un séquestre plus ou moins volumineux ayant tendance à s'éliminer par l'extérieur et non à se résorber. Ces cas de nécroses étendues avec séquestres surviennent presque toujours, soit comme épiphénomènes d'une maladie générale infectieuse (fièvre typhoïde, grippe), soit au cours de la période tertiaire de la syphilis — avec prédilection, dans ce dernier cas, pour la région incisive du maxillaire supérieur.

B. — Nécrose moléculaire

Celle-ci se caractérise de la précédente par les points suivants :

1° Elle est plus fréquente ;

2° Son évolution est plus *lente* et plus *torpide*.

3° Il n'y a pas de séquestre ;

4° Elle n'a pas besoin d'un trouble général pour se développer. La nécrose moléculaire procède toujours du centre à la périphérie et les produits de la nécrose sont résorbés au fur et à mesure par les éléments macrophages de la circulation.

Cette résorption osseuse, à processus excentrique par rapport à l'espace de Black, peut évoluer quelquefois pen-

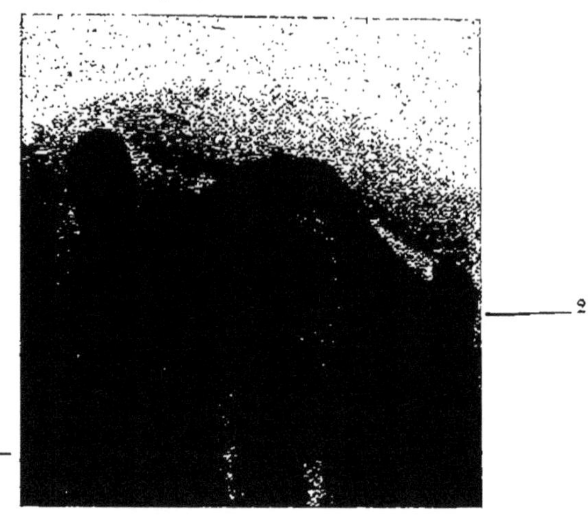


Fig. 27.

Radiographie de maxillaire supérieur avec nécrose moléculaire totale et partielle des os incisifs.

LÉGENDE

1. Zone claire indiquant le sinus maxillaire droit.
2. 2e prémolaire gauche.

*(La zone claire située entre le raphé osseux palatin* (zone ombrée allongée) *et la canine est due à la résorption totale de l'os incisif droit. Celle située entre le raphé palatin et la zone ombrée avoisinant la 2e prémolaire, indique la résorption partielle de l'os incisif gauche.)*

dant vingt ans, *sans aucune réaction ni fistules* (*fig.* 27), et aboutir à la destruction partielle ou totale du tissu osseux. Les quatre observations typiques que nous possédons à ce sujet peuvent nous servir de confirmation clinique de ce que nous avançons (1).

---

(1) E. Fourquet :

*a)* Note sur la nécrose de l'os incisif.

*(Cas de nécrose totale de l'os incisif droit et partielle de l'os incisif gauche comme complication de la carie pénétrante des incisives latérales supérieures.)*

(Association Française pour l'Avancement des Sciences. Congrès de Lille. Août 1909.)

*b) Cas de nécrose moléculaire alvéolo-palatine partielle avec*

De plus, la nécrose moléculaire siégeant sur le maxil-

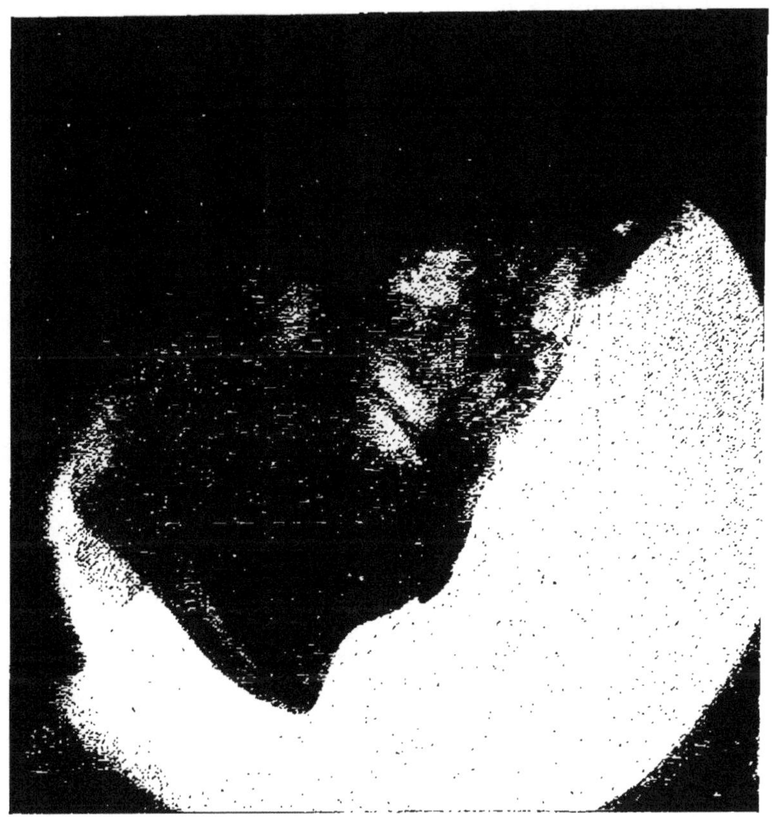

Fig. 28.

Radiographie de la partie antéro-inférieure de la face (côté droit).

Si la partie inférieure apparaît très ombrée par le fait de la superposition des deux plans de l'os maxillaire inférieur, par contre, la partie supérieure nous indique assez nettement les limites de la nécrose moléculaire de la table externe alvéolaire (allant de la 1re prémolaire à la tubérosité du maxillaire) ainsi que de la partie postéro-externe de la paroi externe du sinus.

*Cas de nécrose moléculaire alvéolo-maxillaire externe avec pyosinusite, d'origine dentaire.* (Observation personnelle. 1909).

---

*pyosinus, comme complication d'arthrite chronique suppurée de la 2e molaire supérieure gauche* (*fig.* 13. Page 141.)

(Observation inédite. 1908.)

*c) Cas de nécrose moléculaire partielle incisivo-palatine avec fistulisation palatine, comme complication d'arthrite chronique suppurée de l'incisive latérale supérieure droite* (*fig.* 15. Page 141).

(Observation inédite. 1908.)

*d)* Observation représentée par les figures 28 et 29.

laire inférieur peut provoquer la mise à nu du canal dentaire inférieur.

En résumé, la *nécrose étendue* des maxillaires *avec formation de séquestre* résulte, soit d'une ostéomyélite aiguë concomitante ou comme épiphénomène d'une infection générale *(fièvre typhoïde* (1), *grippe* (2), *syphilis)*, soit d'une poussée aiguë d'arthrite chronique avec décollement du périoste sur une grande étendue.

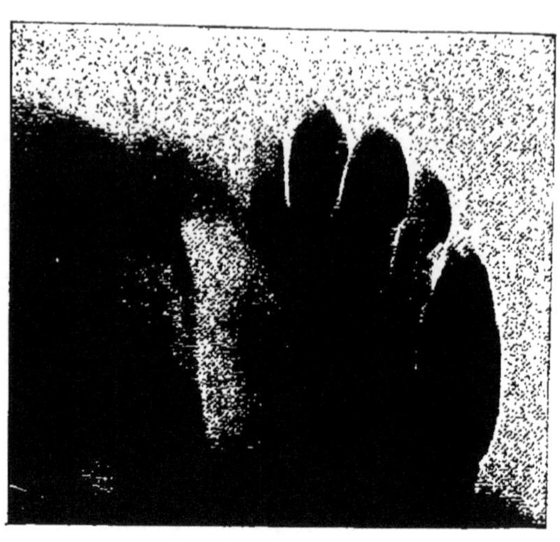

Fig. 29.

Radiographie du maxillaire supérieur (côté droit).

(Même observation clinique que la figure 28).

La partie fortement ombrée que l'on aperçoit en haut et à gauche en forme d'X, indique la présence de la racine palatine de la dent de 6 ans qui est restée adhérente à la table interne osseuse alvéolaire.

Cette radiographie nous indique très nettement les limites antéro-supérieures de la cavité de nécrose. Quant aux limites postéro-supérieures, elles nous sont masquées.

La *nécrose étendue sans formation de séquestre* (moléculaire), au contraire, constitue une des complications types de l'arthrite alvéolo-dentaire chronique, s'effectuant d'une façon lente, froide et sans l'intervention d'une cause générale quelconque (*fig.* 13, 15, 27, 28, 29).

### 4° Adénites chroniques.

L'adénite, comme complication d'arthrite chronique, se

(1) Rivière. *Cas de nécrose totale du maxillaire inférieur.* (Congrès de Stomatologie. 1907.)

(2) Lebedinsky. *Cas de nécrose totale du maxillaire supérieur.* (Société Odontologique de France. 1908.)

Chompret. *Grippe dentaire. (Revue de Stomatologie.* 1901.)

caractérise par son évolution lente. L'infection gagne lentement les ganglions par les lymphatiques afférents et sans réaction notable. Ceux-ci forment un cordon induré (paquet de ficelles tressées), dû à une lymphangite tronculaire chronique, qui part de la dent malade pour aboutir au ganglion engorgé.

C'est surtout au cours de l'adénite génienne chronique que ce cordon *(queue de l'adénite* de Lebedinsky) peut se rechercher par la palpation, car, dans cette forme, l'inflammation restant localisée aux vaisseaux lymphatiques afférents au ganglion induré, le tissu cellulaire environnant n'oppose aucune gêne à la palpation. D'après Lebedinsky, ce cordon peut facilement être touché au niveau du sillon vestibulaire dans sa région profonde.

L'adénite peut rester ainsi à l'état induré et persister très longtemps sans trop de gêne pour le malade. Puis, tout d'un coup et sous l'influence d'une modification de l'état général entraînant une poussée subaiguë ou aiguë de l'arthrite, l'adénite évolue vers la suppuration et perce à l'extérieur en donnant lieu à une fistule odontopathique.

Au point de vue clinique, ce sont les engorgements ganglionnaires sous-maxillaires qui sont les plus fréquents. Viennent ensuite les adénites géniennes, particulièrement les inframaxillaires et les buccinatrices.

### Diagnostic différentiel entre une fistule cutanée d'origine dentaire et une fistule cutanée odontopathique et d'origine ganglionnaire.

Nous savons que l'on entend par fistule dentaire cutanée proprement dite, tout trajet purulent allant directement de la dent malade à la peau. Ce trajet, de néoformation conjonctive, sert à canaliser au dehors le pus qui provient directement du foyer arthro-dentaire.

On entend, au contraire, par fistule odontopathique ou

« fistule par continuité d'inflammation » (PRUDHOMME) tout orifice fistuleux cutané résultant de l'ouverture spontanée ou artificielle d'une adénite suppurée, chronique ou aiguë, d'origine dentaire. Dans ce dernier cas, le trajet, plus court et moins bien organisé, sert d'écoulement au pus fourni au fur et à mesure par le ganglion suppuré et non par la dent cause de l'adénite. Comme le dit PRUDHOMME, « il y a bien continuité d'inflammation, mais ici la collection purulente s'est formée sur place, au dépens du ganglion et du tissu cellulaire environnant, et non par migration du pus de l'alvéole ».

Il est donc très difficile, étant donnée une fistule cutanée, d'affirmer « ex abrupto » si cette fistule provient directement d'un foyer arthro-dentaire suppuré ou d'une adénite suppurée.

Le cordon induré, que LEBEDINSKY a décrit sous le terme de « *queue de l'adénite* », peut tout aussi bien représenter un engorgement des vaisseaux lymphatiques qui vont de la dent malade au ganglion suppuré, qu'un simple trajet fistuleux, ancien et à parois organisées, servant à draîner au dehors le pus venant directement du foyer alvéolo-dentaire.

D'autre part, il ne suffit pas qu'un orifice fistuleux soit situé au niveau d'une région ganglionnaire pour en conclure qu'il s'agit d'une adénite suppurée et fistulisée.

Nous savons, en effet, que le pus, au cours de sa migration extra-osseuse, peut se créer un trajet long et sinueux pouvant s'ouvrir, pour de multiples raisons (résistance à vaincre, déclivité de la région), au niveau d'une région où il existe des ganglions lymphatiques. Que ces ganglions, par le fait de l'accumulation du pus à ce niveau, soient influencés secondairement, cela est possible et même certain. Mais, nous n'en aurons pas moins affaire à une fistule d'origine purement dentaire, conditionnée directement par le foyer purulent arthro-dentaire.

A notre avis, il n'existe que deux moyens de diagnostic, pour discerner une fistule odontopathique d'une fistule dentaire proprement dite : ce sont, 1° les antécédents symptomatiques de la fistule ; 2° la recherche de la perméabilité du trajet fistuleux.

1° *Antécédents symptomatiques de la fistule.* — Dans le cas de fistule odontopathique, l'adénite, avant d'être suppurée et fistulisée, a passé, au préalable, par les périodes d'induration et de ramollissement. Ces deux périodes, surtout la première, ont dû persister assez longtemps pour que le malade s'en soit aperçu et en ait conservé un souvenir ; or, à l'interrogatoire, le malade se souviendra parfaitement que sa fistule aura été précédée, à ce même niveau, d'une petite grosseur, noisette ou œuf de pigeon, mobile sous le doigt et *non adhérente* au plan profond osseux — contrairement à l'exostose des tables alvéolaires ou à l'ostéomyélite, aiguë ou chronique, alvéolaire qui offrent, à la palpation, la sensation d'une grosseur immobile sous la peau, dure et noduleuse adhérente, par conséquent, au plan profond osseux. Enfin, même à la période de ramollissement, le ganglion donne la sensation d'une région empâtée, mais non fluctuante. Dans le cas de fistule cutanée d'origine dentaire directe, le pus, avant de se frayer une ouverture par la peau, s'est accumulé sous celle-ci et l'a soulevée. A ce moment donc, la grosseur ne donnait pas la sensation d'un « noyau », mobile sous la peau et non dépressible, comme dans la période d'induration ganglionnaire précédant la fistule odontopathique, mais a, au contraire, présenté tout de suite les signes de la *fluctuation*. De plus, dans ce dernier cas (abcès par migration), le malade se souviendra d'une façon certaine que sa « grosseur » se sera rapidement « ouverte » et qu'elle aura eu une très courte durée — contrairement à l'induration ganglionnaire dont la durée est beaucoup plus longue.

2° *Recherches de la perméabilité du trajet fistuleux. — Ce signe, à lui seul, élimine tous les autres et lève tous les doutes.*

Si, par le canal radiculaire de la dent malade, cause de la fistule supposée, soit odontopathique, soit simplement dentaire, on vient à pousser fortement une injection d'un liquide quelconque, on peut être certain que ce liquide ressortira, quelquefois difficilement, par l'orifice cutané de la fistule, si celle-ci est purement dentaire.

Dans le cas de fistule par adénite suppurée, le liquide ne passera pas.

Donc, nous pouvons dire qu'avant de pouvoir diagnostiquer une adénite génienne, ou autre, suppurée et fistulisée, il faut, au préalable, s'assurer de la *non communication directe* du trajet fistuleux avec la dent malade, à l'aide d'une injection faite dans les conditions que nous avons indiquées.

### 5° Kystes radiculo-dentaires volumineux.

D'après Cavalié, on doit diviser les kystes radiculo-dentaires (kyste non suppuré de Malassez ; granulome kystique de Redier ; kyste vrai de Cavalié) en deux groupes, correspondant à des stades différents dans leur développement : les petits kystes ou non apparents et les kystes volumineux ou apparents. Cliniquement, on doit distinguer deux périodes dans l'évolution des kystes radiculo-dentaires : 1° la période latente ; 2° la période de déformation.

Au point de vue symptomatique, les petits kystes correspondront à la *période latente* et les gros kystes à la *période de déformation.*

### 1° Symptomatologie.

#### a) Période latente

Etant donnée la non suppuration du kyste, celui-ci se développera très lentement et son développement conditionnera sa symptomatologie.

Un kyste non suppuré peut rester ainsi dans la période latente, durant un laps de temps plus ou moins long (5, 10, 15 ans), et sans que le malade s'en aperçoive.

La gêne, au point de vue subjectif, qu'éprouve le malade au niveau de sa dent (symptômes subjectifs des fongosités non suppurées) ne commence, à proprement parler, que lorsque le kyste a acquis un développement tel que la période de déformation est proche.

#### b) Période de déformation

Si le kyste échappe à l'infection, il augmente de volume *lentement* et d'une façon *absolument indolore.*

Dans son évolution, il défonce le tissu diploïque entre les deux tables du maxillaire, dont l'une d'elles, la plus faible (généralement la table externe), se soulève, s'amincit, puis se fracture par endroits et finalement se résorbe.

C'est précisément ces phénomènes osseux qui nous faciliteront le diagnostic des kystes au cours de leur période de déformation maxillaire. Nous diviserons cette période en trois stades :

1° Stade de *soulèvement* et *d'amincissement de la table osseuse ;*

2° Stade de *fracture partielle de la table ;*

3° Stade de *résorption totale de la table.*

Au cours de ces trois stades, le kyste radiculo-dentaire se diagnostique très facilement. En effet, outre l'extrême lenteur de son évolution, chacun des trois stades précités se diffèrencie de son suivant par un signe très distinct et très facilement diagnosticable : la palpation du kyste par la table alvéolaire (1).

Dans le premier stade (soulèvement et amincissement de la table alvéolaire) la palpation donne la sensation d'*une balle de celluloïd :* sous la pression la table cède en vertu de sa flexibilité et revient sur elle-même aussitôt que cesse la pression.

Dans le deuxième stade (fractures partielles de la table) c'est une sensation de *crépitation parcheminée* (*sensation de coquilles d'œuf brisées* de CRUET). Enfin, comme dans le troisième stade le kyste est sous-muqueux, la palpation de son contenu à travers la poche nous donnera une sensation légèrement élastique ou *sensation de rénitance.*

Au point de vue de la muqueuse gingivale, sa coloration est normale dans les deux premiers stades alors qu'elle est *rouge lie de vin* dans le troisième ou stade de résorption totale de la table osseuse. Enfin, la *palpation est indolore* au cours des trois stades de la période de déformation.

### DIAGNOSTIC DIFFÉRENTIEL

On ne confondra pas le kyste radiculo-dentaire avec :

#### 1° L'HYPERCÉMENTOSE

A la pression, la saillie de l'hypercémentose n'est pas réductible, contrairement au kyste dès le commencement de sa période de déformation. De plus, et contrairement au cas d'hypercémentose, où elle ne pourra s'effectuer — à cause précisément de la nature dure de la néoplasie cémentaire —, la ponction exploratrice révèlera, dans le cas de kyste radiculo-dentaire suppuré ou non, la présence d'une poche périapicale renfermant un liquide septique ou non.

---

(1) Suivant que son évolution sera *alvéolaire-externe* ou *alvéolaire-interne,* la palpation du kyste se fera par le vestibule ou par la voûte palatine (angle correspondant).

2° Abcès vestibulaire

La palpation d'un abcès donne de la fluctuation — celle du kyste diffère suivant les trois stades que nous venons d'étudier.

3° Sarcome central du maxillaire supérieur

L'évolution du sarcome est plus rapide, l'état général du malade est profondément altéré, enfin la ponction exploratrice — à laquelle on devra toujours avoir recours — donnera du sang pour le sarcome et un liquide clair citrin pour le kyste radiculo-dentaire non suppuré.

4° *Kyste dentifère.*

Examiner le système dentaire. Le kyste radiculo-dentaire étant appendu à la racine d'une dent, celle-ci *existe* toujours sur l'arcade. Dans le kyste dentifère, au contraire, la dent *manque* au niveau de l'arcade et se trouve dans l'intérieur du kyste, complètement ou incomplètement développée (1). Enfin, remarque importante, le kyste dentifère est plus fréquent à la mâchoire inférieure, contrairement au kyste radiculo-dentaire, qui se constate plus souvent à la mâchoire supérieure.

5° *Kyste glandulaire du sinus maxillaire, de Giraldès.*

La confusion peut avoir lieu lorsqu'il s'agit d'un kyste volumineux à évolution intrasinusienne. Cette évolution se fera suivant la même pathogénie que nous avons indiquée pour la *parulie sinusienne* ou faux empyème. Le kyste, après avoir effondré le toit alvéolaire, pénètre dans le sinus en se coiffant de la muqueuse sinusale (*fig.* 30).

Le diagnostic sera facilité cependant par l'examen dentaire. En effet, dans le kyste glandulaire de Giraldès, le

(1) Développement en rapport avec l'époque de l'enkystement du follicule dentaire.

système dentaire n'est pas en cause. Si, en présence d'une carie pénétrante le doute était permis, l'extraction de la dent ne serait suivie d'aucun écoulement liquide kystique et le toit alvéolaire ne présenterait pas de solution de continuité : toutes choses que l'on observerait dans un cas de kyste radiculo-dentaire à évolution sinusale. Enfin, pour terminer, disons que le kyste glandulaire de Giraldès se développe au dépens des nombreuses glandes que renferme la muqueuse sinusale.

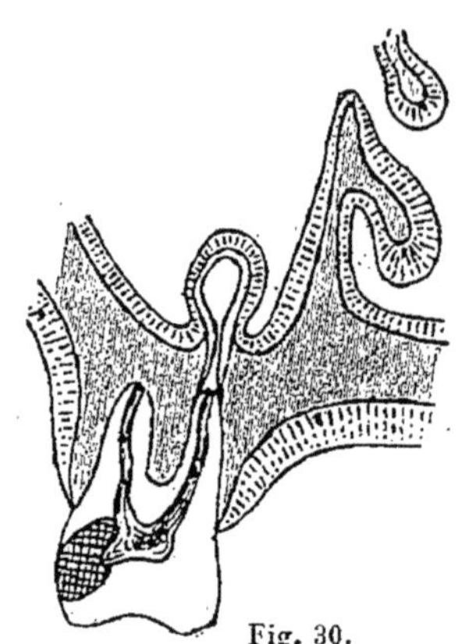

Fig. 30.
Kyste radiculo-dentaire à évolution intra sinusienne, pouvant être confondu, à un moment donné de son développement, avec un kyste glandulaire du sinus, de *Giraldès*. (Cliché Mahu.)

## Complications à distance.

Ces complications ne prennent une forme clinique appréciable que lorsque le malade présente une certaine quantité de dents ou racines atteintes d'arthrite chronique suppurée, avec ou sans fistulisation. Julien Tellier a résumé dans un travail, fort intéressant au point de vue clinique, les diverses hypothèses émises à ce jour et tendant à expliquer pathogéniquement les répercussions de la septicité bucco-dentaire chronique sur l'état général.

Le pus, constamment dégluti, agit-il directement sur la muqueuse stomacale par inoculation directe, comme le croit Hunter ? ou bien, s'agit-il d'une infection lente par la voie sanguine ? Quoi qu'il en soit de cette dualité d'hypothèses, la clinique, et surtout les résultats obtenus par l'intervention du côté dentaire, prouvent qu'il existe bien une intoxication générale, sorte de septicémie chronique, se révélant particulièrement sous la forme gastro-intestinale avec altération profonde de l'état somatique de l'individu.

Personnellement, nous possédons plusieurs cas de guérison typiques de septicémie générale chronique à la suite de notre intervention dentaire. Ces cas se sont présentés à nous, à la campagne, chez des gens non soigneux de leur bouche et qui, soit par apathie, soit par éloignement de tout centre dentaire important, présentaient une denture profondément infectée avec racines recouvertes de tartre et faisant continuellement du pus. Ces cas se sont surtout présentés chez des jeunes filles, sous la forme d'anémie profonde : teint pâle, conjonctive subictérique, palpitations, vertiges, etc... De plus, à l'anorexie s'ajoutaient des phénomènes gastro-intestinaux tels qu'hypochlorhydrie (aigreurs et sensations de brûlure dans le creux épigastrique plusieurs heures après le repas) et alternatives de diarrhée. Enfin un état subfébrile couronnait le tout. Eh bien ! nous avons pu obtenir une guérison complète rien que par notre intervention dentaire. Un mois après l'extraction de toutes les racines infectées, et des lavages buccaux au permanganate de potasse à 1/4000 — suivant la méthode de J. Tellier, — il nous a été permis de constater un mieux très sensible. La tachycardie avait diminué, la température était redevenue normale, les joues se coloraient et l'appétit revenait insensiblement. Trois mois après et sans appareil dentaire — trois mois étant le laps de temps minimum que nous faisons attendre à nos malades avant la pose de leur appareil — trois mois après, disons-nous, la guérison était complète. Ces résultats prouvent — comme l'a dit J. Tellier — que les troubles stomacaux, ainsi que les phénomènes généraux qui en sont la conséquence, ne sont pas toujours tributaires d'une mastication défectueuse mais, le plus souvent, d'une septicité buccale tirant son origine soit d'une polyarthrite alvéolo-dentaire généralisée, soit de multiples racines ou dents cariées et atteintes d'arthrite chronique suppurée.

J. Tellier distingue, au cours du syndrôme digestif, cinq formes (1) :

1° *Forme simple, embarras gastrique* avec mauvaise bouche, odeur spéciale de fermentation légère (symptôme objectif), diminution de l'appétit, pas de crises douloureuses, peu ou pas de troubles intestinaux, pas de retentissement sur l'état général.

2° *Forme moyenne, gastrite septique de W. Hunter.* — Même sensation subjective et objective, perte de l'appétit, état nauséeux ; dégoût pour les aliments, dyspepsie flatulente, peu de douleurs, sinon de la pesanteur au niveau de l'estomac, troubles intestinaux, peu de retentissement sur l'état général.

3° *Forme douloureuse, gastralgie.* — Mêmes symptômes, plus marqués, accompagnés de crises douloureuses parfois très intenses sans retentissement sur l'état général, sensation de faiblesse et de défaillance. Cette forme ne diffère guère de la précédente que par l'apparition de crises douloureuses et ne mérite d'être signalée à part que pour cette raison ; c'est à ce moment que les patients se décident ordinairement à consulter un médecin ; la méconnaissance de la cause conduit à l'échec de la médication instituée ; ils passent d'un traitement à un autre, sans succès ; et il peut s'en suivre un état moral qui légitimerait même la description à part d'une forme asthénique, mais l'apparition de la neurasthénie à la suite d'affections stomacales prolongées est trop fréquente pour qu'il soit utile d'insister.

4° *Forme avec intoxication septicémique.* — Ici encore, nous pourrions faire des subdivisions et considérer à part les cas où les symptômes digestifs sont prédominants, les signes d'intoxication se manifestant seulement par la

(1) Nous ne croyons mieux faire que de reproduire intégralement le texte même de la description donnée par J. Tellier.

pâleur de la face, la teinte des conjonctives, la diarrhée, et les cas où les symptômes stomacaux passent au second plan, où l'état général, par suite de l'anémie résultant de l'intoxication doit attirer l'attention, et où il s'agit en somme bien plus de septicémie chronique, avec symptômes digestifs, que de gastrite septique avec anémie consécutive.

5° *Forme fébrile.* — J'ai signalé un cas où les manifestations de la septicité buccale étaient des symptômes digestifs, de l'amaigrissement et de la fièvre (jusqu'à 39°5) sans trouble somatique quel qu'il soit. Je suis persuadé que les faits de cette nature sont relativement fréquents, malheureusement, je ne connais pas d'autre observation avec tracé thermométrique, que la malade dont nous avons publié l'observation (J. TELLIER).

# CHAPITRE III

## THÉRAPEUTIQUE

---

### TRAITEMENT DES ARTHRITES EN GÉNÉRAL

La thérapeutique des arthrites alvéolo-dentaires, suivies ou non de complications, comprend deux modes de traitement différents : 1° le traitement par la *suppression* de la dent malade ; 2° le traitement par sa *conservation.*

#### Traitement par la suppression de la dent malade.

L'extraction a été de tout temps le traitement idéal et radical, basé sur le vieil axiome latin que n'ont jamais manqué de citer tous les auteurs : *sublata causa, tollitur effectus.* C'est cependant le dernier moyen auquel, à l'heure actuelle, on doive avoir recours — et cela pour des raisons tant scientifiques qu'humanitaires, qu'un chirurgien-dentiste, digne de ce titre, doit observer sans faillir à ses devoirs de thérapeute éclairé.

L'extraction mutile d'une façon inopportune l'esthétique de la physionomie et prive l'adulte d'un organe pouvant récupérer ses fonctions physiologiques, soit par une réparation de la perte de substance s'il s'agit d'une carie, soit comme utilisation en vue d'un appareil prothétique (dent à pivot, bridges, etc.) s'il s'agit d'une racine. De plus, elle provoque une rupture de l'équilibre articulaire sur l'ensemble des dents ; crée, de ce fait, des irrégularités dentaires et enfin, si ce mode de traitement est plusieurs fois renouvelé, prive le patient d'organes indispensables à la trituration et à l'insalivation des aliments, d'où découleront plus tard des troubles dyspeptiques avec retentissement sur la nutrition en général.

D'autre part, nombre de praticiens, se basant sur la fréquence de l'ostéomyélite du maxillaire chez les enfants, croient devoir extraire, de parti pris, toute dent *temporaire* atteinte d'arthrite, compliquée ou non de fluxion ou d'abcès. Sans contester d'une façon absolue ce mode de traitement pour certains cas spéciaux — que nous indiquerons quand le moment en sera venu — nous n'hésitons pas à dire que son application systématique constituerait pour nous un aveu d'ignorance et d'incapacité professionnelles. Nous ne devons pas ignorer, en effet, que la nécessité de la conservation des dents temporaires — et particulièrement certaines d'entre elles — jusqu'au moment de leur chute normale, trouve sa justification dans certaines lois physiologiques qui président au mécanisme normal des mutations dentaires.

Il est un fait anatomique reconnu, à l'heure actuelle, par tous les auteurs (1), que, topographiquement, l'arc

---

(1) Miel. — *a. Quelques idées sur le rapport des deux dentitions et sur l'accroissement des mâchoires de l'homme.* 1810.

*b. Recherche sur la deuxième dentition.* 1826.

Duval. — *De l'arrangement des secondes dents ou méthode naturelle de diriger la deuxième dentition.* 1820.

Tomes. — Traité d'anatomie dentaire humaine et comparée. Traduct. Cruet. 1880.

Laffin. — *Etude des arcades alvéolo-dentaires.* Th. de Paris. 1876.

A. Siffre. — *a. L'arc dentaire chez l'homme.* Congrès international dentaire 1900.

*b. Rapports des deux dentitions.* Revue Générale de l'Art Dentaire. Septembre 1906.

*c. Les conséquences de l'extraction des dents temporaires.* Revue Générale de l'Art Dentaire. Mars 1908.

*d. Principes généraux de correction des irrégularités dentaires.* Société odontologique de France. Juin 1908.

Herpin. — *Evolution de l'os maxillaire inférieur.* Thèse de Paris 1907.

dentaire permanent avec ses 20 dents de remplacement représente exactement l'arc dentaire temporaire. Si donc, en présence d'une arthrite aiguë ou phlegmoneuse de la 2e molaire temporaire, par exemple, et par crainte d'une ostéomyélite maxillaire nous avons recours à l'extraction, nous rompons les limites topographiques de l'arc dentaire et livrons, de ce fait, celui-ci à un empiètement de la dent de 6 ans (A. SIFFRE). Cette dent, en effet, devant le vide ainsi créé, et surtout si son évolution n'est pas termi-

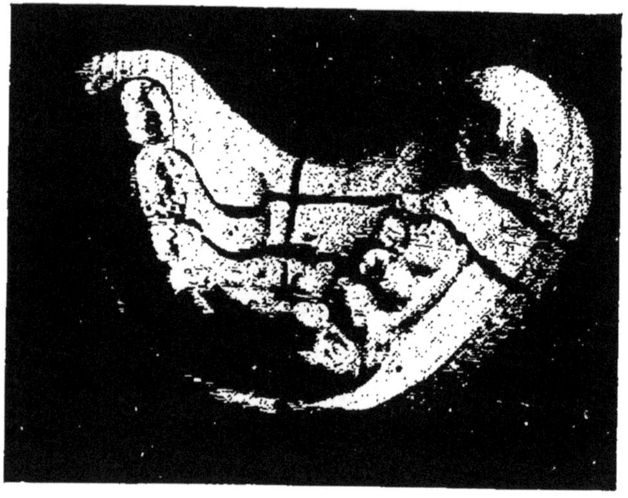

Fig. 31.
Cas de migration disto-mésiale de la molaire de 6 ans inférieure gauche, consécutive à l'extraction prématurée de la 2e molaire temporaire du côté correspondant. (*Observation inédite* 1908.)

née, migrera d'arrière en avant (migration disto-mésiale) et viendra occuper en totalité ou en partie (*fig.* 31) la place que devrait normalement prendre la 2e prémolaire : d'où irrégularités dentaires futures.

Enfin nous ne citerons que pour mémoire l'opinion, erronée en partie, du professeur BUSCH (1) concernant la

(1) F. BUSCH. *Die Extraction der Zähne, irhe Technk...* etc. Berlin 1891.

non résorption radiculaire des dents temporaires privées de leur pulpe — opinion réfutée, du reste, par WELLIY (de Stockolm) ; SMREKER (1) et enfin TCHEMODANOFF (2). TCHEMODANOFF démontra, au cours d'une très importante communication qu'il présenta au Congrès dentaire de 1900, que non seulement la résorption radiculaire des dents temporaires continuait après leur pulpectomisation mais que cette dernière la facilitait même — les racines étant maintenues aseptiques, bien entendu... « La résorption continue à se faire aussitôt que l'état aseptique des racines temporaires est de nouveau obtenu par un traitement approprié et lorsque l'affection n'est pas allée jusqu'à la périodontite ou *lorsque cette dernière est guérie.* Cette résorption se fait dans ces cas, non seulement en l'absence de la pulpe vivante, mais se fait encore avec plus d'énergie. Et il n'y a rien d'étonnant, car les racines mortes présentent moins de résistance au processus de résorption que les racines de dents vivantes » (3).

A l'appui de ses affirmations, TCHEMODANOFF apporta un grand nombre d'observations.

Point n'était cependant l'opinion de PIERRE ROBIN qui, dans sa thèse inaugurale (4) affirma qu'il fallait qu'une dent temporaire fut vivante pour qu'elle pût subir, normalement, le processus de résorption radiculaire. Cette opinion a été récemment partagée par J. CHOQUET, auquel nous pourrions reprocher d'avoir oublié, dans son intéres-

---

(1) SMREKER. — *Traitement des dents de la 1re dentition à l'aide de sublimé et de thymol.*

(2) Professeur TCHEMODANOFF. — *Amputation de la pulpe des dents de lait et leur traitement par la méthode conservatrice.* Traduction de D. Flamm. Comptes-rendus du Congrès International Dentaire de Paris. 1900. Tome IV. Page 179.

(3) Prof. Tchemodanoff. — Travail cité. Congrès de Paris 1900. Tome IV. Pages 180-181.

(4) Pierre Robin. — *Sur le rôle de la mastication et du sac folliculaire dans l'ascension des dents.* Thèse de Paris 1899.

sant historique sur l'étude de la résorption des racines des dents temporaires (1), de citer le travail de Tchemodanoff, postérieur à celui de Pierre Robin.

Nous sommes entièrement de l'avis de TCHEMODANOFF sur cette question : que l'absence de la pulpe dans une dent temporaire n'a aucune répercussion fâcheuse sur le phénomène de résorption de ses racines — à condition toutefois que ces dernières ne soient pas infectées. Ce n'est que si la dent temporaire est atteinte de carie pénétrante infectée, et non traitée, qu'elle cesse de se résorber et constitue, alors, un corps étranger. A l'appui de cette opinion, nous pouvons citer deux cas typiques, dont un personnel. C'est d'abord l'observation rapportée par A. SIFFRE, d'une incisive temporaire qui, 3 ans avant sa chute normale, à la suite d'un traumatisme, fut dévitalisée et sur laquelle il plaça une couronne Logan. A l'époque de sa chute normale, la dent temporaire, qui n'existait plus qu'à l'état de disque sous la dent Logan, présentait une résorption complète de sa racine : le pivot seul de la dent Logan émergeait et constituait pour ainsi dire le témoin contemporain de la longueur de la racine, au moment de la dévitalisation de la dent temporaire 3 ans auparavant.

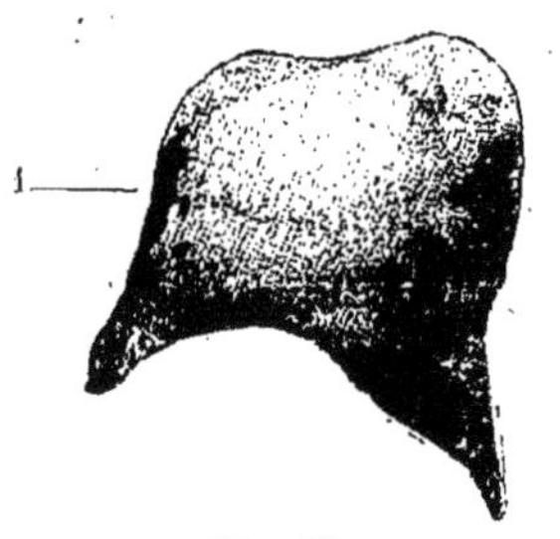


Fig. 32.
1re molaire temporaire inférieure droite.
1. — Portion mésiale de la matière obturatrice (carie mésio-triturante pénétrante).

Enfin la 2e observation nous est personnelle (*fig.* 32). Il s'agit d'une 1re molaire de lait ayant fait de l'arthrite avec abcès vestibulaire et soignée par nous en 1904 chez un enfant âgé, à l'époque, de 6 ans. Extraite par nous-

(1) J. Choquet. — *Etude sur la résorption des racines des dents temporaires. Quel en est le processus physiologique ?*
Rapport présenté au 5e Congrès dentaire international de Berlin Août 1909. Journal *l'Odontologie*. Page 214. N° du 15 septembre 1909.

même voilà bientôt 6 mois, on peut constater facilement que le phénomène de résorption n'a tenu aucun compte de l'existence ou inexistence de la pulpe.

Comme conclusions, nous pouvons poser en principe qu'il est de bonne thérapeutique d'avoir recours, autant que faire se peut, au traitement conservateur pour les molaires de lait — et cela pour les raisons suivantes : 1° Nécessité qu'il y a pour l'enfant à conserver aussi longtemps que possible ses organes temporaires jusqu'à leur chute normale ; 2° Maintien — par la conservation de la 2e molaire de lait — des limites du champ topographique de l'arc dentaire, afin d'assurer le libre jeu de la mutation dentaire (A. Siffre) ; 3° Rétablissement — par le traitement conservateur des dents temporaires atteintes de complications de carie pénétrante — du processus de résorption des racines : l'infection radiculaire étant, seule, un obstacle à l'évolution dudit processus.

### Indications

*Chez l'enfant*, on sera en droit de pratiquer l'extraction des dents temporaires atteintes d'arthrite alvéolo-dentaire : 1° Lorsque l'affection survient au moment de l'époque de la chute normale de l'organe temporaire ; 2° Lorsque l'extraction de l'organe malade peut favoriser le placement régulier d'autres dents voisines ; 3° Lorsque les phénomènes généraux seront très accentués, par exemple en cas d'ostéomyélite du maxillaire ; 4° Lorsque l'organe malade n'est réduit qu'à l'état de racines — impropres, par conséquent, à supporter une obturation.

*Chez l'adulte*, on aura recours à l'extraction chaque fois qu'il s'agira : 1° De dents ayant déterminé l'une quelconque des complications suivantes : nécrose alvéolaire étendue, pyosinus, pyosinusite, adéno-phlegmons à répétition, ostéomyélite du maxillaire — particulièrement la dent de sagesse inférieure ; 2° De toutes racines atteintes de résorption radiculaire, impropres, par conséquent, à toute utilisation prothétique — de même pour les racines séparées du groupe des molaires ; 3° De racines donnant lieu à des fistules cutanées anciennes et éloignées.

### Technique opératoire

Mais l'extraction est décidée : comment procéderons-nous ? Les auteurs anciens préconisaient de faire l'extraction « à froid », autrement dit après la terminaison des phénomènes inflammatoires, car, d'après eux, l'extraction pouvait créer ainsi une porte d'entrée sur un organisme déjà en état de moindre résistance par suite du processus inflammatoire siégeant au niveau de la dent malade, et pouvant faciliter d'autant la pénétration microbienne par l'alvéole.

L'expérience de la clinique s'inscrit en faux contre cette théorie. A l'heure actuelle, il est classique de pratiquer l'extraction « à chaud », c'est-à-dire en plein cortège symptomatique. En présence d'une arthrite phlegmoneuse avec ou sans complication, si l'extraction est décidée, il faut y procéder tout de suite. C'est, en effet, le moyen le plus sûr, non pas de créer une porte d'entrée, mais une porte de sortie pour le pus, si celui-ci est collecté. L'extraction n'arrêtera peut-être pas immédiatement le processus inflammatoire alvéolaire, mais le privera de son foyer d'alimentation et, partant, diminuera son état d'acuité pour le faire disparaître ensuite définitivement.

L'extraction pourra être pratiquée sous l'anesthésie générale ou locale. L'anesthésie générale devra se faire le matin à jeun, sans aucune préparation du malade de la veille. Le malade devra être dans un état somatique aussi parfait que possible. Ne jamais pratiquer l'anesthésie générale seul, mais assisté d'un membre de la famille ou d'un ami du malade. Tenir prêtes, à portée de la main, une pince à langue, une seringue de Pravaz, des ampoules d'éther, de caféine et de sérum physiologique, etc. Autant que possible ne point se servir de bouchon en liège pour maintenir l'ouverture de la bouche, mais d'un ouvre-bouche à crémaillère (nous recommandons l'ouvre-bouche de Doyen) ; enfin, inviter le malade à enlever tout ce qui pourrait le gêner pendant l'anesthésie et l'opération : corset chez les femmes, ceinture chez les hommes, appareils dentaires, lorgnons.

En ce qui concerne l'anesthésie locale, dans l'arthrite chronique on aura recours à n'importe quel anesthésique. Quant à l'arthrite phlegmoneuse, on injectera de préférence 1$^{cc}$ d'une solution de novocaïne-suprarénine « Creil » à 2 0/0 : cet anesthésique étant de beaucoup préférable à la cocaïne en solution huileuse. Cette dernière, en effet, malgré sa localisation « loco dolente » a l'inconvénient de laisser une douleur post-opératoire, pouvant persister quelquefois plusieurs jours après l'opération, ainsi qu'un noyau d'induration à l'endroit de la piqûre. La novocaïne-suprarénine, contrairement au chlorhydrate de cocaïne (solution aqueuse), diffuse moins, à cause de la présence de l'adrenaline qui sert de fixateur au liquide anesthésique par son action vaso-constrictive intense.

### Soins post-opératoires

Il serait certainement préférable, comme l'ont conseillé J. et C. Tellier (de Lyon), de procéder à une désinfection buccale avant toute extraction — désinfection sous forme de bains de bouche avec une solution de permanganate ou d'eau oxygénée, 24 heures ou plus avant l'intervention chirurgicale.

Mais si ce *modus faciendi* est facile à observer en présence de multiples dents atteintes d'arthrite chronique suppurée, il n'en va plus de même lorsqu'il s'agit d'une arthrite phlegmoneuse avec ou sans complications. Le malade se refuse, en effet, à cette antiseptie préventive et cela, parce qu'il souffre énormément et a hâte d'être débarrassé de sa dent, escomptant un soulagement immédiat.

Etant données ces conditions, voici comment nous procédons. Nous divisons nos soins post-opératoires en soins immédiats et médiats.

a) *Soins immédiats.*

Toutes nos extractions sont suivies *immédiatement* de lavages antiseptiques tièdes à l'aide d'une seringue ordinaire, soit dans l'alvéole, soit dans la poche de l'abcès — si celui-ci existe. Dans ce dernier cas, nous donnons issue au pus avant de procéder à l'extraction de la dent malade. S'agit-il d'arthrite chronique avec nécrose alvéolaire limitée ou fongosité suppurée, nous procédons toujours à un curettage alvéolaire à l'aide d'une fraise montée sur le tour dentaire. Ce faisant, non seulement nous stimulons le processus de réparation osseuse, mais encore nous sommes presque certain de ne rien laisser dans l'alvéole, soit de fongosité, soit de portions de poche kystique.

b) *Soins médiats.*

Quant aux soins post-opératoires *médiats*, ils varient suivant le stade de l'arthrite. Si la dent extraite était atteinte d'arthrite phlegmoneuse avec ou sans complications, nous ordonnons une médication analgésique à la fois externe et interne. Comme médication externe, nous prescrivons des bains de bouche chloralés au décocté de guimauve et pavot, et, comme médication interne, des cachets de veronal (1).

---

(1) Voir pour les formules : MÉDICATION ANALGÉSIQUE. Page 222.

Lorsque, au contraire, notre intervention chirurgicale a porté sur une certaine quantité de dents ou racines atteintes d'arthrite chronique suppurée, nous ordonnons simplement les lotions buccales au permanganate ou à l'eau oxygénée et même quelquefois les deux à la fois, prises alternativement.

1° *Pour lotion buccale antiseptique :*

Permanganate de potasse. . . *un gramme.*
A diviser en 4 paquets.
Mettre un paquet par litre d'eau *bouillie* et se servir de la solution comme bains de bouche toutes les 2 heures.

2° *Lotion buccale antiseptique :*

Eau oxygénée à 12 vol. . . . . . . . . . 150gr.
Alcool de menthe . . . . . . . . . . . . Q. S.
Eau bouillie . . . . . . . . . . . . . . . Q. S. pour 500cc
F. S. A. *pour l'usage externe.*
En bains de bouche toutes les 2 heures.

On pourrait reprocher au permanganate de colorer désagréablement les dents et les muqueuses, mais il sera facile d'obvier à cet inconvénient en écouvillonnant dents et muqueuses à l'aide d'ouate, imbibée d'eau oxygénée à 12 vol. Du reste, cette question d'esthétique peut être satisfaite par l'emploi de la solution d'eau oxygénée, seule. Mais nous ne saurions trop recommander d'ordonner la formule au permanganate de potasse chaque fois qu'il s'agira d'extractions multiples. Etant donné que nos interventions, surtout à la campagne, portent sur des bouches dont l'hygiène journalière laisse, quelquefois, beaucoup à désirer, il faut agir très sérieusement et avoir scientifiquement conscience de ses responsabilités, si l'on ne veut pas voir se déclarer des complications à distance qui pourraient être imputées à notre imprévoyance.

## Traitement par la conservation de la dent malade.

### A. — PHARMACOLOGIE.
### TECHNIQUE THÉRAPEUTIQUE EN GÉNÉRAL.

Le traitement conservateur, au cours de l'arthrite alvéolo-dentaire, doit être causal et symptomatique, ensemble ou séparément. La priorité pour chacun d'eux varie suivant que l'arthrite présente ou non des complications et suivant sa pathogénie.

Le traitement causal sera purement dentaire. Quant au traitement symptomatique, il aura surtout pour but de combattre les phénomènes subjectifs et objectifs qui se présentent au cours de l'arthrite ou de ses complications. Enfin, le traitement symptomatique pourra s'exercer localement ou à distance.

Le traitement causal ou dentaire devant varier d'après le stade ou l'origine de l'arthrite, nous l'indiquerons au fur et à mesure de notre description particulière à chaque cas.

Pour ce qui concerne le traitement symptomatique nous préférons — afin de ne pas nous répéter dans l'art de formuler, et cela pour chaque cas — en présenter, au point de vue technique et pharmacologique, une étude d'ensemble. De ce fait, il nous sera facile, lorsque nous décrirons le traitement symptomatique dans chaque cas particulier, de nous reporter à la présente étude pour y puiser les éléments nécessaires pour l'élaboration de nos formules et de nos prescriptions.

*Traitement causal :*

Intervention purement dentaire.

*Traitement symptomatique en général :*

Le traitement symptomatique sera, avons-nous dit, local ou à distance.

| | | |
|---|---|---|
| 1° Révulsions | locale. . . | Ignipuncture { Thermocautère. Galvanocautère. |
| | | Capsicum bags (sachets de poivre de Cayenne). |
| | | Collutoires. |
| | | Fomentations. |
| | à distance. | Bains de pieds sinapisés. |
| 2° Dérivations | locale. . . | Saignée locale par scarifications gingivales. |
| | | Application de sangsue. |
| | à distance. | Dérivation intestinale. |
| 3° Médications analgésiques. | locale. . . | Application de glace « loco dolente ». |
| | | Lotions buccales. |
| | | Collutoires. |
| | à distance. | Médicaments modérateurs nervins. |

Nous voyons, d'après le tableau ci-dessus, que nous pouvons avoir recours à 3 méthodes thérapeutiques pour le traitement symptomatique des arthrites alvéolo-dentaires : la révulsion, la dérivation et la médication analgésique.

## I. — RÉVULSION

*a*) RÉVULSIFS LOCAUX.

### 1° Ignipuncture.

La pointe du thermocautère, ou du galvanocautère, ne devra être portée qu'au *rouge sombre* et non chauffée au blanc. Dans ce dernier cas on obtient une cautérisation et non une révulsion. Il ne s'agit pas, en effet, de détruire un tissu, mais de provoquer autour du point touché une zone d'irritation (zone stupéfiée) qui devient le siège d'un phénomène inflammatoire ayant pour but, sinon de supplanter l'inflammation alvéolo-dentaire, du moins d'en atténuer les phénomènes anatomo-pathologiques en provoquant, à ce niveau, une dérivation inflammatoire.

### 2° Collutoires.

Ce sont des formes pharmaceutiques liquides, destinées à être appliquées sur des parties déterminées de la cavité buccale. Elles diffèrent des lotions buccales en ce que ces dernières sont utilisées en lavages de la cavité buccale. Les collutoires auront donc une action médicamenteuse plus active et plus localisée que les lotions.

On ordonnera un collutoire à la fois révulsif et analgésique. On emploiera le collutoire type suivant :

*Collutoire révulsif et analgésique.*

| | |
|---|---|
| Alcoolature de racines fraîches d'aconit . . | āā P. E. |
| Teinture d'iode . . . . . . . . . . . . | |

FSA pour l'usage externe.

Il est nécessaire de renouveler fréquemment cette mixture, à cause de la teinture d'iode qui, en devenant ancienne, perd ses qualités révulsives pour devenir caustique : l'iode, en effet, réagit sur l'alcool et donne de l'acide iodhydrique.

### 3° Fomentations.

Sont constituées par des liquides médicamenteux (antiseptiques et émollients) appliqués sous forme de compresses chaudes. Les fomentations ont l'avantage d'être moins lourdes et moins septiques que les cataplasmes.

*Fomentation émolliente et antiseptique.*

| | |
|---|---|
| Hydrate de chloral . . . . . . . . . . . . . . . . | 5 gr. |
| Espèces émollientes. . . . . . . . . . . . . . . . | 25 gr. |
| Eau bouillie tiède. . . . . . . . . . . . . . . . | 500 gr. |

FSA pour l'usage externe.

*b*) RÉVULSIFS A DISTANCE

### Bains de pieds sinapisés.

Ne pas oublier de prescrire au malade de *délayer, tout d'abord, la poudre de moutarde dans l'eau froide* (1) et d'ajouter, ensuite, une quantité d'eau chaude suffisante pour obtenir un bain simplement *tiède* (si le bain était chaud, l'essence de moutarde se volatiliserait et le bain perdrait ses propriétés révulsives).

## II. — DÉRIVATION

Alors qu'avec les révulsifs nous ne provoquions qu'un simple déplacement du processus inflammatoire, avec les dérivatifs au contraire, nous diminuons son intensité en déplaçant une certaine quantité de la masse sanguine, soit du sang lui-même comme dans la saignée, soit seulement de son sérum comme dans les purgations.

*a*) DÉRIVATION LOCALE

### 1° Saignée locale.

La saignée se fait au moyen de scarifications gingivales, à l'aide d'un bistouri. Il faut avoir soin d'enrouler la lame d'un sparadrap quelconque en n'en laissant dépasser que l'extrémité seulement. Ceci afin de protéger les lèvres contre tout accident. L'incision se fera profondément, jusqu'au périoste de la table alvéolaire, et d'une façon longitudinale. Lorsque la durée de l'écoulement sanguin aura été reconnue suffisante, on arrêtera l'hémorragie en appliquant sur la surface incisée un morceau d'ouate avec de la poudre d'antipyrine, maintenu, en place, par la simple pression de la lèvre.

(1) Délayée dans l'eau chaude, le ferment de la graine de moutarde (la myrosine) serait détruit et ne pourrait par conséquent pas agir sur la matière fermentescible (myronate de potasse) pour donner naissance au principe même de l'action révulsive de la poudre de moutarde : *l'éther allyle sulfocyanique ou essence de moutarde.*

### 2° Application d'une sangsue.

On fait tout d'abord une légère saignée à l'endroit où l'on veut placer la sangsue. Celle-ci, placée dans un tube — afin qu'elle ne tombe pas dans l'arrière bouche — est appliquée directement au niveau du point incisé et laissée environ 10 minutes à 1/4 d'heure. Si l'enlèvement de la sangsue présentait quelques difficultés, un peu d'eau salée ou vinaigrée lui feraient aussitôt lâcher prise. Enfin, détail important, en cas de chute dans les voies digestives, faire ingérer de l'eau salée en quantité et administrer ensuite un vomitif : l'eau salée, pour empêcher la sangsue d'agir sur la muqueuse stomacale, et le vomitif, pour la rejeter.

## *b*) Dérivation a distance

### 1° Purgatifs.

Pour la dérivation intestinale, on aura recours aux purgatifs légers, c'est-à-dire à ceux qui, tout en augmentant la sécrétion intestinale, n'augmentent pas, comme les drastiques, les mouvements péristaltiques de l'intestin. Un verre de limonade Rogé (citrate de magnésie) suffira généralement pour obtenir l'effet désiré.

Enfin, de même que pour les bains de pieds sinapisés, il faut autant que possible proscrire les purgatifs pendant les périodes prémenstruelle et menstruelle chez la femme.

# III. — MÉDICATION ANALGÉSIQUE

## *a*) Médication analgésique locale et externe

### 1° Application de morceaux de glace.

L'application doit être continue, car au soulagement qu'elle provoque vient succéder une exacerbation violente et pulsatile de la douleur aussitôt que cesse la dite application. Cette exacerbation est due, nous le savons, à une congestion compensatrice de retour.

### 2° Lotions buccales.

Nous disons « lotions buccales » et non « gargarismes ». Le gargarisme est employé comme lavage de l'arrière-bouche. Notre action thérapeutique devant porter sur la région arthro-dentaire malade, nous devrons donc ordonner des bains de bouche ou lotions buccales.

Les lotions buccales, dans le traitement de l'arthrite, auront surtout pour but de combattre le phénomène douleur. Elles devront donc être à la fois, émollientes, antiseptiques et analgésiques. Nous ne pouvons mieux faire que de proposer, comme lotion type, la lotion buccale à l'hydrate de chloral avec, comme excipient, un décocté de guimauve et pavot.

*Lotion buccale sédative.*

| | |
|---|---|
| Hydrate de chloral . . . . . . | 2 gr. 50 |
| Eau oxygénée à 12 vol.. . . . | 70 gr. |
| Alcool de menthe . . . . . . | q. s. |
| Décocté de guimauve et pavot. . | q. s. pour 250cc |

FSA pour l'usage externe.

En bains de bouche tièdes (1), fréquents et prolongés.

Voici également une formule qui est plus simple et que le malade peut préparer lui-même :

*Pour une lotion buccale.*

| | |
|---|---|
| Tête de pavot. . . . . . . . | N° 1 |
| Racines de guimauve . . . . . | 15 gr. |

Faire décocter dans un litre d'eau, filtrer et ajouter :

| | |
|---|---|
| Acide borique. . . . . . . . | 15 gr. |

Pour l'usage externe.

En bains de bouche tièdes, fréquents et prolongés.

---

(1) Bien recommander de faire chauffer au bain-marie, à cause de l'hydrate de chloral.

### b) Médication analgésique a distance et interne

Nous avons obtenu de très bons résultats hypnotiques avec le *Véronal*, que nous formulons de la façon suivante :

*Cachets analgésiques.*

Véronal . . . . . . . Cinquante centigrammes
A diviser en 2 cachets.

A prendre, avant le coucher et à 1/4 d'heure d'intervalle entre chaque cachet, avec quelques gorgées de tilleul chaud.

## TRAITEMENT DE L'ARTHRITE RHUMATISMALE

Nous savons que la diathèse rhumatismale ou goutteuse peut frapper le système arthro-dentaire de dents saines, ou atteintes de carie pénétrante ou de polyarthrite.

Dans le premier cas, nous aurons affaire à une forme clinique spéciale d'arthrite — *arthrite rhumatismale* ou goutteuse, suivant les cas — et dans laquelle le phénomène diathésique joue un rôle direct et initial. Cette arthrite à forme rhumatismale se cantonnera généralement dans le stade subaigu.

Dans le deuxième cas, au contraire, nous serons en présence d'une arthrite banale d'origine interne ou externe, survenant à l'occasion d'une décharge rhumatismale ou goutteuse. Ici le phénomène diathésique n'aura joué qu'un rôle secondaire ou déterminant.

L'arthrite se manifestera alors sous la forme phlegmoneuse, car elle sera conditionnée par deux facteurs : le facteur polymicrobien, qui en était la cause latente, et le facteur diathésique, qui a servi de cause déterminante.

Cette distinction étiologique, dans les répercussions arthro-dentaires d'ordre diathésique, nous oblige à en établir une semblable en ce qui concerne notre intervention thérapeutique.

En effet, en présence d'une arthrite nettement rhumatismale ou goutteuse, nous n'aurons à combattre que le phénomène diathésique, sans nous occuper de la dent — puisque celle-ci est saine.

Chaque fois donc, que nous nous trouverons en présence d'une arthrite alvéolo-dentaire d'ordre diathésique, nous ordonnerons soit de la *Pipérazine Midy* (1), soit du Salicylate de soude, en formulant de la façon suivante :

Pipérazine Midy.

Faire dissoudre 2 mesures dans un peu d'eau ordinaire.

A prendre au moment des crises.

ou :

Salicylate de soude — un gramme.

A diviser en deux cachets.

Prendre un cachet au moment de la crise.

Prendre le 2e cachet un quart d'heure après, au cas où les phénomènes arthro-dentaires ne se seraient pas atténués.

Dans le cas, au contraire, d'arthrite banale survenant sous l'influence d'une crise rhumatismale ou goutteuse, le traitement diathésique sera accompagné des traitements causal et symptomatique de l'arthrite elle-même.

## TRAITEMENT DE L'ARTHRITE SUBAIGUE

### Arthrite subaiguë d'origine externe.

1° *Suppression de la cause.*

Si l'arthrite est due à un traumatisme par corps étrangers (lame de caoutchouc ; crochets d'appareils ;

---

(1) La Pipérazine Midy se vend par flacon. C'est donc le malade qui préparera lui-même sa solution.

défaut d'engrènement des dents ; obturation en excès, etc.) il suffira d'éloigner la cause pour que la dent — avec le repos — reprenne ses fonctions physiologiques normales.

2° *Traitement symptomatique local.*

Si, par suite de la persistance ou de la trop longue présence du corps étranger, l'on craignait que l'arthrite n'évoluât vers le stade phlegmoneux, il serait prudent d'avoir recours à l'ignipuncture ainsi qu'à quelques attouchements au collutoire à la teinture d'iode et d'aconit.

### Arthrite subaiguë d'origine interne.

#### *a)* ARTHRITE TRAUMATIQUE TARDIVE

Le traitement sera ici purement causal ou dentaire.

1re SÉANCE :

1° *Trépanation de la dent.*

Cette opération, sur la technique de laquelle nous n'insisterons pas, a pour but de se créer une voie d'accès coronaire en vue d'une désinfection de la chambre et des canaux pulpaires (1).

2° *Nettoyage mécanique de la chambre pulpaire et des canaux radiculaires.*

A l'aide d'une fraise ronde ou d'un excavateur on évidera la chambre de toute la pulpe gangrenée. On agira de même pour les canaux radiculaires — mais à l'aide de sondes barbelées, seulement. Le nettoyage du ou des canaux se fera avec une extrême prudence en évitant surtout de dépasser le foramen ou de refouler toute matière septique au-delà, dans l'espace de Black.

---

(1) Voir à ce sujet : A. Siffre. *Le point d'élection pour la trépanation coronaire en vue du cathétérisme des canaux radiculaires.* Revue Générale de l'Art Dentaire. Mars 1906.

3° *Pas de pansement à demeure.*

Le nettoyage de la chambre pulpaire et des canaux radiculaires effectué, *on laissera la cheminée camero-canaliculaire absolument libre durant 24 heures.* Afin d'éviter que les aliments n'y pénètrent au cours de la mastication, inviter le malade à placer, avant chaque repas, une boulette de ouate dans sa cavité de trépanation et à l'enlever aussitôt le repas fini.

2e SÉANCE :

Lorsque le malade revient le lendemain, tout phénomène d'arthrite a disparu. Il n'y a plus alors qu'à traiter la dent comme pour une $P^3$ infectée, à l'aide de pansements au formol-créosote sous gutta.

*b)* ARTHRITE COMME COMPLICATION DE CARIE PÉNÉTRANTE

Même *modus operandi* que pour l'arthrite traumatique tardive, sauf pour le temps de la trépanation qui se trouve évité par le fait même de la cavité de carie.

*c)* ARTHRITE PAR BRULURE CHIMIQUE (formol).

Débarrasser la chambre et les canaux de tout pansement et laisser la cheminée caméro-canaliculaire libre comme ci-dessus, pendant tout le laps de temps nécessaire. Cette arthrite n'étant que la conséquence d'un défaut de technique opératoire ou d'une application intempestive du formol, traiter suivant les indications tirées de la nature même des lésions de la dent — indications que nous avons déjà exposées au cours de notre étude étiologique des arthrites d'origine interne (causes chimiques). . . . . . . .

Le traitement conservateur dans l'arthrite subaiguë sera donc surtout causal. Nous pourrions même ajouter que le traitement symptomatique est secondaire sinon inutile. Si on veut y avoir recours, on se contentera de simples attouchements de la muqueuse gingivale au collutoire analgésique (teinture d'iode et aconit).

## TRAITEMENT DE L'ARTHRITE PHLEGMONEUSE OU AIGUË

### *a)* Arthrite aiguë d'origine externe.

1° Arthrite traumatique immédiate

Le traitement sera purement symptomatique.

a) *Traitement symptomatique local.*

Etant donnés les phénomènes congestifs siégeant au niveau de l'articulation alvéolo-dentaire, nombre d'auteurs conseillent de faire une *saignée locale* au moyen de scarifications gingivales.

On peut remplacer la saignée par l'ignipuncture et l'application du collutoire révulsif et analgésique.

En présence d'un traumatisme violent avec arthrite aiguë siégeant sur plusieurs dents à la fois (incisives), il est préférable de les ligaturer avec les dents voisines saines, à l'aide d'*un fil d'argent* qui enserre chaque dent par son collet (1). Cette ligature a surtout pour but d'atténuer les douleurs très violentes causées par le choc des dents antagonistes durant la mastication.

Enfin, nous ordonnerons la lotion buccale chloralée au décocté de guimauve et pavot.

b) *Traitement symptomatique à distance.*

*Bains de pieds sinapisés* avant le coucher, au moins deux heures après le repas, et 2 cachets de *veronal.*

### *b)* Arthrite phlegmoneuse d'origine pulpaire.

Lorsqu'une arthrite phlegmoneuse d'origine interne est justiciable du traitement conservateur, il y a lieu d'envisa-

(1) Ligature en « palissade ».

ger si celui-ci doit porter tout d'abord sur la cause de l'arthrite ou sur sa complication.

Le traitement sera causal, si la complication n'a pas abouti à une formation purulente. Dans ce dernier cas, on donnera la priorité au traitement symptomatique.

Nous connaissons à l'heure actuelle 5 méthodes de traitement de l'arthrite phlegmoneuse consécutive à la carie pénétrante (1) et compliquée ou non de fluxion :

I. **Méthode classique.**
II. **Méthode de Buckley.**
III. **Méthode de Cruet.**
IV. **Méthode personnelle.**
V. **Méthode Filderman.**

## I. — Méthode classique.

Le traitement est à la fois causal et symptomatique et se fait en plusieurs séances.

1re Séance :

1° *Nettoyage mécanique de la chambre et des canaux.*

On injecte tout d'abord de l'eau tiède dans la chambre pulpaire afin de la débarrasser le plus possible de tous les débris pulpo-alimentaires qu'elle contient. Puis, tout en maintenant la dent malade entre le pouce et l'index de la main gauche — et ce, afin d'éviter les heurts douloureux de l'instrument —, on termine le nettoyage de la chambre avec l'excavateur à curette. Ensuite, la dent étant toujours maintenue, on procède au nettoyage mécanique du ou des canaux à l'aide, soit de fraises de Gates,

(1) Il reste bien entendu que dans les cas d'arthrite traumatique tardive d'origine pulpaire, on procède avant toutes choses à la trépanation de la dent — sauf pourtant dans la méthode Cruet.

soit de sondes barbelées (1). Enfin, on amorce la désinfection des canaux par des lavages à l'eau oxygénée à 12 vol. à l'aide d'une seringue de Pravaz.

2° *Pansement sans gutta.*

Ici, les avis diffèrent. D'aucuns, placent dans la chambre pulpaire un pansement à l'essence de girofle ou au formyl géranié ; d'autres à l'éther iodoformé, à l'iodoforme, à l'essence de canelle, alcool thymiqué ou à la teinture d'opium. L'important dans l'opération est de placer le pansement peu serré et libre, c'est-à-dire non recouvert de gutta.

3° *Révulsion locale et à distance.*

Après quelques pointes de feu sur le liseré gingival et sur la hauteur du bord alvéolaire, on fait quelques attouchements au collutoire révulsif et analgésique.

Puis on conseille au malade de prendre des bains de pieds sinapisés, le soir avant le coucher.

4° *Médication analgésique.*

On prescrit une lotion buccale émolliente (guimauve et pavot) et l'ingestion d'un cachet analgésique quelconque (pyramidon, exalgine ou antipyrine) ou d'une pilule d'extrait d'opium (2).

2e Séance et suivantes :

Traitement de la dent suivant la méthode habituelle de chacun.

. . . . . . . . . . . . . . . . . . . .

La méthode classique, ainsi qu'on a pu en juger, comprend tout ce que l'arsenal thérapeutique peut mettre à notre disposition. Mais on peut dire que, étant donnée

---

(1) Nous aimerions voir nos élèves bannir de leur langage professionnel le terme de « tire nerfs » qui n'est pas rigoureusement scientifique, car c'est prendre la partie pour le tout.

(2) *Ne jamais atteindre la dose de* cinq centigrammes — *qui est la dose maxima.*

l'abondance de ces moyens thérapeutiques appliqués à la fois, il est impossible de pouvoir préciser la valeur propre à chacun d'eux. Il en résultera donc une grande incertitude dans le pronostic : l'extraction restant toujours notre suprême ressource en cas d'insuccès.

### II. — **Méthode de Buckley** (1) (de Chicago).

Alors que, malgré la diversité de leurs procédés, la plupart des méthodes de traitement de l'arthrite alvéolo-dentaire phlegmoneuse ont comme principal objectif le cathétérisme des canaux — la méthode de BUCKLEY présente cette particularité d'éviter, précisément, cette petite manœuvre opératoire, qui nous paraît indispensable si nous voulons agir plus efficacement sur le phénomène infection au-delà de l'apex.

D'après BUCKLEY, dans une $P^3$ infectée la pulpe se décompose, *grosso modo*, en deux sortes de matières : 1° matières azotées ; 2° matières non azotées.

Les matières azotées (2) sont représentées par les *albuminoïdes* ; les matières non azotées comprennent les *hydrates de carbone* et les *graisses*.

L'action des microorganismes sur ces matières est suivie d'une série de réactions ayant tendance à transformer les albuminoïdes, les hydrates de carbone et les graisses en composés de plus en plus simples. C'est ainsi que les hydrates de carbone deviennent le siège d'une fermentation dont le résultat est leur transformation en acide carbonique et acide acétique. En présence de ces acides, les matières albuminoïdes se putréfient et se transforment en

(1) *a)* BUCKLEY (de Chicago). — *La chimie de la pulpe décomposée et le traitement de cette maladie et de ses complications* (Congrès dentaire international. Saint-Louis, 1904).

*b)* J. Heck-Magonette. — *La méthode de Buckley* (Odontologie, 15 juin 1907, page 501).

(2) A. Barden. — *Manuel de thérapeuthique dentaire* (sous presse).

acide sulfhydrique, en putrescine, cadavérine et neuridine — lesquelles, sauf l'acide sulfhydrique, donnent, à la suite de transformations successives, de l'*ammoniaque.*

A ce moment, nous ne trouvons dans la chambre pulpaire et les canaux radiculaires que des produits de décomposition représentés par :

1° De l'*acide sulfhydrique ;*

2° De l'*ammoniaque ;*

3° Des *graisses ;*

4° De l'*eau.*

Afin de transformer ces différents produits nocifs en corps inoffensifs, voire légèrement antiseptiques, Buckley emploie deux médicaments spéciaux, mélangés à parties égales : le *formol* et le *trikrésol.*

Le *formol* agissant sur l'acide sulfhydrique, donne des composés inodores et inoffensifs tels que le soufre et le méthan. De plus, le formol en se combinant avec l'ammoniaque forme de l'urotropine, produit inoffensif.

Quant au *trikrésol* — qui n'est qu'un mélange à proportions égales de l'orthocrésol, du paracrésol et du trikrésol —, corps homologue de l'acide phénique mais dont le pouvoir bactéricide est trois fois plus grand, il dissout les graisses et les transforme en lysol — c'est-à-dire en un corps antiseptique !

Technique opératoire

1re Séance. — Après avoir simplement lavé à l'alcool la cavité pulpaire — et cela, *sans s'occuper des canaux* — on y place une boulette d'ouate imbibée de la solution suivante :

Mélange de Buckley :

| | |
|---|---|
| Trikrésol. . . . . | āā P.E. |
| Formol . . . . . | |

Puis, on obture *hermétiquement,* soit à la gutta, ou mieux

encore avec le ciment spécial de BUCKLEY, dont voici la formule :

Ciment spécial de BUCKLEY :

| *Poudre* | | *Liquide* | |
|---|---|---|---|
| Sulfate de zinc. . . . . . . | 1 | Eau distillée. . . . . . . . . | 16 |
| Oxyde de zinc . . . . . . . | 2.50 | Gomme arabique. . . . . . | 1 |

Après avoir mélangé un peu de poudre au liquide, ajoutez :
Oxyde de calcium : 0.7, et filtrez.

L'obturation faite, on laisse le pansement pendant 24 ou 48 heures.

2e Séance. — Après avoir enlevé le pansement précédent, on place dans la chambre pulpaire — toujours *sans s'occuper des canaux* — une certaine quantité de la pâte suivante de BUCKLEY.

| | |
|---|---|
| Oxyde de zinc . . . . . . . . . . . . . . . . | 8 |
| Sulfate de zinc anhydre. . . . . . . . . . . . | 2 |
| Trikrésol . . . . . . . . . . . . . . . . | 3 |
| Formol . . . . . . . . . . . . . . . . | 1 |
| Eugénol. . . . . . . . . . . . . . . . | 1 |
| Glycérine . . . . . . . . . . . . . . . . | q. s. pour pâte. |

Après quoi, on obture toujours hermétiquement à l'aide du ciment spécial de BUCKLEY.

Ceci fait, on laisse la pâte sous ciment pendant 8 jours.

3e Séance. — Le traitement est terminé. Il suffit d'enlever le ciment obturateur, en ayant soin de laisser la pâte au fond de la chambre pulpaire. La dent étant prête à être obturée, préparer la cavité en vue de l'obturation de choix. . . . . . . . . . . . . . . . . . . . . . . . . . . . . . . . . . . . . . .

Le traitement de BUCKLEY paraît, comme on le voit, très simple. En effet, il évite les recherches, toujours délicates et parfois vaines, des canaux radiculaires. De plus, il permet d'agir vite en supprimant, ainsi que nous venons de le dire, de notre technique opératoire le cathétérisme des canaux — manœuvre que d'aucuns, dont nous sommes, persistent à considérer comme indispensable. Par ce côté tout au moins, la méthode de BUCKLEY se met... *à la portée de tous.*

L'application de cette méthode est suivie quelquefois, à la 1re séance, d'une plus ou moins violente recrudescence des phénomènes douloureux arthro-dentaires, qui s'atténuent peu à peu pour disparaître au bout de 48 heures.

Malgré ces résultats favorables, nous croyons qu'il faut n'avoir recours à la méthode BUCKLEY que dans les cas spéciaux de caries pénétrantes à accès difficile — par exemple celles des dernières molaires pour lesquelles le cathétérisme des canaux paraîtrait difficile sinon impossible.

En ce qui concerne les autres dents, on évitera certainement la possibilité de complications ultérieures ou de récidives, si on veut bien compléter la méthode de BUCKLEY par le cathétérisme, la stérilisation et l'obturation définitive des canaux radiculaires.

### III. — **Méthode de Cruet.**

#### GREFFES DENTAIRES CHAUDES (1).

CRUET entend par greffe dentaire chaude, la remise dans son alvéole, après l'extraction, d'une dent atteinte d'arthrite aiguë avec ou sans abcès. En un mot il s'agit d'une *greffe autoplastique par restitution.*

TECHNIQUE OPÉRATOIRE

L'opération comprend 6 temps :

---

(1) L. Cruet. — *Les greffes dentaires chaudes.* (Congrès de Stomatologie, 1907, Paris), *Revue de Stomatologie*, octobre 1907.

### 1° *Préparation du champ opératoire.*

Consiste à procéder à l'ablation du tartre et à l'antisepsie du milieu buccal à l'aide de lotions buccales antiseptiques.

### 2° *Extraction.*

Faire précéder l'extraction d'une anesthésie locale (1). Faire son injection au pourtour de la zone inflammatoire. L'extraction, effectuée avec beaucoup de précaution, une fois faite, la dent est plongée dans un bain antiseptique (eau oxygénée, sublimé ou eau phéniquée au 1/100) et y séjourne jusqu'à nouvel ordre.

### 3° *Traitement de l'alvéole et de ses complications.*

Curettage de l'alvéole à l'aide d'une fraise à racines, montée sur le tour dentaire.

S'il y a abcès vestibulaire ou palatin volumineux, on a soin de l'ouvrir avant toute opération. Si, au contraire, l'abcès est petit, il se vide généralement au moment soit de l'extraction, soit du curettage. Le curettage sera suivi de lavages antiseptiques dans l'alvéole, ressortant si possible par l'ouverture de l'abcès. Dans le cas contraire, les lavages devront être faits à la fois dans l'alvéole et l'ouverture chirurgicale de l'abcès.

### 4° *Traitement de la dent en dehors de la bouche.*

Ce traitement comprend 3 parties :

1° Brossage de la racine au savon ;

2° Râclage des parties végétantes du ligament ;

3° Obturation des canaux et de la dent.

Bien entendu, au cours de ces opérations, la dent est maintenue, entourée d'une compresse antiseptique, entre les doigts de la main gauche.

---

(1) Cruet préconisait, en 1907, la solution de chlorhydrate de cocaïne au 1/100 — aujourd'hui la solution de novocaïne suprarénine à 2 0/0 ou d'adralgine serait indiquée.

5° *Mise en place.*

On lave encore une fois l'alvéole, après quoi on l'assèche avec un tampon de ouate hydrophile. La dent, que l'on saisit entre le pouce et l'index, est ensuite, d'un mouvement brusque et unique, enfoncée dans son alvéole, où elle retrouve exactement sa place normale en produisant un petit choc. Légère douleur vite calmée et qui n'est plus suivie d'aucune autre.

6° *Soins consécutifs.*

Afin de faciliter la consolidation, il est bon de ligaturer la dent avec ses voisines. Prescription de lotions buccales antiseptiques. La consolidation s'obtient généralement au bout de huit jours. L'organe retrouve ses fonctions physiologiques quinze jours à un mois après l'opération.

En somme, l'opération de Cruet est, à peu de choses près, la même que celle qui se pratique au cours de l'arthrite chronique suppurée : c'est-à-dire la réimplantation. Cette méthode a été appliquée vingt fois, par son auteur, en douze ans. Cruet avoue cependant que toutes n'ont pu être contrôlées quant aux résultats.

Les principes qui ont suggéré à l'auteur l'application de ce *modus operandi* reposent sur un sérieux fondement scientifique, car, d'après Cruet, «... l'opération apparaît comme équivalent à un large débridement d'un foyer enflammé et infecté, et comme une intervention propre à empêcher le développement d'accidents ultérieurs, par la faculté qu'elle donne, de détruire sur place et complètement par des moyens simples, l'infection profonde ».

Théoriquement cette méthode est excellente et tout à fait indiquée. Mais, en pratique, nous la croyons difficilement applicable, précisément à cause de l'état chaud de l'opération. Tout au plus peut-on la proposer auprès de la clientèle hospitalière. Quant à la clientèle payante, il n'y faut pas songer : le malade reculera toujours devant cette opération, non seulement parce qu'elle lui apparaîtra comme disproportionnée quant aux chances et à l'importance du résultat, mais aussi par peur, par pusillanimité et, surtout, par le désir légitime d'être soulagé immédiatement avec le minimum de souffrance — minimum que nous ferons difficilement accepter par le malade quant à cette opération.

Du reste, l'auteur lui-même, que nous ne sachions, n'a publié aucune autre observation depuis 1907.

## IV. — Méthode personnelle.

Notre méthode consiste : 1° à pratiquer d'une façon systématique — et autant que faire se peut — le cathétérisme du foramen apical dans tous les cas d'arthrite aiguë d'origine interne et à *processus infectieux*, compliquée ou non de fluxion ou d'abcès; 2° à faire suivre ce cathétérisme d'une technique spéciale et très simple concernant le traitement de la cause — c'est-à-dire la $P^3$ avec gangrène pulpaire.

### Considérations générales

Nous savons que, au point de vue pathogénique, l'aggravation des symptômes dans l'arthrite alvéolo-dentaire phlegmoneuse d'origine interne est due non seulement à l'évolution même du processus infectieux mais, surtout, aux phénomènes de retention, au niveau de l'articulation, des produits pathologiques de nature gazeuse ou liquide.

Si donc, à l'aide d'un moyen quelconque, nous créons ou rendons à nouveau perméable leur voie normale d'évacuation (voie apico-canaliculaire) nous aurons, *ipso facto*, non seulement atténué le développement du processus infectieux, qui évoluait ainsi en vase clos, mais encore diminué les phénomènes de tension arthro-dentaire résultant de l'accumulation des produits pathologiques à ce niveau et, par conséquence, atténué puis supprimé l'intensité des symptômes subjectifs.

La méthode que nous proposons et que nous appliquons d'une façon systématique depuis 1904 est d'une telle simplicité que beaucoup de praticiens, avant nous (1), l'appliquaient et l'appliquent encore — mais dans certains cas spéciaux seulement : le cathétérisme du foramen apical étant, en effet, dans les cas d'abcès apical, palatin ou vestibulaire, le procédé de choix pour l'évacuation du pus.

Il nous faut, cependant, répondre par avance à deux objections importantes, que pourrait soulever l'application systématique du cathétérisme du foramen.

*A priori*, en effet, ce procédé pourrait paraître paradoxal : la sonde, nous dira-t-on, après avoir traversé le canal radiculaire infecté peut porter le contage au niveau de l'espace de Black ?

Oui, s'il s'agissait d'une arthrite subaiguë, ou aiguë de cause chimique ; *non*, s'il s'agit, comme nous l'entendons, d'une arthrite phlegmoneuse ou suppurée, par conséquent de cause infectieuse et d'origine interne.

La région périapicale étant, dans l'arthrite aiguë infectieuse, le siège d'une infection en vase clos, c'est-à-dire avec phénomènes de rétention, le cathétérisme de l'apex, au lieu d'augmenter la virulence des phénomènes infectieux, ne pourra au contraire que la diminuer, et cela, ainsi que nous le disions au commencement de notre description, en

---

(1) Balding, déjà, au cours d'un travail important concernant le traitement des dents mortes, disait — parlant du cathétérisme de l'apex : « Certains praticiens conseillent d'insinuer (1re séance) un foret très fin jusqu'au-delà du sommet radiculaire pour déchirer le sac de l'abcès et « soutirer » le sang, puis de faire un pansement aussitôt que tout suintement a cessé Bien que notre expérience ne soit pas très étendue, je dois reconnaître que cette manière de faire m'a donné d'excellents résultats dans quelques cas où je l'ai employé... » (Balding, « *Traitement des dents mortes* », travail lu au « London Dental Hospital ». Traduction du « The Dental Record » par le « Progrès Dentaire », mai 1891).

créant ou rendant à nouveau perméable la seule voie naturelle d'évacuation aux produits pathologiques qui résultent de l'infection arthro-dentaire.

D'autre part, on peut nous objecter que si, en théorie, tous les canaux sont accessibles (?), en réalité, ils ne le sont pas dans la pratique. En effet, les canaux externes pour les molaires supérieures et les canaux antérieurs des molaires inférieures résistent quelquefois au cathétérisme.

Mais nous ferons remarquer que, en général — et ceci est un fait constaté par tout clinicien attentif — c'est par les canaux de grand diamètre que l'infection détermine des complications aiguës du côté arthro-dentaire — alors que les canaux filiformes ont le privilège des complications lentes et chroniques. Lorsque, par contre, nous constatons une lésion chronique au niveau de l'apex d'une racine à canal de fort diamètre, nous pouvons être sûr qu'elle est consécutive, soit à une transformation d'une arthrite aiguë ancienne en une arthrite chronique, soit à une infection lente d'une pulpe mortifiée par un traumatisme ancien. S'il s'agit d'une molaire supérieure atteinte d'arthrite aiguë, nous constaterons, après l'extraction de la dent, que les lésions inflammatoires aiguës sont surtout accentuées au niveau des racines à larges canaux. Pour les molaires supérieures, la racine palatine sera la plus atteinte, puis viendra la racine antéro-externe et enfin la racine postéro-externe. S'agit-il des molaires inférieures, c'est généralement la racine postérieure qui apparaîtra la plus atteinte et l'acuité des lésions inflammatoires au niveau de la racine antérieure sera en raison directe du diamètre de ses deux canaux. Enfin, nous rappellerons pour terminer que c'est au pus provenant d'une arthrite *chronique* suppurée des racines *externes* des molaires supérieures, que nous devons, la plupart du temps, de constater le pyosinus ou empyème du sinus maxillaire.

Aussi, c'est en nous basant sur ces constatations cliniques, que nous nous contentons de n'opérer le cathétérisme du foramen que des canaux dont le diamètre en permet l'accessibilité.

Maintenant, est-ce à dire que cette manœuvre soit indolore? Non, le malade sera averti au contraire de la douleur quelquefois vive et passagère occasionnée par ladite manœuvre.

Par contre, *le cathétérisme du foramen suffit, à lui seul, pour atténuer, en quelques instants, l'intensité des phénomènes subjectifs. Cette atténuation va en s'accentuant pour faire place, en très peu de temps, à une sédation complète de la douleur.*

Cependant, afin de hâter la sédation des phénomènes douloureux dans les cas d'abcès en formation (fluxion à évolution suppurative), nous adjoignons une médication externe et interne analgésique : la lotion chloralée au décocté de guimauve et pavot pour la médication externe, et les cachets de véronal pour la médication interne.

Nous possédions en fin décembre 1909 plus de 300 cas d'arthrites phlegmoneuses compliquées ou non de fluxion ou d'abcès, où nous avons procédé au cathétérisme du foramen et pour lesquelles cette seule manœuvre a suffi pour nous permettre de traiter les dents malades, 24 heures après, comme des $P^3$ simples.

Deux cas, cependant, peuvent se présenter, pour lesquels nous nous abstenons de pratiquer le cathétérisme du foramen.

1° Lorsqu'il s'agit d'une carie cervico-distale d'une grosse molaire : les difficultés de son agrandissement du côté de la face triturante pouvant provoquer, par l'usage prolongé de la fraise à fissure, une trop violente douleur.

2° Dans les cas d'arthrite phlegmoneuse des dents temporaires : car, ici, le cathétérisme du foramen devient inutile étant donné son diamètre qui est toujours plus grand que sur une dent permanente.

Dans ces deux cas, nous avons recours à la méthode *classique*, pour les caries cervico-distales (1) des grosses molaires, et au cathétérisme des canaux, seulement, pour les dents temporaires : mais, en laissant, dans les deux cas, la dent ouverte durant vingt-quatre heures et en recommandant aux parents de procéder eux-mêmes, chez leur enfant, aux placement et enlèvement de la boulette d'ouate au moment des repas.

## Technique opératoire

*Cathétérisme du foramen.* — Saisissant, avec précaution, la dent entre le pouce et l'index de la main gauche — de façon à éviter au malade les douleurs pouvant résulter des heurts opératoires — nous débarrassons la cavité pulpaire et les canaux *accessibles* de tout le magma putride pulpo-alimentaire qui peut s'y trouver.

Ce nettoyage doit se faire à l'aide d'excavateur à cuillère et d'injections d'eau tiède pour la cavité pulpaire, enfin de *sondes barbelées* pour les canaux.

Notre cheminée camero-radiculaire ouverte, nous prenons une sonde en cuivre (parce que plus flexible, plus effilée et ne cassant pas) et l'introduisons dans le canal radiculaire en ayant soin de *dépasser* le foramen et pénétrer, par conséquent, jusque dans l'espace apical de Black. Le cathétérisme foraménien effectué, nous retirons notre sonde. Si l'arthrite est phlegmoneuse, le cathétérisme est suivi d'un écoulement séro-sanguinolent ; si, au contraire,

---

(1) Nous réservant, à la séance suivante et lorsque l'acuité des symptômes a disparu, soit d'agrandir la cavité de carie vers la face triturante, soit de trépaner directement celle-ci en vue de nous faciliter le traitement des canaux.

l'arthrite est suppurée, le suintement sera purulent.

*Après la manœuvre du cathétérisme nous ne mettons aucun pansement, quel qu'il soit, ni dans le canal ni dans la cavité de carie* — et ce, afin de laisser aux produits pathologiques infectieux toute liberté d'évacuation. La dent est ainsi laissée ouverte pendant 24 ou 48 heures, suivant l'intensité des phénomènes inflammatoires.

*Désinfection des canaux radiculaires.* — Lorsque, vingt-quatre heures après le cathétérisme de l'apex, le patient revient nous voir nous traitons la dent malade par des pansements au formol-créosote sous gutta.

Voici la formule que nous employons (1) :

| | |
|---|---|
| Formol . . . . . . . . . . | $\widehat{aa}$ P. E. |
| Créosote de Hêtre. . . . . | |

Notre technique opératoire est la suivante :

Nous préparons tout d'abord, sur une plaque de verre, tout ce qui nous sera nécessaire pour effectuer notre pansement caméral ou caméro-radiculaire suivant les cas (nous verrons plus loin pourquoi) sous gutta : 1° une boulette d'ouate pour le pansement caméral ; 2° une mèche d'ouate pour le pansement radiculaire, que nous préparons à l'aide de quelques fibres d'ouate enroulées autour d'une sonde lisse, 3° un morceau de gutta que nous fixons à l'extrémité d'une spatule.

Mèche et boulette d'ouate sont trempées dans le mélange formol-créosote dont la formule a été décrite plus haut. Ceci fait, et afin d'enlever tout excès de médicament, nous comprimons à l'aide d'un gros morceau de coton hydrophile, placé entre les doigts de la main gauche, mèche et boulette d'ouate jusqu'à ce que celles-ci soient simplement

(1) Depuis 1904, nous n'employons, pour le traitement des caries pénétrantes avec pulpe gangrénée, que le mélange de formol-créosote en pansements sous gutta.

saturées du mélange médicamenteux, lequel — nous ne saurions trop insister à ce sujet — ne doit agir que par les vapeurs qu'il émet et non par un excès de liquide, ce qui, pour les dents de la mâchoire inférieure par exemple, pourrait provoquer une brûlure chimique au niveau de l'espace de Black.

Ces divers préparatifs achevés, nous nous occupons alors de notre dent malade. Après nettoyage mécanique et séchage à l'alcool de la cavité de carie et des canaux radiculaires, nous insufflons dans les canaux de l'air très chaud à l'aide d'une poire à air et nous introduisons immédiatement *après* (1), d'abord une mèche d'ouate dans chaque canal, puis notre boulette d'ouate par dessus et recouvrant le fond de la chambre pulpaire (2). Nous recouvrons le tout d'une gutta bien chaude obturant, par conséquent, notre pansement d'une façon absolument hermétique. Nous recommençons ainsi deux, trois ou quatre fois les mêmes pansements et à plusieurs jours d'intervalle.

Lorsque la dent est désinfectée, c'est-à-dire lorsque la mèche retirée n'émet que des vapeurs de formol-créosote, nous procédons à l'obturation définitive des canaux.

*Obturation définitive des canaux radiculaires.* — Supposons notre canal radiculaire stérilisé et prêt à être

(1) La priorité, au sujet de ce mode d'opérer, appartient à M. Richard-Chauvin. Richard-Chauvin insuffle de l'air chaud *avant* l'application du principe médicamenteux et ce, afin de favoriser la diffusibilité des vapeurs médicamenteuses. Cette méthode a été expliquée et démontrée par son auteur au congrès dentaire international de 1900 (Paris). Richard-Chauvin considérait, avec raison, que « *le médicament doit être mis après le séchage, après que la dent est échauffée, et non pas avant. Si vous mettez le médicament dans le canal avant, sous prétexte de vaporiser, vous vaporisez le médicament en dehors et non en dedans. Si vous voulez faire absorber à la dentine un médicament quelconque, il faut procéder par dessiccation, pour qu'il soit absorbé par capillarité* » (Comptes rendus du 3e congrès international dentaire de 1900. Paris. Tome III. Pages 22 et 23.

(2) Le pansement caméral sert ici de réserve médicamenteuse en cas de neutralisation, par excès d'infection, de l'action médicamenteuse du pansement canaliculaire. (Voir aux pages 245 et 246 pour la technique opératoire par séances.)

obturé définitivement. Nous préparons tout d'abord, sur une plaque de verre : 1° des *cônes de gutta* (1), d'un diamètre un peu moindre que celui, supposé, du canal à obturer, et des *sondes en cuivre* pour les canaux filiformes lorsqu'il s'agit de molaires ; 2° une *pâte antiseptique* (2), que nous préparons en mélangeant les poudre et liquide suivants, que nous tenons dans des flacons préparés à l'avance :

*Poudre.*

| | |
|---|---|
| Trioxyméthylène | 1 |
| Oxyde de zinc | 9 |

*Liquide.*

| | |
|---|---|
| Formol | āā PE |
| Créosote de hêtre | |

Proportionner les quantités de façon à obtenir une pâte pouvant être prise à l'aide d'une spatule.

Notre pâte antiseptique préparée, nous y roulons à même nos cônes de gutta et sondes en cuivre, de façon que ceux-ci soient complètement enrobés de ladite pâte.

Ceci fait, nous nous occupons alors de notre dent.

Après endiguement de notre champ opératoire (digue de caoutchouc ou rouleaux d'ouate bien serrés et placés au niveau des orifices des glandes salivaires) nous désobturons notre dent de son pansement caméro-radiculaire. Après nous être assuré que la mèche d'ouate, retirée du canal, continue à n'émettre que des vapeurs médicamenteuses sans trace d'infection, nous introduisons dans le canal une certaine quantité de la pâte préparée précédemment, que nous foulons à l'aide d'une sonde lisse par plusieurs mouvements de va-et-vient. Par ces mouvements nous

(1) Ces cônes de gutta sont vendus en boîtes spéciales par nos fournisseurs habituels.

En ce qui nous concerne, nous les conservons aseptiques dans un flacon au fond duquel nous plaçons un morceau d'ouate imprégné de formol créosote.

(2) Suivant la formule, pour la poudre, de J. Ferrier, dentiste de l'Hôpital Baujon (1905).

refoulons notre pâte jusque assez près de l'apex, à un endroit par conséquent qu'il est assez malaisé d'atteindre avec les cônes de gutta. Enfin, par ces mouvements de va-et-vient, nous recouvrons les parois canaliculaires d'une légère couche de pâte antiseptique.

Puis nous prenons, à l'aide d'une précelle, un cône de gutta préparé, que nous trempons dans du chloroforme et que nous introduisons, progressivement et avec des intervalles d'arrêt, dans le canal radiculaire.

Par suite de la présence du chloroforme notre cône de gutta présente un certain ramollissement de sa surface, ce qui lui permet de s'adapter d'une façon parfaite aux parois du canal.

L'obturation au cône de gutta ne peut être faite que dans les canaux de grand diamètre. Pour ce qui concerne les canaux filiformes, nous nous servons de sondes en cuivre, que nous introduisons et que nous sectionnons suivant la méthode A. Siffre (1).

Enfin, après avoir tapissé le fond de la chambre pulpaire à l'aide de gutta rose aseptique, notre dent est prête pour l'obturation définitive.

Quelle que soit la technique suivie pour l'obturation définitive des canaux : que ce soit simplement avec une pâte antiseptique quelconque, que ce soit à l'aide de mèches d'ouate ou de sondes en cuivre trempées dans la traumaticine (méthode A. Siffre), ou enfin suivant la méthode que nous venons d'indiquer..., tous les auteurs s'accordent à recommander d'obturer les canaux avant l'obturation définitive de la dent. L'obturation des canaux est indispensable, car au cas où l'obturation de la dent viendrait à se desceller, soit par carie récidivante, soit par effondrement d'une paroi de la couronne, l'infection canalicu-

---

(1) Voir méthode A. Siffre. Page 278.

laire consécutive devient impossible. Dans ces cas l'obturation des canaux permettra d'utiliser la racine soit pour une couronne, dent à pivot, bridges, etc., etc. *C'est précisément à cause de cette éventualité possible que la méthode de* BUCKLEY *doit être rejetée pour les dents à canaux accessibles.*

Il ne nous reste maintenant qu'à décrire, dans un résumé méthodique, notre technique opératoire par séances :

**1re Séance.**

*Cathétérisme du foramen* sans *pansement consécutif.*

S'il s'agit d'une arthrite traumatique tardive, trépaner la dent comme il est indiqué dans la méthode classique, et cathétériser le foramen.

S'il s'agit d'arthrite comme complication d'une carie pénétrante, cathétériser le foramen si le ou les canaux sont *facilement* accessibles.

Dans le cas contraire, et ainsi que pour les dents temporaires, se contenter de déterger la cavité de carie et l'orifice des canaux.

Laisser la dent ouverte durant 24 heures, en recommandant au malade les prescriptions relatives au placement et à l'enlèvement d'une boulette d'ouate sèche au moment des repas. Ordonner, si on le juge nécessaire, la médication externe et interne analgésique dont nous avons parlé.

**2e Séance.**

*Pansement* caméral *au formol-créosote sous gutta.*

Ce premier pansement que l'on fait au cours de la deuxième séance ne doit être placé que dans le fond de la cavité pulpaire et recouvrant l'orifice des canaux. Mais pourquoi caméral et non caméro-radiculaire ?

C'est que, si dans la première séance le cathétérisme de l'apex était nécessaire pour faire cesser les symptômes subjectifs de l'arthrite, l'introduction dans le canal d'une mèche d'ouate antiseptique pourrait, dans la deuxième séance, refouler au-delà de l'apex, par une action de piston, quelques débris pulpo-alimentaires que la sonde barbelée aurait pu laisser au cours du nettoyage canaliculaire, forcément incomplet parce que douloureux, de la première séance.

Au surplus, le pansement caméral, par les vapeurs de formol-créosote qu'il émet lentement et constamment, atténuera déjà, dans une notable proportion, la virulence du milieu infectieux intra-canaliculaire — ce qui permettra de pouvoir procéder, à la troisième séance, à un nettoyage mécanique mieux aisé des canaux radiculaires. Le pansement caméral doit rester en place durant 1 ou 2 jours.

3e Séance (et les suivantes).

*Pansements caméro-radiculaires formol-créosotés sous gutta.*

Procéder, ici, suivant la technique que nous avons décrite à la page 241 sous la rubrique : *désinfection des canaux radiculaires*. Les pansements caméro-radiculaires devront rester sous gutta durant 3 ou 4 jours.

*En ce qui concerne l'arthrite phlegmoneuse la guérison est assurée dès la 3e séance*, c'est-à-dire après 2 pansements au formol-créosote sous gutta — la 1re séance ayant été consacrée exclusivement au cathétérisme du foramen apical.

Mais il nous reste à traiter la carie pénétrante, cause de l'arthrite.

Les pansements consécutifs (toujours d'après le même procédé) n'auront donc pour but que la stérilisation des canaux radiculaires et leur nombre ne pourra dépendre que du degré d'infiltration infectieuse des parois canaliculaires. En général, cependant, la stérilisation des canaux est obtenue au bout de 4 à 5 séances, tout au plus.

### V. — Méthode Filderman (1).

La méthode FILDERMAN ou méthode aspiratrice consiste à procéder, en une seule séance et à l'aide d'une instrumentation spéciale, à la désinfection à la fois mécanique et médicamenteuse, en même temps qu'à l'obturation définitive, des canaux radiculaires de dents atteintes soit de $P^3$ infectée (carie du 4e degré), soit d'arthrites phlegmoneuse ou chronique compliquées de fluxion ou d'abcès apical, vestibulaire ou palatin.

INSTRUMENTATION (2).

« Une pompe à pied à laquelle est accouplée une bouteille d'oxygène, un appareil à bouillir et un obturateur : voilà toute l'instrumentation.

Des tubes en caoutchouc relient ces organes. La pompe (P) fonctionne tout comme la vulgaire pompe à bicyclette — mais par un mécanisme inverse et une manœuvre plus douce. La bouteille à oxygène (O) est munie d'un manomètre qui permet de constater que l'oxygène s'y trouve, quand elle est pleine, sous une pression de 100 kilos.

L'appareil à bouillir se compose d'une lampe à alcool à deux mèches : l'une chauffe une boîte dans laquelle on fait stériliser une seringue (S) destinée à injecter la paraffine ; dans le même récipient plonge, comme dans un bain-

---

(1) A voir, au sujet de la méthode Filderman :
1° Journal Odontologique de France, mars 1908, juin 1909.
2° Journal « Le Laboratoire et le Progrès Dentaire réunis », n° du 15 août 1909.

(2) Nous reproduisons ici la description publiée dans le « Laboratoire et le Progrès Dentaire réunis », n° du 15 août 1909.

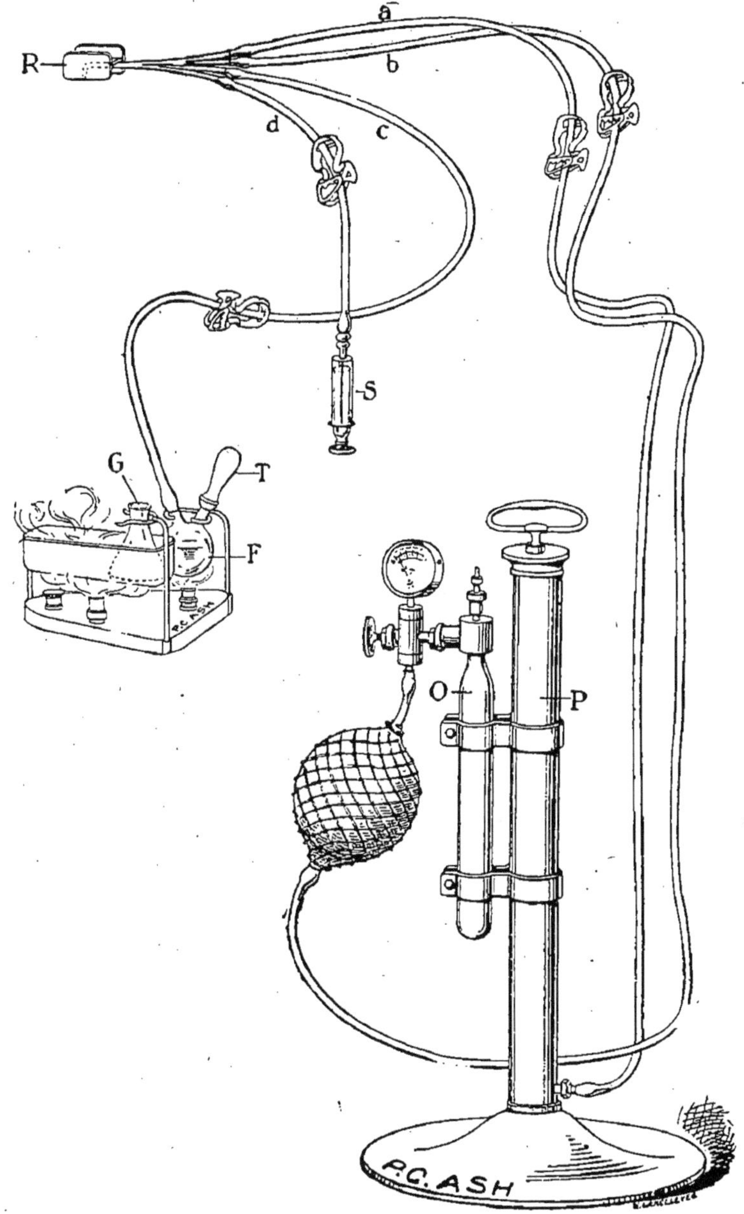


Fig. 33. — Appareil Filderman.

LÉGENDE :

P. Pompe.
O. Bouteille.
S. Seringue.
G. Petite fiole.
F. Ballon à formol.
T. Tétine.

R. Obturateur.
*a*. Pompe aspiratrice.
*b*. Ballon d'oxygène.
*c* Ballon à formol.
*d*. Seringue à paraffine.

marie, une petite fiole (G) remplie de paraffine goménolée ; l'autre mèche brûle sous un petit ballon (F) contenant une solution de formol à 20 0/0. Ce petit ballon a deux tubulures : l'une pour le tube en caoutchouc et l'autre pour une tétine (T) en caoutchouc, qui indique à chaque instant de l'opération si l'étanchéité est parfaite dans tout l'appareil.

Pompe aspiratrice, ballon d'oxygène, ballon à formol et seringue à paraffine sont reliés par autant de tubes en caoutchouc, sur le trajet de chacun desquels se trouve une pince d'arrêt, à un même aboutissant : l'obturateur.

Cet obturateur, qui sert à raccorder la dent aux quatre récipients dont nous venons de parler, consiste en un tube qui entre dans la cavité pulpaire et se divisant en deux branches : la première ira à la pompe et sera, au moment du fonctionnement de l'appareil, dentifuge ; la deuxième, dentipète au contraire, le subdivisera à son tour en trois rameaux destinés respectivement à l'oxygène, au formol et à la paraffine.

Un peu de godiva à empreinte entourant l'extrémité dentaire de l'obturateur et deux ailettes qui empêchent ce godiva d'être chassé assurent l'étanchéité du raccordement. La tétine, interrogée, en témoigne à chaque instant.

Technique opératoire

La désinfection mécanique et médicamenteuse, ainsi que l'obturation définitive des canaux radiculaires se font en une seule séance et en sept temps :

*1er temps.* — Débarrassez, à l'aide de gros instruments, la cavité pulpaire et l'orifice des canaux ; préparez la cavité en vue de l'obturation.

*2e temps.* — Chauffez le godiva de l'obturateur, plantez celui-ci dans la dent et dites au malade de mordre. Fermez les pinces de l'oxygène et de la paraffine. Ouvrez les autres et tirez une fois sur la pompe : la tétine s'aplatit.

*3e temps.* — Fermez la pince du formol, faites trois ou quatre aspirations avec la pompe, serrez la pince qui se trouve sur le tube de la pompe.

*4e temps.* — Ouvrez le robinet de l'oxygène, attendez un instant, refermez-le, ouvrez la pince qui glisse sur le tube à oxygène, attendez un peu, refermez-le.

*5e temps.* — Refaites de l'aspiration pour pomper l'oxygène et les particules.

*6e temps.* — Pendant ces manifestations, qui durent quelques minutes à peine, la paraffine et le formol chauffent. Ouvrez le ballon à formol, *la raréfaction de l'air dans la dent détermine un appel de vapeurs de formol,* la tétine s'aplatit, attendez, laissez faire, d'autres vapeurs se produisent qui comblent le vide et finissent par gonfler la tétine ; une forte pression pousse les vapeurs de formol dans les diverticules de la cavité, qui est désinfectée, autant peut-être par la chaleur que par le formol, fermez la pince du formol.

*7e temps.* — Faites une dernière aspiration ; chargez la seringue de paraffine et poussez-la énergiquement après avoir ouvert la pince. Fusible à 40°, elle va se solidifier instantanément dans la dent après avoir rempli ses diverticules, dont elle épouse la forme. Le goménol, excellent antiseptique et sédatif, achèvera la désinfection de la dent et supprimera la douleur provoquée par le formol.

Retirez l'obturateur de la dent et obturez celle-ci définitivement. »

Ainsi qu'on a pu en juger par la description de l'appareil et de la technique opératoire, la méthode FILDERMAN consiste à la fois en une aspiration dentifuge et une aspiration dentipète.

L'aspiration dentifuge sera d'ordre mécanique et l'aspiration dentipète d'ordre médicamenteux — celle-ci étant la conséquence de celle-là.

En ce qui nous concerne, nous sommes absolument partisan de l'aspiration mécanique dentifuge et ce, pour les mêmes raisons que nous invoquions à propos des indications du cathétérisme de l'apex dans notre traitement des arthrites d'origine interne infectieuses. L'aspiration mécanique serait même préférable — comme donnant un résultat immédiat — au cathétérisme de l'apex, surtout pour les dents du maxillaire inférieur.

Cependant, la formolation consécutive à l'aspiration dentipète a l'inconvénient d'être *massive* — ce qui peut provoquer quelquefois une poussée d'arthrite post-opératoire, atténuée, il est vrai, d'après les observations recueillies par l'auteur de la méthode, par la présence du goménol dans la paraffine. Mais cet inconvénient, outre sa bégninité parce que d'origine chimique, est compensé par une pénétration plus intime et immédiate des canalicules dentinaires des parois radiculaires ainsi que des régions arthro-dentaires, par les vapeurs de formol.

La méthode FILDERMAN ou méthode aspiratrice pourra être appliquée dans tous les cas d'arthrite alvéolo-dentaire phlegmoneuse d'origine interne, de causes infectieuses directes (carie pénétrante infectée) ou indirectes (traumatisme dentaire ancien).

## TRAITEMENT DE QUELQUES COMPLICATIONS DE L'ARTHRITE PHLEGMONEUSE

Nous nous contenterons de décrire ici le traitement de quelques complications — celles pour lesquelles nous pouvons, nous chirurgiens-dentistes, être appelés d'une façon courante : trismus, fluxion, abcès de voisinage, adénites et ostéomyélite.

## 1° TRISMUS

Si l'extraction de la dent est décidée, on aura simplement recours à l'anesthésie générale. La réduction du trismus ayant lieu dès la période de résolution musculaire, les mâchoires pourront être écartées facilement, à l'aide de l'ouvre-bouche de Doyen par exemple, et l'opération en sera ainsi facilitée.

On aura recours, pour l'extraction de la dent, soit à la langue de carpe, lorsque les dents de 12 ans et de 6 ans offrent un rempart suffisant à l'action du levier, soit au davier spécial à dent de sagesse inférieure ou enfin au bec de faucon.

Si, au contraire, on décide de conserver la dent, le traitement symptomatique ou traitement du trismus devra précéder le traitement causal ou dentaire et ce, afin de pouvoir, par un commencement de réduction du trismus, explorer assez facilement la dent malade et la traiter suivant la méthode de choix.

Le traitement symptomatique comprendra :

1° *Une lotion buccale sédative* (lotion chloralée avec décocté de guimauve et pavot).

2° *Des massages fréquents de la région masséterine.*

Quant au traitement causal ou dentaire, on pourra traiter soit, d'après la méthode classique ou la méthode de Buckley — si la carie est distale ou cervicale — soit, d'après la méthode Filderman ou la nôtre (cathétérisme du foramen) — si la carie est trituro-mésiale ou triturante, à cause précisément de l'accessibilité des canaux.

## 2° FLUXION

Le traitement de la fluxion se confond avec le traitement de l'arthrite phlegmoneuse dans les méthodes de Buckley, de Cruet, de Filderman, ainsi que dans la nôtre.

Quant au traitement par la méthode classique, il diffère suivant que la fluxion se confine au stade œdémateux ou évolue vers la suppuration.

Fluxion stade ultime.

Au cours du traitement dentaire, inviter le malade à se faire, lui-même, simplement des *massages de la joue.*

Fluxion a évolution suppurative.

Voici l'ordre dans lequel les différents temps du traitement devront être effectués :

1° Traitement causal par le cathétérisme des canaux en laissant la cavité de carie ouverte, durant 48 heures, avec les recommandations d'usage au malade.

2° Traitement symptomatique : 1° par la révulsion (1) ou la dérivation locales et à distance ; 2° par les médications externe et interne (2).

Enfin, proscrire toute sorte de cataplasmes quels qu'ils soient, bandeaux d'ouate, etc. Ordonner au malade de se coucher la tête bien surélevée et découverte ; de dormir du côté opposé à l'affection arthro-dentaire : toutes recommandations utiles, ayant pour but d'éviter un nouvel et inutile apport sanguin au niveau de la région phlegmasiée et, partant, diminuer l'intensité des symptômes subjectifs.

---

(1) Sauvez conseille, afin de hâter la formation et la localisation de la collection purulente, l'application, sur la joue, de fomentations antiseptiques. (Sauvez. *Thérapeutique de la fluxion ou de l'abcès dentaire.* Journal des Praticiens, 10 décembre 1904).

(2) O. Amoëdo a préconisé tout récemment, dans les cas de fluxion à évolution suppurative et pour prévenir toute généralisation septicémique, l'institution d'un traitement général qui consiste : 1° en *des injections hypodermiques de sérums* — soit antistreptococcique (de marmoreck), soit antistaphyloccique (de Doyen), soit, à défaut des deux précédents, de sérum physiologique ; 2° en *une désinfection du tube digestif* consistant, en une ingestion d'extrait concentré de levures de bière et de raisin (*staphylase* de Doyen), ou de mycolysine (de Doyen), en un régime alimentaire végétarien, en purgations au calomel et enfin en lavements du gros intestin. (O. Amoëdo. *Le traitement de l'état général dans les cas de fluxions dentaires graves.* Congrès international de médecine. Budapest. 1909).

## 3° ABCÈS DE VOISINAGE

### A. — ABCÈS VESTIBULAIRE ET PALATIN.

La priorité du traitement dentaire sur le traitement symptomatique variera suivant que l'abcès sera sus-périostique ou sous-périostique.

*a)* ABCÈS SUSPÉRIOSTIQUE (arthrite d'origine *externe*).

1° Ouvrir la collection purulente à son point le plus déclive, à l'aide du thermo ou galvano-cautère ;

2° Vider la poche par l'ouverture ainsi pratiquée. Placer l'index de chaque main au niveau des deux extrémités de la collection purulente. Puis, en pressant sur la muqueuse, les ramener lentement vers la ligne médiane, c'est-à-dire vers l'orifice de perforation. De cette façon, le pus ramené des deux extrémités de l'abcès arrive au niveau de l'orifice de perforation et s'évacue rapidement ;

3° Lavages de la poche au moyen d'une seringue avec une solution antiseptique (eau oxygénée au 1/3 ; permanganate de potasse à 1/4000) ; ou une solution, à la fois antiseptique et sédative (1), de teinture d'iode (8 parties) et de chloretone (2 parties) ;

4° S'assurer de la vitalité de la dent à l'aide des moyens ordinaires (diaphanoscopie, thermocautère). Si la pulpe est morte (mortification par voie apexienne) il faut trépaner la dent et la traiter ensuite comme une $P^3$ infectée, suivant la méthode préférée.

*b)* ABCÈS SOUS-PÉRIOSTIQUE (Arthrite d'origine *interne*).

L'évacuation du pus pourra se faire soit par la voie apico-canaliculaire, soit par la voie gingivale.

---

(1) Hugot. *Le chloretone et son emploi en Art dentaire* (Journal Odontologique de France. Janvier 1908).

En général, on doit toujours essayer de vider la poche par la voie apico-canaliculaire. Pour ce faire, *on cathétérise le foramen de l'apex*, après quoi on exerce des pressions lentes à l'aide des doigts au niveau du foyer collecté, en essayant de ramener le pus vers la région de l'apex. Ce « *modus operandi* » suffira, quelquefois, pour une dent monoradiculée ainsi que pour les abcès palatins. Par contre, l'évacuation du pus par les racines externes des molaires supérieures sera plus difficile, à cause du faible diamètre de la lumière de leur canal — de même, pour les molaires inférieures. Pour ces dernières, il vaut mieux ne pas tenter l'opération, car ici vient s'ajouter la loi de pesanteur qui fait que le pus remonte difficilement le canal radiculaire (1).

Si l'évacuation ne peut se faire par cette voie, il faut alors ouvrir la collection par la voie muqueuse et procéder, pour l'évacuation du pus ainsi que pour les lavages de la poche, suivant la même technique indiquée, dans la page précédente, pour les abcès *sus*-périostiques. La poche de l'abcès étant vidée et détergée, traiter ensuite la dent comme pour l'arthrite aiguë.

## B. — Abcès génien.

Dans ce cas, le traitement symptomatique devra toujours avoir le pas sur le traitement causal.

L'ouverture, au thermocautère, de la collection purulente devra toujours être faite par la voie vestibulaire et de la façon suivante : 1° à l'aide des doigts de la main gauche, soulever la joue et la maintenir écartée le plus possible ; 2° ouvrir la collection en plongeant la pointe du thermo-

---

(1) C'est dans ces derniers cas surtout, où la méthode Fildermann (voir page 247) serait indiquée. De même que pour les cas d'abcès palatin ou vestibulaire occasionnés par une arthrite chronique de dents monoradiculaires ou multiradiculaires.

cautère, *de dehors en dedans*, assez profondément et au niveau du cul-de-sac vestibulaire.

En aucun cas, nous ne conseillerons d'ouvrir un abcès génien par la voie cutanée : cette opération devant être laissée, de préférence, aux soins d'un médecin.

Cependant, s'il était *absolument* nécessaire d'avoir recours à une incision cutanée, il faudrait n'y procéder qu'à l'aide du bistouri et en tenant compte de la direction et de la nature des vaisseaux de la région abcédée. L'incision devra être faite transversalement dans la région parotidienne (à cause de la branche temporo-faciale du nerf facial) et *longitudinalement* dans toutes les autres régions (sillon naso-labio-génien ; régions buccinatrice et massetérine).

## 4° ADÉNITES ET ADÉNO-PHLEGMONS

Si l'adénite n'est qu'à la période d'induration, il faut ne pas s'occuper de la complication ganglionnaire et traiter simplement l'arthrite aiguë. Nous tenons à faire remarquer que l'induration ganglionnaire ne disparaît jamais rapidement, mais *lentement* — quelquefois en une ou deux semaines.

Si, au contraire, l'adénite est suppurée avec lympho-cellulite périganglionnaire (adéno-phlegmon) le mieux est de ne pas hésiter à extraire la dent malade.

Dans le cas où la collection purulente aurait tendance à se frayer une ouverture par la peau — ce que l'on reconnaîtrait à l'aspect chaud et luisant que prend la région du point culminant de l'adéno-phlegmon — il faut ouvrir par la voie cutanée (1) et à *l'aide d'un bistouri*. Comme pour l'abcès génien, il y a un grand intérêt à tenir compte des

(1) Toujours en cas d'*absolue* nécessité, bien entendu.

rapports vasculaires de l'adéno-phlegmon. Suivant sa situation anatomo-topographique, ces rapports vasculaires seront : adéno-phlegmons sous-mentonniers (vaisseaux sous-mentaux), sous-maxillaires (émergence des vaisseaux faciaux), sous-angulo-maxillaire (carotide externe et ses branches collatérales), géniens (vaisseaux faciaux).

L'incision par la voie cutanée devra être suivie — après évacuation du pus — de lavages de la poche abcédée à l'aide de solutions antiseptiques tièdes.

## 5° OSTÉOMYÉLITE DU MAXILLAIRE

En présence d'une ostéomyélite du maxillaire, suppurée ou non, nous devons, avant toute chose, procéder à l'extraction de la dent malade. Mais, étant donné le trismus, rendant difficiles l'exploration et l'extraction de la dent malade, on aura recours à l'anesthésie générale.

Si l'ostéomyélite n'est qu'au stade phlegmoneux, il suffira de déterger simplement l'alvéole avec une seringue et à l'aide d'une solution antiseptique tiède.

Si, au contraire, l'ostéomyélite était suppurée, il serait urgent de donner issue au pus, soit en facilitant son évacuation par les alvéoles des dents extraites, soit en pratiquant une large ouverture au thermocautère, par la voie vestibulaire et suivant la même technique opératoire que pour l'abcès sus-périostique (page 254).

Le traitement symptomatique sera à peu de chose près celui que nous avons indiqué pour la fluxion à évolution suppurative (1). On pourra faire alterner les bains de bouche chloralés avec une lotion buccale au permanganate de potasse au 1/4000, de façon à augmenter l'action antiseptique locale.

(1) Voir page 253.

On attendra ensuite les événements (1), en invitant cependant le malade à revenir nous voir plusieurs fois par semaine pour lui faire, nous-même, des lavages intra-alvéolaires antiseptiques.

Ne jamais essayer d'enlever le séquestre si celui-ci n'est qu'en voie de formation. Attendre, au contraire, que la nature ait, elle-même, bien séparé le mort du vif. Ne procéder à l'enlèvement du séquestre que lorsque celui-ci ne présente presque plus d'attaches avec les tissus vivants environnants : ce que l'on diagnostique à son extrême mobilité.

## TRAITEMENT DE L'ARTHRITE CHRONIQUE

### Considérations générales.

Dans l'arthrite chronique le traitement sera surtout causal, c'est-à-dire dentaire. Il aura surtout pour but de combattre l'infection dans sa cause comme dans ses effets, soit à l'aide de substances médicamenteuses agissant localement et à distance, soit en détruisant directement et chirurgicalement les parties nécrosées ou en voie de nécrose.

Nous n'envisagerons ici que le traitement de l'arthrite chronique évoluant à froid — les poussées subaiguës et aiguës étant passibles des diverses méthodes que nous avons indiquées au cours du traitement des arthrites subaiguës et aiguës.

Le traitement conservateur dans l'arthrite chronique est indiqué toutes les fois qu'il y a intérêt esthétique, prothé-

---

(1) Si, toutefois, les phénomènes généraux ne s'amendaient pas ou, à plus forte raison, s'aggravaient *(persistance ou ascension de la fièvre)* dans les jours qui suivent notre intervention, il y aurait lieu de craindre l'imminence d'une infection générale (septicémie). Il ne faudrait pas hésiter, dans ce cas, et afin de dégager notre responsabilité, de faire appel au médecin habituel du malade ou, à son défaut, à un chirurgien.

tique ou physiologique à la conservation et à l'utilisation de la dent ou racine malades. Toutefois, cette indication restera subordonnée à l'étendue des lésions, tant radiculaires qu'alvéolaires, ainsi qu'à la nature et au degré des complications.

L'ensemble des méthodes de traitement — en dehors de l'extraction — peut être divisé en deux classes : 1° les méthodes directes ; 2° les méthodes indirectes.

Par *méthodes directes* nous entendrons celles qui s'attaquent, directement et par des procédés purement chirurgicaux, à la lésion radiculo-alvéolaire elle-même.

Nous comprendrons, enfin, parmi les *méthodes indirectes*, celles qui agissent indirectement sur ces mêmes lésions — mais, en empruntant la voie canaliculaire et à l'aide de substances médicamenteuses.

## A. — MÉTHODES DIRECTES

Les méthodes directes, en dehors de l'extraction, sont au nombre de 3 :

1° Résection de l'apex sur place ou procédé Cl. Martin ;

2° Réimplantation ou greffe autoplastique par restitution ;

3° Curettage alvéolo-radiculaire ou procédé Maurice Roy.

### I. — Résection de l'apex sur place ou Procédé de Cl. Martin (de Lyon).

Cette opération consiste en une résection sur place, par la voie vestibulaire, de l'apex ainsi que des parties alvéolaires péri-apicales nécrosées et sans extraction préalable de la dent malade.

C'est à Claude Martin, de Lyon, que revient (1) le mérite d'avoir exposé méthodiquement la technique de cette opération.

Elle est indiquée pour toutes les dents de la mâchoire supérieure. Pour les molaires, cette méthode sera préférable à celle de la réimplantation, surtout lorsque une seule des racines externes est atteinte d'arthrite chronique, alors que les deux autres sont indemnes — sauf, cependant, en ce qui concerne la racine palatine (2). Enfin, si pour les dents de la mâchoire inférieure elle peut être tentée pour les dents de bouche, par contre, elle paraît contre-indiquée pour le groupe des molaires : leur apex étant situé plus bas que le sillon vestibulaire.

Au point de vue anatomo-pathologique, nous pourrons avoir recours à l'opération de Cl. Martin lorsque nous aurons affaire : 1° à l'hypercémentose en anneau ou sphère ; 2° à l'hypocémentose avec raréfaction alvéolaire péri-apicale limitée (nécrose moléculaire péri-apicale limitée) ; 3° aux trois premières variétés de granulomes de Redier ; 4° aux fongosités radiculo-dentaires suppurées ou non de Malassez, et enfin, 5° aux faux kystes de Cavalié.

Avantages.

1° Pas d'extraction ; 2° respect de l'intégrité, à la fois anatomique et physiologique, des parties du ligament non infectées.

Inconvénients.

W.-B. Pietkiewickz en distingue 3 principaux : 1° impos-

(1) Cl. Martin. *Technique opératoire dans la réaction de l'apex «in situ»*, Lyon Médical 1881.

(2) A cause du voisinage de l'artère palatine supérieure qui, du conduit palatin postérieur, parcourt la voûte palatine au niveau de l'angle alvéolo-palatin pour aller s'anastomoser avec l'artère sphéno-palatine, au niveau du conduit palatin antérieur ou canal incisif.

sibilité de juger « *de visu* » des limites de l'affection (1) et de l'emplacement exact de l'apex ; 2° possibilité d'une résection exagérée ou insuffisante ; 3° opération rendue quelquefois longue et difficile à cause des anomalies de racines (2) (divergence, courbures anormales).

TECHNIQUE OPÉRATOIRE.

La technique opératoire, pour la résection de l'apex sur place, comprend 5 temps :

*1° Préparation du champ opératoire.*

Cette préparation consiste en l'asepsie et l'anesthésie du champ opératoire.

En ce qui concerne l'asepsie, on enlèvera soigneusement le tartre qui pourrait exister sur la dent à traiter, ainsi que sur ses voisines immédiates, et on ordonnera au malade de se laver plusieurs fois la bouche, à l'aide d'une solution antiseptique quelconque (eau oxygénée, permanganate de potasse à 1/4000). Suivant l'état de la bouche, il est préférable, quelquefois, d'ordonner ces irrigations buccales 24 heures à l'avance.

Après quoi, on procédera à l'anesthésie locale. Cette anesthésie devant comprendre toute la région alvéolo-radiculaire, l'injection de la solution anesthésique devra être faite profondément, autant que possible très près de la table osseuse. On aura recours au chlorhydrate de cocaïne au 1/100, ou, de préférence, au mélange de novocaïne-suprarénine Creil, solution E ou C.

*2° Trépanation de l'alvéole et résection de l'apex.*

La trépanation de l'alvéole, en vue de la résection de l'apex, comprendra 3 temps :

---

(1) Voir la figure 35, page 273.

(2) Ecueil facile à éviter par l'examen radiographique.

*a)* Repérage de l'apex ;

*b)* Incision de la fibro-muqueuse gingivale ;

*c)* Trépanation de la paroi alvéolaire et résection de l'apex.

a) *Repérage de l'apex.* — Consiste à rechercher, au niveau du vestibule, la position de l'apex à l'aide d'une sonde introduite dans le canal radiculaire et reportée, suivant la même direction et la même hauteur, sur la gencive et dans l'axe même de la dent.

Pour ce faire, on se sert d'une sonde lisse en acier qui, par sa rigidité, indique, au cas où elle s'arrêterait dans son parcours intracanaliculaire, si la racine présente ou non une courbure anormale (1).

On introduit la sonde dans le canal jusqu'à ce que le malade manifeste une légère douleur indiquant que l'extrémité de la sonde a touché ou cathétérisé le foramen. On saisit ensuite la sonde, à l'aide de deux doigts de la main droite, au niveau de l'orifice de la carie, puis on la retire du canal — tout en la maintenant à l'endroit où elle a été saisie. Il ne reste plus alors qu'à la reporter sur la muqueuse gingivo-vestibulaire, dans le même axe qu'elle occupait dans sa position intracanaliculaire : la position occupée par l'extrémité de notre sonde au niveau du sillon vestibulaire, indiquera approximativement la situation de l'apex, que l'on obtiendra du reste assez facilement, si on a soin de relever fortement la lèvre ou la joue, suivant la dent malade, de façon à augmenter la hauteur du sillon vestibulaire.

(1) Dans ce cas on se servirait d'une sonde en cuivre, se prêtant mieux aux inflexions canaliculaires, mais qui, par contre, ne nous indiquera qu'imparfaitement le degré de leur courbure. Toutefois, en présence d'une arthrite chronique avec hypocémentose et nécrose moléculaire alvéolaire périapicale, on pourra avoir recours au signe spécial que nous avons décrit (vibrations de l'apex à la percussion de la dent) et le repérage de la région de l'apex sera ainsi *plus facile* à obtenir.

Plaçant la pulpe de l'index de la main gauche à l'endroit indiqué par l'extrémité de la sonde — assez fortement pour maintenir la lèvre — on peut procéder alors à l'incision de la fibro-muqueuse.

b) *Incision de la fibro-muqueuse.* — C'est plutôt perforation qu'il faudrait dire, car, dans le cas présent, l'usage du thermocautère est préférable au bistouri. Le thermocautère nous donne en effet une ouverture large, à l'emporte-pièce, et moins sanglante qu'au bistouri.

La pointe du thermocautère doit être chauffée « au blanc » et être enfoncée jusqu'à la table osseuse. Il faudra donc perforer la muqueuse et le périoste osseux.

c) *Trépanation de la table alvéolaire et résection de l'apex.*

La trépanation de la table alvéolaire se fait à l'aide de trépans de dimensions variables, construits spécialement et selon les indications de Claude Martin. Ce sont des troncs de cylindres, creux, dont la surface de section est dentelée à la façon d'une scie. Avec ces trépans, le puits de perforation est net et propre : les portions osseuses sectionnées restant dans le creux du trépan. Celui-ci ayant été au préalable, et avant toute intervention, monté sur tour dentaire, flambé à l'alcool, puis plongé dans un bain antiseptique, doit être prêt à fonctionner.

On introduit le trépan dans l'ouverture de la fibro-muqueuse et, après mise en marche rapide du tour, on perfore la table alvéolaire. C'est ici (1) où il est nécessaire de connaître la structure anatomique de la région à opérer et, partant, les différents degrés de résistance que pourra rencontrer le trépan dans sa marche perforative — résistance en rapport avec la densité des tissus.

(1) Ici comme en toute autre circonstance, d'ailleurs. Nous ne concevons pas, en effet, un chirurgien-dentiste, digne de ce titre, ne connaissant pas à fond son anatomie et sa physiologie bucco-dentaires et péribuccales.

Pour pouvoir réséquer l'apex, le trépan devra traverser : 1° la table osseuse externe ; 2° le tissu diploïque alvéolaire ; 3° l'apex de la dent.

Le degré de résistance et la rapidité dans la perforation seront donc en rapport avec la différence de structure anatomique que présentent ces trois éléments.

La perforation de la table osseuse externe sera lente et difficile, parce que tissu compact ; celle du tissu diploïque(1) sera très facile et rapide, parce que tissu spongieux, et enfin le trépan, arrivé sur l'apex, donnera un cri spécial et ne sectionnera celui-ci que lentement et difficilement. Outre le cri spécial que produit l'action du trépan sur l'apex, on pourra s'assurer que celui-ci est atteint rien que par l'ébranlement de la dent produit par les mouvements rotatoires du trépan sur l'apex.

Si à un certain degré de profondeur de perforation on n'obtient pas le cri spécial du trépan ni l'ébranlement de la dent, c'est que le repérage de l'apex aura été mal effectué. On prendra alors une fraise à fissures à taille longitudinale, que l'on fera manœuvrer à droite ou à gauche de l'axe du puits de perforation et suivant le sens de l'écart. Arrivé sur l'apex, on sectionnera celui-ci à l'aide de la même fraise à fissures et dans le même sens.

L'apex étant réséqué, soit par le trépan, soit par la fraise à fissures, il nous reste à l'enlever à l'aide d'une précelle. Si la résection n'a pas été suffisante, on réséquera à nouveau, à l'aide de la fraise à fissures, la portion de la racine qui paraît devoir être encore réséquée.

(1) La trépanation de la table alvéolaire sera rendue quelquefois très facile, sinon inutile, dans certains cas d'abcès alvéolaires où la nécrose alvéolaire moléculaire périapicale est très prononcée, parfois complète — la muqueuse gingivale constituant dans ces cas, la paroi externe de l'abcès alvéolaire. (Voir *fig.* 35, page 273).

3° *Lavages antiseptiques.*

A l'aide d'une seringue ordinaire à injections pour anesthésie, on injectera, par le canal radiculaire, un antiseptique quelconque, soit de l'eau oxygénée pure, soit du permanganate de potasse à 1/4000, soit de l'eau thymiquée à 1/4000 ou phéniquée à 1/100.

Nous conseillerons de faire deux ou trois injections avec de l'eau oxygénée puis, la dernière, avec de l'éther sulfurique.

Les injections faites par le canal ressortent par la plaie vestibulaire et entraînent de ce fait au dehors tout le magma radiculaire ainsi que les débris osseux résultant de la perforation.

4° *Obturation du canal.*

Si on a soin, comme nous le conseillons, de faire le dernier lavage avec de l'éther sulfurique, le canal, de ce fait, présentera un état de dessiccation qui, avec quelques insufflations d'air chaud, sera parfait.

Après quoi, on obture le canal radiculaire à l'aide d'un cône de gutta que l'on enrobe d'une pâte antiseptique, au trioxyméthylène et oxyde de zinc par exemple.

On pousse le cône de gutta jusqu'à ce que son extrémité dépasse la surface de section de l'extrémité de la racine. On sectionne ensuite, à l'aide d'une spatule et par la plaie vestibulaire, toute la portion du cône de gutta qui dépasse.

Ceci fait, on fraise la cavité de carie, que l'on obture ensuite, soit au ciment, soit à l'amalgame — remettant à plus tard la pose d'une couronne ou d'une aurification, s'il y a lieu — et ce, afin de ne pas prolonger inutilement le traumatisme de l'opération sur la dent.

5° *Soins consécutifs.*

La plaie alvéolaire est laissée à nu et la cicatrisation

s'obtient facilement au bout de quinze jours à trois semaines.

Pas de drains, pas de mèches de gaze iodoformée : rien de tout cela. De simples lavages de la plaie à l'eau oxygénée diluée au 1/3, s'il s'agit d'une bouche présentant des lésions dentaires voisines, ou simplement à l'eau bouillie bicarbonatée s'il s'agit d'un milieu buccal normal.

La résection de l'apex sur place est une opération relativement facile et qui donne, *lorsqu'elle est pratiquée judicieusement*, de très bons résultats, rapides et sûrs. Cependant, si elle est devenue courante dans notre pratique hospitalière, par contre, il nous faut convenir qu'elle est difficilement acceptée dans la clientèle privée. Au surplus, le meilleur conseil que nous puissions donner, c'est de ne pas trop insister auprès de notre clientèle, car celle-ci, ne jugeant pas à leur juste valeur les difficultés et l'intérêt scientifique de l'opération, admettrait difficilement que les suites puissent en être incomplètement satisfaisantes, en cas d'insuccès.

Enfin, nous terminerons par une recommandation essentielle, c'est que cette opération est absolument contre-indiquée pour les dents temporaires, à cause de *l'impossibilité du repérage exact* de leur apex plus ou moins résorbé et du *voisinage du follicule de la dent permanente*.

## II. — Réimplantation ou greffe par restitution.

Cette opération, qui a été pratiquée pour la première fois par le professeur ALQUIÉ, de Montpellier, consiste à extraire la dent malade, puis, après avoir réséqué son apex, obturé son canal et curetté l'alvéole, la remettre en place dans son alvéole et l'y maintenir, à l'aide d'un moyen de rétention quelconque, jusqu'à consolidation totale.

Cette opération ne doit être tentée que lorsque les lésions alvéolaires ont peu d'étendue. Elle sera donc contre-indiquée dans les arthrites chroniques suppurées avec nécrose alvéolaire périapicale *étendue*, ainsi que dans les cas d'hypercémentose diffuse.

Contrairement à l'opération de Cl. Martin, la réimplantation sera mieux acceptée par le malade, car la seule partie de la technique opératoire qui pourrait l'effrayer n'est autre que l'extraction de la dent : opération à laquelle le malade est, la plupart du temps, résolu à se soumettre, lorsqu'il vient nous consulter.

### Technique opératoire.

La technique opératoire comprend six temps :

*a)* Préparation du champ opératoire.
*b)* Extraction de la dent.
*c)* Traitement de l'alvéole.
*d)* Id. de la dent.
*e)* Réimplantation de la dent dans son alvéole.
*f)* Contention et soins consécutifs.

#### a) *Préparation du champ opératoire.*

Le malade sera soumis quelques jours à l'avance à une hygiène buccale rigoureuse : brossage des dents au savon, enlèvement du tartre et bains de bouche antiseptiques.

Tous les instruments et le matériel devant servir pour l'opération (fraises, curettes, pinces coupantes pour la résection de l'apex, serviettes pour champ opératoire, aiguille pour injection anesthésique, spatules, cône de gutta, etc., etc.) devront être préparés à l'avance et aussi aseptiquement que possible.

Enfin, comme pour l'opération précédente, nous anesthésierons le champ opératoire assez profondément et à l'aide de l'une quelconque des solutions anesthésiques que nous avons indiquées.

Un verre dans lequel on aura versé une solution phéniquée à 2 0/0 (J. Ferrier) sera laissé à portée de notre main pour pouvoir y plonger la dent aussitôt après son extraction. Enfin, une compresse sera préparée dans une cuvette à pansement, contenant la même solution antiseptique.

b) *Extraction.*

L'extraction sera faite très délicatement, de façon à ne point fracturer la paroi alvéolaire et surtout la racine. Cette opération faite, on plongera immédiatement la dent dans la solution phéniquée dont nous avons parlé au paragraphe précédent.

c) *Traitement de l'alvéole,*

Dès ce moment, laissant la dent dans son bain antiseptique, on ne s'occupera exclusivement que de l'alvéole. A l'aide d'une fraise ronde, d'un calibre moyen et modérément coupante, on curette rapidement le fond et les parois de l'alvéole afin de provoquer, à ce niveau, une réaction cicatricielle qui contribuera à hâter la consolidation de la greffe.

Le curettage sera suivi de lavages à l'eau oxygénée, au permanganate de potasse ou à l'eau phéniquée à 1/100.

Curettage et lavages effectués, on place dans l'alvéole une boulette d'ouate et on laisse cette région pour ne s'occuper que du traitement de la dent.

d) *Traitement de la dent.*

Saisissant la compresse, dont nous parlions plus haut, de la main gauche, nous sortons à l'aide d'une précelle la dent que nous avions plongée dans le bain antiseptique et nous la plaçons dans la compresse en ne laissant dépasser que l'apex, que nous réséquons ensuite à l'aide de la pince coupante. Si la résection n'est pas franche, nous en arrondissons les angles ou les dentelures avec une meule aseptique, montée sur le tour. Ceci fait, nous retournons notre dent dans notre compresse de façon à pouvoir traiter la cavité de carie et le canal.

A l'aide d'une fraise ronde, nous préparons notre cavité en lui donnant une forme rétentive et libre de toute dentine cariée. Puis, à l'aide d'une fraise de Gates ou de Beutelrock — et ici nous n'avons pas à craindre de faux canal, car, au cas où il viendrait à se produire, nous serions à même de pouvoir facilement l'obturer — nous nettoyons, en l'agrandissant, le canal radiculaire.

Une injection antiseptique faite dans la cavité de carie, ressort par l'apex agrandi et entraîne au dehors la poussière de dentine qui pourrait se trouver dans le canal.

Après séchage du canal à l'air chaud, on l'obture suivant la méthode préférée et, après avoir enlevé ou sectionné la matière obturatrice pouvant dépasser l'apex, on obture la cavité de carie avec n'importe quelle matière : gutta, ciment, amalgame, aurification, etc...

e) *Réimplantation.*

Enlever la boulette d'ouate qui se trouve dans l'alvéole, changer la compresse de main et, de la main droite par conséquent, réintégrer la dent dans son alvéole. Pour cela, on devra la replacer dans la position anatomique qu'elle occupait précédemment, et progressivement.

La réimplantation doit se faire lentement, avec des intervalles d'arrêt de façon à chasser, au fur et à mesure de la pénétration de la racine, tout le liquide antiseptique ou hémorragique qui remplissait la cavité alvéolaire.

f) *Contention et soins consécutifs.*

Il n'y a que 2 moyens rationnels de maintenir la dent en

place pendant les huit jours qui suivent l'opération : un appareil de prothèse ou la ligature métallique en palissade.

L'appareil de prothèse devra être confectionné et ajusté avant l'opération, de façon que la dent, réimplantée, puisse être maintenue par l'appareil dans la position exacte qu'elle occupait auparavant. Cet appareil sera enlevé, nettoyé et replacé après chaque repas. L'inconvénient qui peut résulter de cette obligation (ébranlement de la dent) est compensé par l'avantage d'une contention parfaite de la dent.

Si la contention se fait au moyen de fils métalliques (platine, or, argent) elle ne demandera aucune préparation pré-opératoire. La dent réimplantée est ligaturée au niveau de son collet, par un nœud dont chaque extrémité du fil la relie aux dents voisines.

Ce moyen de contention a l'inconvénient de livrer la dent aux traumatismes de la mastication (ébranlement antéro-postérieur), mais il a le grand avantage de pouvoir faciliter les lavages antiseptiques intersticiels sans être obligé d'enlever l'appareil de contention après chaque repas. Bien entendu, nous proscrirons absolument les fils de soie floche qui, traumatiquement et septiquement, irriteraient et infecteraient l'articulation alvéolo-dentaire par la voie péridentaire.

Quant aux soins consécutifs, mêmes prescriptions que pour ceux de la résection de l'apex sur place : bains de bouche antiseptiques et brossage des dents au savon.

### III. — Curettage alvéolo-radiculaire
### ou
### PROCÉDÉ DE MAURICE ROY (1).

Lorsque, au cours de l'arthrite chronique suppurée, les lésions alvéolaires sont plus étendues que les lésions radi-

(1) M. ROY. — *Le curettage alvéolo-radiculaire dans les abcès alvéolaires chroniques*. A. F. A. S. Congrès de Lille. Août 1909.

culaires et que l'intervention par la voie canaliculaire n'a pas donné des résultats satisfaisants (1), M. Roy conseille alors, d'intervenir par la voie alvéolaire suivant une technique opératoire spéciale. Elle diffère de l'opération de Cl. Martin, en ce qu'elle ne comporte pas la résection de l'apex sur place ni l'obturation immédiate du canal radiculaire.

Technique opératoire (2).

Maurice Roy divise son opération du curettage alvéolo-radiculaire en 4 temps :

*a)* Incision de la fibro-muqueuse.

*b)* Trépanation de la paroi alvéolaire.

*c)* Curettage alvéolo-radiculaire.

*d)* Lavages antiseptiques et soins consécutifs de la carie pénétrante de la dent.

a) *Incision de la fibro-muqueuse.*

Inciser verticalement au bistouri, ou mieux au thermo-cautère, la muqueuse vestibulaire au niveau de l'extrémité apicale de la racine ou au niveau d'une autre région, en cas de faux canal par exemple. Cette incision ne doit être faite, bien entendu, qu'après préparation du champ opératoire (asepsie et anesthésie locale).

b) *Trépanation de la paroi alvéolaire.*

Perforer, à l'aide d'une fraise montée sur le tour, la paroi alvéolaire ou, au cas où celle-ci serait complètement détruite par la nécrose, agrandir son ouverture, s'il est

---

(1) Roy est d'avis, en effet, qu'il y a avantage à traiter séparément et par la voie directe chacun des facteurs en cause :

*a)* L'infection pulpaire par les canaux radiculaires ;

*b)* L'abcès alvéolaire par la voie vestibulaire.

(2) D'après les conclusions mêmes de l'auteur.

besoin, afin de découvrir largement le foyer abcédé (*fig.* 34).

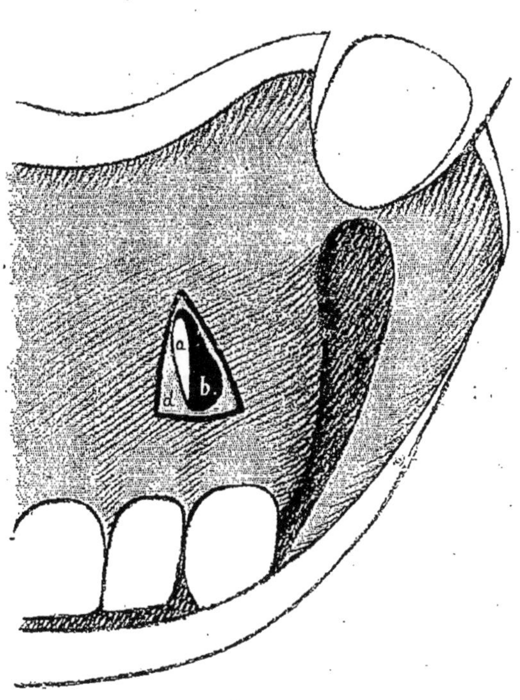


Fig. 34.

Schéma montrant la paroi alvéolaire trépanée en vue du curettage alvéolo-radiculaire (d'après Maurice Roy).

Légende :

*a*) Portion de la racine dénudée de son ligament (région de l'apex).
*b*) Cavité de nécrose alvéolaire (nécrose moléculaire).
*c*) Paroi alvéolaire antérieure.

c) *Curettage alvéolo-radiculaire.*

Le foyer abcédé étant bien découvert, à l'aide d'une fraise ronde modérément coupante, on curette les parois alvéolaires et les parties malades de la racine, en respectant soigneusement les parties saines et *sans faire la résection de l'apex.*

d) *Lavages antiseptiques de la plaie alvéolaire et soins consécutifs de la dent.*

Le curettage achevé, la plaie est détergée avec la solution de chlorure de zinc au 1/10 puis abandonnée à elle-même *sans tamponnement.* Le canal radiculaire est ensuite désinfecté et *obturé dans les huit jours qui suivent.*

La guérison s'obtient en quatre à six semaines.

L'auteur affirme que « la présence de portions de racine dépourvues de ligament parfois sur une grande étendue, n'a jamais empêché la suppuration de disparaître immédiatement après l'opération, ni entravé la cicatrisation parfaite des cavités abcédées ».

En tout cas, ce *modus operandi* n'a pas les inconvénients que nous avons signalés pour l'opération de la résection de l'apex sur place : l'opérateur *voit ce qu'il fait, ne s'attaque qu'aux régions malades et respecte, par conséquent, les parties saines de la racine et de l'alvéole* (*fig.* 35).

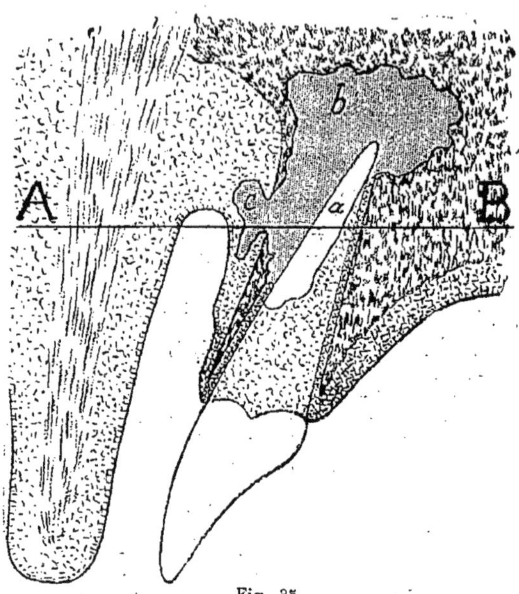


Fig. 35.

Schéma montrant la topographie des lésions dans l'abcès alvéolaire chronique, d'après M. Roy.

(*Arthrite chronique suppurée avec nécrose alvéolaire moléculaire limitée*).

Légende :

a) Portion de la racine où le ligament a été détruit.
b) Cavité de nécrose alvéolaire (nécrose moléculaire).
c) Cavité sous-gingivale de l'abcès alvéolaire (*la paroi alvéolaire antérieure s'étant, à ce niveau, complètement résorbée par nécrose moléculaire*).
A.B. Ligne montrant le niveau auquel se fait la résection apicale dans l'opération de Cl. Martin. On peut voir, qu'au-dessus de cette ligne, une portion de ligament sain est enlevée et, qu'au-dessous de cette même ligne, subsiste une portion étendue de racine dénudée de son ligament.

Cette opération, facile pour les dents monoradiculées, devient naturellement moins aisée pour les dents multiradiculées et particulièrement pour les molaires inférieures.

Enfin, l'opération de Roy réussira là où la réimplantation pourra échouer, par exemple dans les cas de nécrose alvéolaire moléculaire *étendue* (1).

(1) Dans son Rapport sur « *Le Traitement des dents à pulpe morte* », présenté au XIVe Congrès International de Médecine, qui se tint à Madrid en 1903 (antérieur, par conséquent, de 6 ans à la communication de Maurice Roy, sur son opération du « *curettage alvéolo-radiculaire* », au Congrès de l'A. F. A. S. à Lille en 1909), O. Amoëdo eut l'occasion de présenter, sous la forme de méthode personnelle, un procédé opératoire *sensible-*

## B. — MÉTHODES INDIRECTES

### CONSIDÉRATIONS GÉNÉRALES.

Les méthodes indirectes ont pour but, avons-nous dit, de combattre la lésion alvéolo-dentaire en traitant la cause initiale même, c'est-à-dire l'infection pulpaire.

Et c'est ici où nous nous garderons d'être trop éclectique, car si nous voulions rechercher, pour les décrire, tous les procédés particuliers, non seulement nous nous éloignerions de notre but précis, mais nous ne parviendrions jamais à les citer tous.

« *Autant de dentistes, autant de procédés* » aurait-on pu dire autrefois. Cet aphorisme est vrai, si l'on songe qu'il n'y a pas bien longtemps encore chaque praticien conservait précieusement et jalousement pour lui, son procédé particulier, ses mixtures spéciales et... les résultats éloignés, bons ou mauvais, de sa thérapeutique personnelle.

Peu à peu cependant, par suite du développement et du rayonnement scientifiques des Ecoles dentaires, par les

---

*ment* analogue à celui préconisé par M. Roy. Voici, en effet, le passage du rapport d'O. AMOËDO, concernant le traitement de l'arthrite chronique suppurée...

*Abcès chronique. — Abcès radiculaire.*

« Lorsqu'on a pu établir le diagnostic d'un petit abcès radiculaire au moyen d'une sonde à crochet introduite dans les canaux de la dent morte, il faut le traiter chirurgicalement.

Pour cela, il faut déterminer d'abord sur la gencive le point où l'on doit faire la ponction, pour arriver à l'extrémité de la racine. Cette opération est facilitée par la comparaison avec la longueur de la sonde introduite au fond de l'abcès.

Puis, après anesthésie avec une solution de cocaïne, on perfore la gencive jusqu'à l'os avec le thermo-cautère. S'il reste une paroi alvéolaire recouvrant l'abcès, on trépane avec le foret monté sur le tour. Puis, *on curette la cavité avec une fraise ronde* ou avec une petite curette. *On lave ensuite à l'eau oxygénée.*

Une injection poussée par le canal radiculaire doit ressortir par l'orifice de la ponction.

*On fait un pansement à l'éther iodoformé dans la racine et l'on obture à la gutta.*

Ce traitement, lorsqu'il a été fait aseptiquement, est le plus radical et le plus prompt de tous ».

Congrès annuels, par le désir louable, pour certains, de se révéler scientifiquement au monde dentaire, enfin par la diffusion des procédés opératoires par la Presse professionnelle mondiale, peu à peu, disons-nous, des méthodes particulières ont surgi et se sont implantées, définitivement, dans la pratique de la thérapeutique dentaire.

A l'heure actuelle ces méthodes sont nombreuses en ce qui concerne le traitement de l'arthrite chronique par la voie canaliculaire. Elles ne diffèrent cependant que par les substances et les moyens employés — quoique toutes tendent au même but : la disparition des lésions arthro-dentaires par la stérilisation des canaux radiculaires.

Cette stérilisation peut s'obtenir soit *mécaniquement*, par le fraisage des canaux, soit *chimiquement*, au moyen de certains produits tels que les caustiques, les essences ou les composés volatils.

Devant l'impossibilité où nous sommes de décrire *toutes* les méthodes, nous ne mentionnerons que celles qui peuvent, à l'heure actuelle, être considérées comme classiques ou qui paraissent en voie de le devenir.

Nous décrirons donc successivement et d'une façon très succincte :

### 1° MÉTHODE PAR L'ACIDE SULFURIQUE AVEC LE MÉLANGE PERBORATE DE SOUDE ET GLYCÉRINE

Méthode Siffre.

### 2° MÉTHODES PAR LE FORMOL ASSOCIÉ A D'AUTRES SUBSTANCES MÉDICAMENTEUSES

Méthode de Marion et André.
— Buckley.
— Filderman.
— Audy et André.
— personnelle.

### 1° MÉTHODE PAR L'EMPLOI DE L'ACIDE SULFURIQUE ET DU MÉLANGE PERBORATE DE SOUDE ET GLYCÉRINE

## MÉTHODE DE SIFFRE

Considérations générales.

Les précieuses qualités de l'acide sulfurique ne découlent point de son pouvoir antiseptique. Nous voyons en effet dans le tableau de Miquel, indiquant la plus petite quantité de substance antiseptique nécessaire pour empêcher la putréfaction d'un litre de bouillon de bœuf stérilisé puis exposé à l'air (1), que cet acide vient bien après l'acide salycilique, benzoïque et thymique.

Alors que pour la stérilisation d'un litre de bouillon de culture il ne faut que 0 gr. 025 de biiodure de mercure, il faudra avec l'acide salycilique 1 gramme et avec l'acide sulfurique 2 à 3 grammes !

Mais, si l'action de l'acide sulfurique n'est pas éminemment antiseptique elle est surtout *destructive des matières organiques.*

C'est du reste la seule pensée qui ait guidé A. Siffre dans l'application systématique de l'acide sulfurique dans le traitement des dents infectées avec ou sans complications arthro-dentaires. *Il ne faudrait pas compter, néanmoins, sur son action à distance,* pas plus que son action ne serait utile en application dans un canal sous forme de pansement à demeure. A. Siffre considère, au point de vue de la thérapeutique canaliculaire, l'acide sulfurique comme *une fraise à canal liquide.*

L'acide sulfurique est, de tous les médicaments (2), le plus inoffensif et le moins douloureux immédiatement ou

(1) Miquel. Les organismes vivants de l'atmosphère. Thèse. Paris, 1882.
(2) Lettre personnelle du Dr A. Siffre.

ultérieurement. Il a ce privilège de n'être actif seulement qu'en présence de matières organiques et de cesser son action aussitôt que ces matières sont dissoutes, ou que lui-même a déterminé, par son pouvoir si énergique de déshydratation, une siccité absolue des tissus sur lesquels il est appliqué.

Par son pouvoir déshydratant, il absorbe l'eau en déterminant une élévation de température intracanaliculaire. C'est aussi un dissolvant du tissu dentinaire déjà décalcifié par l'action des produits de tous genres, pathogènes ou non, qui font partie du magma intracanaliculaire.

Enfin, l'acide sulfurique a ceci de particulièrement profitable pour l'opérateur, c'est que son action peut être suivie du commencement de l'opération jusqu'à la fin, par l'odeur caractéristique que la réaction de cet acide donne au contact avec les matières organiques en décomposition. Cette odeur caractéristique est due à l'hydrogène sulfuré qui fermente au début, diminue peu à peu pour totalement disparaître.

L'acide sulfurique ordinaire *pur* n'a aucune action destructive sur les tissus durs de la dent. A. SIFFRE a fait, à ce sujet, des expériences de séjour prolongé de dents dans l'acide sulfurique pur sans qu'il se soit produit une altération quelconque.

L'auteur se sert pour sa technique opératoire de *sondes à canaux en cuivre* qu'il a fait construire pour l'usage spécial de l'acide sulfurique et qui portent son nom. L'usage des sondes en cuivre pour l'emploi de l'acide sulfurique est indiqué par suite de la nullité d'action de cet acide sur le cuivre — contrairement à celle qu'il a sur l'acier.

TECHNIQUE OPÉRATOIRE.

*a) Désinfection des canaux radiculaires.*

Préparer dans un godet un mélange de *perborate de soude*

et de *glycérine* de consistance de pâte semi-solide. Prendre un peu de cette pâte avec une spatule et la porter dans la cavité de carie. On introduit alors une sonde en cuivre dans chaque canal et on imprime à cette dernière des mouvements de va et vient dans chacun des canaux. En contact avec les matières infectées le perborate de soude dégage de l'oxygène à l'état naissant. Après quelques manœuvres de pompe dans chacun des canaux et avec chaque sonde, on place de nouveau dans la cavité de carie une boulette d'ouate imbibée d'acide sulfurique et qui, sous l'action de cet acide, se dissout pour ne plus constituer qu'une sorte de « *gelée d'ouate* ». On recommence alors de nouveau les manœuvres de va et vient dans chaque canal jusqu'à ce que l'odeur caractéristique du début (hydrogène sulfuré) ait cessé tout à fait.

L'acide sulfurique en contact avec le perborate de soude, il se produit une réaction énergique avec dégagement important d'oxygène naissant et production de sulfate de soude. L'opération terminée, on enlève à l'aide d'un coton imbibé d'alcool à 90° le mélange glycérine-perborate de soude et acide sulfurique et, les sondes étant toujours dans le canal, on sèche à l'air tiède.

*b) Obturation définitive des canaux.*

On place alors dans la cavité de carie, un mélange de *traumaticine* (chloro-percha à 1/10) et *d'eugénol* que l'on introduit dans les canaux à l'aide du mouvement habituel des sondes. On sectionne ensuite ces dernières en les laissant émerger (1) un peu dans la cavité camérale, de façon

(1) La section des sondes s'opère de la façon suivante. La sonde étant totalement enfoncée dans le canal, on repère à vue d'œil l'endroit où elle devra être sectionnée. Puis, à l'aide d'une précelle, on retire chaque sonde du canal — pas tout à fait cependant, mais en les laissant engagées à l'entrée du canal ; on sectionne à l'endroit convenu à l'aide d'un ciseau à couronnes et on les réintroduit de nouveau dans leur canal respectif.

que, en cas de récidive, on puisse les sortir et recommencer les mêmes manœuvres que précédemment.

L'obturation à l'aide des sondes en cuivre avec traumaticine-eugénol ne se fait que pour les canaux peu accessibles (canaux antérieurs des molaires inférieures et externes des molaires supérieures) — quant aux autres canaux, tels que ceux des dents monoradiculées, canaux palatin des molaires supérieures et postérieur des molaires inférieures, A. Siffre les obture avec une mèche d'ouate imbibée du même mélange qui, après évaporation du chloroforme, constituera un feutrage très dense.

Cette méthode a toujours donné, à son auteur, des résultats parfaits. Depuis 1897 A. Siffre employait, d'une façon systématique et exclusive, l'acide sulfurique, et ce n'est que depuis quelques années seulement que l'auteur a ajouté, dans sa méthode de traitement, le mélange perborate de soude et glycérine.

Cette méthode peut s'employer pour tous les cas de $P^3$ infectées, compliquées ou non d'arthrites subaiguë, aiguë ou chronique — cette dernière pouvant être compliquée elle-même de fistulisation. C'est pour cette raison, du reste, que nous nous sommes fait un devoir de la citer parmi les méthodes indirectes de traitement de l'arthrite chronique.

## 2° MÉTHODES PAR L'EMPLOI DU FORMOL ASSOCIÉ A D'AUTRES SUBSTANCES MÉDICAMENTEUSES

### Considérations générales.

Dans l'arthrite subaiguë et aiguë nous avions bien une infection pulpaire profonde comme cause déterminante, mais les phénomènes arthro-dentaires ne survenaient qu'à la suite d'une propagation infectieuse, à ce niveau, des produits de décomposition pulpaire. Nous n'avions donc pas, au point de vue thérapeutique, à agir sur le phénomène arthro-dentaire, mais surtout sur la cause même, c'est-à-dire l'infection pulpaire. La stérilisation des canaux suffisait généralement pour faire cesser *immédiatement* la complication arthro-dentaire et nous avions recours, pour ce faire, aux agents chimiques, physiques ou mécaniques agissant *localement*.

S'agit-il d'une arthrite chronique suppurée ? Les données du problème changent. Dans ce cas, les phénomènes arthro-dentaires, tout en étant conditionnés par la persistance de la cause même qui leur a donné naissance (infection pulpaire), sont également entretenus par les lésions anatomo-pathologiques *chroniques* de l'alvéole, du cément ou du ligament. Ici donc, et contrairement à l'arthrite aiguë où la cessation de la cause entraîne *immédiatement* celle de la complication, les phénomènes arthro-dentaires ne cesseront que *lentement*, à cause précisément des lésions alvéolo-radiculaires dont la disparition sera d'autant plus lente que leur nature ou leur degré seront plus avancés.

Il nous faudra, par conséquent, avoir recours, pour le traitement de l'arthrite chronique suppurée, à un agent médicamenteux qui, tout en agissant *localement* sur le milieu pulpaire, puisse porter en même temps son action *à distance*, c'est-à-dire par delà l'apex : au niveau de l'articulation alvéolo-dentaire.

En l'espèce, le formol est le médicament tout indiqué pour cette *double action*. De plus en plus, la stérilisation des canaux radiculaires à l'aide du formol, seul ou associé à d'autres substances médicamenteuses, tend à devenir la méthode classique. Cette généralisation est basée sur un ensemble de propriétés physiques et chimiques qui font du formol un principe médicamenteux de premier ordre contre le phénomène infection.

D'après DE MARION et C. ANDRÉ (1), le principe de l'action thérapeutique du formol repose tout entier sur l'existence de deux ordres de propriétés : d'une part, ses propriétés physiques de solubilité et de diffusibilité dans l'eau ; en second lieu son pouvoir de combinaison aux dérivés ammoniacaux (2).

Pour le professeur LE DENTU, le formol, outre ses propriétés microbicides, possède un pouvoir désodorant absolument extraordinaire : les tissus gangrenés perdent immédiatement leur odeur infecte au contact d'une solution de 1/2000. *C'est donc un agent de désinfection de 1er ordre.*

DE MARION et C. ANDRÉ expliquent l'action chimique du formol sur les dérivés ammoniacaux en ce qu'elle intervient toujours au milieu des produits putrides résultant de la désagrégation de la pulpe et elle intervient d'autant plus largement que ses produits sont eux-mêmes plus abondants.

Son pouvoir antiseptique est également considérable. D'après les recherches du Dr Lôw, la solution de formol à 1/2000 empêche le développement de nombreux bacilles (bacille du choléra, staphylocoque) et sa solution au 1/1000 tue toutes les formes de bacilles et spores en une heure ; enfin, celle à 1/750 les tue en un quart d'heure : *c'est donc également un agent antiseptique puissant.*

A ces deux actions — désinfectante et microbicide — le formol en ajoute une troisième : c'est l'*action sclérogène.* Il rend, en effet, les éléments organiques *imputrescibles*, après en avoir arrêté l'état de décomposition et neutralisé les produits putrides qui en dérivaient.

---

(1) De Marion et C. André. *Le formol géranié en thérapeutique dentaire.* Société d'Odontologie, *6 juillet 1897*. Congrès dentaire national de Paris. 1897.

(2) Voir à ce sujet : méthode de BUCKLEY. Page 231.

Enfin, en vertu de sa grande diffusibilité, l'aldéhyde formique pénétrera très rapidement dans les canalicules de la dentine radiculaire infectés (1).

Le formol constituera donc l'agent thérapeutique parfait — et cela *par ses propriétés désinfectante, microbicide et sclérogène* — dans le traitement, par la méthode indirecte, de l'arthrite chronique suppurée d'origine pulpaire. Cependant, la plupart des auteurs, voulant renforcer l'action thérapeutique du formol, ont associé ce médicament à d'autres substances telles que l'essence de géranium, le trikrésol, la créosote, l'oxygène... etc. Ce sont ces associations différentes de l'aldéhyde formique qui constituent, précisément, la base des différentes méthodes que nous allons décrire.

### I. — Formyl-géranié.

#### MÉTHODE DE MARION ET ANDRÉ (2)

Après avoir débarrassé le plus possible la cavité de carie et les canaux radiculaires de toutes les matières putrilagineuses qui y sont contenues, on introduit, au moyen de mèches de coton, du formol géranié dans les canaux. Puis, au moyen du fil d'argent chauffé au thermo-cautère (aiguille de Saladin) (3), on volatilise complètement le liquide dans l'intérieur du canal. Cette petite manœuvre pourra être, avec profits, recommencée à plusieurs reprises.

On place ensuite à demeure, dans chaque canal, une mèche d'ouate imprégnée de formol-géranié et on obture

---

(1) Zbinden (de Lausanne). *L'aldéhyde formique.* Revue trimestrielle suisse. Janvier 1908.

(2) De Marion et André : *Le formol géranié en thérapeutique dentaire.* Comptes rendus du 3e Congrès dentaire national de Paris. 1897.

(3) A l'heure actuelle, la diffusibilité s'obtient (plus pratiquement) par les insufflations d'air chaud, faites *avant* l'application du mélange médicamenteux.

provisoirement à la gutta. On recommence, tous les deux ou trois jours, le même pansement jusqu'à ce que la mèche ne présente aucune altération dans les vapeurs formol-géraniées qu'elle émet. Lorsque ce but est atteint c'est que la stérilisation est complète, on peut alors obturer immédiatement.

### II. — Formol-Trikrésol.

#### MÉTHODE BUCKLEY

Nous avons décrit cette méthode au cours du traitement de l'arthrite phlegmoneuse (1) avec ou sans complications, nous n'y reviendrons pas. La technique opératoire est exactement la même pour la forme d'arthrite qui nous occupe. Donc, même technique, mêmes avantages et mêmes critiques.

### III. — Formol-Oxygène.

#### MÉTHODE FILDERMAN

De même que pour la méthode de Buckley, l'application de la méthode de FILDERMAN est la même pour l'arthrite chronique que pour l'arthrite subaiguë ou aiguë (2). Donc, rien à changer concernant la technique opératoire ni à la critique de la méthode.

### IV. — Formyl-géranium trikrésylé.

#### MÉTHODE DE AUDY ET ANDRÉ (3)

N'est autre que la méthode de MARION, modifiée.

---

(1) Voir page 230.

(2) Voir page 247.

(3) A. Audy et C. André. *L'aldéhyde formique associé au trikrésol en thérapeutique dentaire.* (Communication à l'A. F. A. S. Août 1909).

Le mélange des trois substances médicamenteuses s'obtient dans les proportions suivantes :

*Formyl géranium trikrésylé.*

| | |
|---|---|
| Aldéhyde formique gazeux. . . . . . . . . | 40 gr. |
| Essence de géranium redistillée. . . . . . | 20 — |
| Trikrésol . . . . . . . . . . . . . . | 20 — |
| Alcool à 90° . . . . . . . . . . . . . | 20 — |
| | 100 gr. |

TECHNIQUE OPÉRATOIRE.

On ouvre tout d'abord la chambre pulpaire en ayant soin de découvrir l'orifice des canaux. Puis, après un nettoyage mécanique de la chambre et des canaux, ces derniers à la fraise de Gates, on introduit une ou deux mèches de chloroforme afin de dissoudre les matières grasses qui se trouvent dans le canal radiculaire. On sèche ensuite à l'air chaud et on place immédiatement dans le canal une mèche d'ouate imprégnée du mélange de formol géranium trikrésilé, que l'on recouvre d'une gutta bien scellée.

On change tous les trois jours le même pansement jusqu'à ce que les mèches, en sortant des canaux, ne présentent que l'odeur de l'essence de géranium.

Le nombre des pansements varie suivant la nature et le degré des lésions anatomo-pathologiques arthro-dentaires : environ 3 à 6.

### V. — Formol créosote.

#### MÉTHODE PERSONNELLE

*Notre traitement de l'arthrite chronique par le mélange de formol-créosote diffère de celui de l'arthrite phlegmoneuse en ce que nous supprimons notre manœuvre du cathétérisme du foramen.*

Au cours de la première séance nous nous contentons, après le nettoyage mécanique de la chambre et des canaux radiculaires, de placer un pansement caméral, sous gutta, pour les raisons que nous avons énumérées précédemment.

A la deuxième séance, nous terminons notre nettoyage mécanique des canaux (1), dans lesquels nous plaçons une mèche d'ouate formol-créosotée sous gutta.

Nous ne pouvons donc que prier nos lecteurs de se reporter à la description de notre méthode pour le traitement de l'arthrite phlegmoneuse (2) et à l'appliquer intégralement pour le traitement de l'arthrite chronique, sauf, bien entendu, la manœuvre du cathétérisme du foramen.

Enfin, rappelons que depuis 1904 nous appliquons systématiquement notre méthode pour tous les cas de $P^3$ infectées, compliquées ou non, et que si nous avions eu le moindre insuccès il aurait été de notre intérêt professionnel de la modifier ou de la rejeter.

## TRAITEMENT DE QUELQUES COMPLICATIONS DE L'ARTHRITE CHRONIQUE

### 1° FISTULES

Considérations générales.

La fistule d'origine dentaire constituant, anatomo-pathologiquement, une complication d'ordre symptomatique, son évolution reste fonction de la cause même qui l'a provoquée : l'arthrite chronique suppurée.

Si donc nous faisons disparaître la cause à l'aide d'un traitement approprié, nous supprimons, *ipso facto*, l'écoulement fistuleux, et partant, la complication.

---

(1) A l'aide du jeu de *sondes barbelées* de White.

(2) Voir page 236.

Un malade se présente à nous, atteint d'une fistule muqueuse ou cutanée d'origine dentaire. Nous enlevons la dent malade sans nous occuper en quoi que ce soit de la fistule. Que se produit-il ?

A moins qu'il n'y ait un sequestre alvéolaire ou une portion de poche kystique suppurée, la fistule se tarit et se cicatrise d'elle-même en très peu de temps. Donc il a suffi de supprimer la cause pour que le symptôme et la complication disparaissent de même. Ceci est, en thérapeutique dentaire, un axiome qu'il serait enfantin d'essayer d'expliquer.

Cependant, que voyons-nous dans la pratique actuelle ? La plupart des praticiens s'évertuent à injecter dans le trajet fistuleux, par le canal radiculaire, des liquides plus ou moins caustiques, que W. B. Pietkiewicz a appelés « liquides modificateurs ».

Pourquoi ces injections de liquides caustiques ? Sont-elles indispensables ? Nous n'hésitons pas à dire : *non !* — Sont-elles nuisibles ? *oui, quelquefois !*

Que l'on ait affaire à une fistule muqueuse avec trajet court provenant d'une arthrite avec lésions radiculo-alvéolaires limitées, l'injection d'un liquide caustique, quoique provoquant une réaction inflammatoire quelquefois bruyante, ne sera pas nuisible !... Mais, il n'en va pas de même lorsque les lésions alvéolaires sont étendues, avec des recessus anfractueux, dont on ne peut qu'imparfaitement délimiter l'étendue. Le caustique, avant de pouvoir ressortir par l'orifice fistuleux, devra être injecté en quantité suffisante pour pouvoir remplir, tout d'abord, la cavité de nécrose et s'écouler, ensuite, au dehors.

Il en résultera, nécessairement, qu'une certaine quantité du liquide séjournera dans la cavité de nécrose — d'où réaction inflammatoire violente pouvant aboutir parfois à des accidents nécrobiotiques plus ou moins étendus.

Quoique nous puissions acquérir, par la recherche des *vibrations de l'apex à la percussion de la dent* et selon le degré de leur amplitude, la certitude de l'existence d'une résorption alvéolaire périradiculaire plus ou moins étendue, il ne nous est pas possible, malgré cela, — sauf avec l'examen radiographique — d'en délimiter exactement l'étendue.

Pour toutes ces raisons, l'usage des caustiques, pour les injections canaliculo-fistuleuses doit être abandonné — parce qu'inutile et quelquefois nuisible.

D'autre part cependant, si les injections de liquides faiblement antiseptiques ou simplement *aseptiques*, ne sont pas indispensables pour la guérison de la fistule, ils n'en sont pas pour cela absolument inutiles, tant s'en faut !

S'il est, en effet, démontré qu'il suffit de traiter la dent malade pour que tous les produits d'infection ou de suppuration arthro-dentaires puissent être résorbés — d'une façon lente, mais sûre — par les éléments macrophages de la circulation, il n'en est pas moins vrai que cette résorption sera singulièrement hâtée si on a soin de « balayer », par des injections antiseptiques, non caustiques, ou aseptiques, le trajet canaliculo-fistuleux de tous les débris organiques décomposés ou purulents.

Ces injections auront donc comme indication de hâter, en la favorisant, la cicatrisation du trajet fistuleux.

De tout ce qui précède, nous pouvons donc conclure :

I. — Que la fistule d'origine dentaire étant une complication purement symptomatique, il n'y a pas, en principe, nécessité *absolue* d'instituer, pour sa cicatrisation, un traitement spécial ; mais que, *seul*, le traitement de la lésion radiculo-alvéolaire est capable, en faisant disparaître la cause, de guérir *ipso facto* la complication.

II. — Que cette cicatrisation *sine medicamentum* du trajet fistuleux peut s'obtenir : 1° par l'extraction de la dent malade, à condition toutefois qu'il ne persiste dans l'alvéole aucun sequestre ni portion de poche kystique, qui pourraient entretenir la suppuration ; 2° par le traitement de la dent malade, soit par les méthodes directes, soit par les méthodes indirectes.

III. — Que, par contre, si les injections de liquides antiseptiques non caustiques ou simplement aseptiques ne sont pas rigoureusement nécessaires, elles n'en sont pas moins utiles en ce sens que, par leur action mécanique, elles constituent un moyen adjuvant pouvant favoriser et hâter la cicatrisation du trajet et de l'orifice fistuleux.

IV. — Que les liquides caustiques doivent être rejetés : 1° à cause des réactions inflammatoires quelquefois bruyantes qu'ils provoquent dans les cas des fistules à trajet court et direct ; 2° à cause des accidents nécrobiotiques qu'ils peuvent provoquer dans certains cas de résorption alvéolaire périradiculaire *étendue et à recessus anfractueux,* ainsi que dans les cas de fistules cutanées, à trajet long et sinueux — sans omettre les eschares plus ou moins étendues, possibles, au niveau du pourtour de l'orifice fistuleux ; 3° parce qu'inutiles.

### A. — Technique opératoire

#### Méthode classique.

En présence d'une dent atteinte d'arthrite chronique compliquée de fistule, nous devons tout d'abord la trépaner, s'il s'agit d'une arthrite chronique traumatique tardive, ou procéder, immédiatement, au nettoyage mécanique de la cavité de carie et des canaux, s'il s'agit d'une arthrite chronique d'origine pulpaire.

Ce nettoyage mécanique, dans l'un ou l'autre cas, effectué, nous prenons notre seringue à injections anesthésiques, au bout de laquelle nous fixons une aiguille en platine iridié (l'aiguille en acier pouvant se casser dans le canal radiculaire), et que nous remplissons d'un liquide antiseptique quelconque.

Nous introduisons l'aiguille de notre seringue aussi profondément que possible dans le canal radiculaire dont nous obturons l'orifice à l'aide de gutta chaude, placée et foulée dans la cavité de carie.

Nous exerçons ensuite des pressions progressives et successives sur le piston de notre seringue jusqu'à ce que le liquide sorte par l'orifice fistuleux — que nous ne quittons pas des yeux.

A ce moment, nous injectons fortement de façon que le jet soit suffisamment puissant pour entraîner au dehors tout ce qui se trouve à la fois dans le canal radiculaire, l'alvéole et le trajet fistuleux. Ceci fait, nous injectons alors, à nouveau, tel liquide modificateur préféré, soit caustique, soit antiseptique volatil (1).

Toutefois, lorsqu'on injecte un liquide modificateur, la quantité doit être minime et on doit arrêter l'injection au moment où l'on voit le liquide sourdre au niveau de l'orifice de la fistule. Faute de quoi, le liquide en se répandant pourrait provoquer des escharres. Le traitement de la fistule terminé, il ne nous reste plus qu'à traiter la dent suivant la méthode indirecte préférée (2).

---

(1) Bien entendu, si l'on est décidé à opérer l'arthrite chronique suivant l'un des procédés décrits dans les méthodes directes, le traitement de la fistule devient inutile, du fait même de l'opération qui supprime à la fois la cause et la complication.

(2) Si malgré les injections de caustiques ou autres et au cours du traitement de l'arthrite par une des méthodes indirectes, la fistule ne tarissait pas, il faudrait alors songer à la présence, soit d'un kyste suppuré, soit d'un séquestre alvéolaire péri-apical. Dans ce cas, le traitement radical de l'arthrite par une des méthodes directes serait indiqué. Enfin n'oublions pas que, quelquefois, la fistule peut être entretenue par une arthrite chronique siégeant au niveau d'une dent voisine (voir page 294).

B. — NATURE DES LIQUIDES INJECTÉS.

### Méthodes diverses.

Créosote de hêtre pure (Gaillard, Pietkievicz).

Formol et créosote (Ferrier).

Alcool à 95° (Block). Chloroforme (Bonnard).

Acide phénique concentré (Gires).

La plupart de ces praticiens font, au préalable, une injection à l'eau bouillie ou à l'eau oxygénée, pour s'assurer de la perméabilité du trajet fistuleux. Après quoi, chacun en ce qui le concerne, injecte le médicament préféré.

**Méthode Amoëdo** (1). — AMOËDO ne se sert, pour ses injections dans les trajets fistuleux, que de l'*eau oxygénée à 12 volumes*. Lorsque le « nettoyage » du trajet fistuleux est obtenu, cet auteur traite l'infection canaliculaire et arthro-dentaire exclusivement avec des mèches d'*éther iodoformé*, introduites dans chaque canal et placées sous gutta. Méthode simple, comme on le voit, rationnelle et qui n'a donné que de très bons résultats à son auteur.

**Méthode personnelle.** — Nous pratiquons nos injections à l'aide :

1° *De l'eau oxygénée à 12 volumes ;*

2° *De l'éther sulfurique.*

En ce qui concerne les injections au travers du trajet fistuleux par le canal radiculaire, nous employons, avons-nous dit, tout d'abord l'*eau oxygénée à 12 volumes*, et non l'eau bouillie. C'est que, en effet, tant qu'il y a du pus ou des matières organiques décomposées dans le trajet radiculo-alvéolo-fistuleux, l'eau oxygénée ressort en *bouillonnant* (2). Ce n'est que lorsque ledit trajet est libre de tous ces produits,

(1) AMOËDO. Travail déjà cité.

(2) Ce bouillonnement est dû au gaz oxygène qui, en présence du pus ou de matières organiques décomposées, est mis en liberté.

que l'eau oxygénée ressort *limpide* comme de l'eau ordinaire.

Lorsque ce résultat est obtenu, nous provoquons l'évacuation de l'eau oxygénée, qui aurait pu séjourner au travers de notre trajet, par une ou deux injections d'*éther sulfurique* qui, en se volatilisant, nous donne la certitude que rien de liquide n'est resté dans notre trajet radiculo-fistuleux.

Par suite du « balayage » mécanique et antiseptique de tout le magma intracaniculaire et du pus périapical, le traitement dentaire se trouve être, de ce fait, très simplifié.

En effet, une simple application de *formol-créosote* (pansement camero-radiculaire sous gutta) suffit généralement pour permettre l'obturation définitive des canaux à la séance suivante, c'est-à-dire quelques jours après.

## 2° NÉCROSES ÉTENDUES

Dans le cas de nécrose étendue, partielle ou totale, il faut extraire la dent — ce qui ne présentera généralement pas de grandes difficultés à cause de l'ancienneté et de l'étendue de la lésion. S'il s'agit d'une nécrose sans séquestre (nécrose moléculaire), il est indiqué de curetter les parois osseuses de la cavité de nécrose à l'aide de la fraise et faire suivre ce curettage d'injections antiseptiques, que l'opérateur fera lui-même.

Enfin, il prescrira au malade, comme soins post-opératoires, des lotions buccales à l'eau oxygénée au 1/3, ou simplement à l'eau bouillie.

Si la nécrose est séquestrale (nécrose avec séquestre), il faudra interroger le malade sur ses antécédents personnels éloignés ou récents (syphilis; grippe; fièvre typhoïde; tuberculose ; etc.).

S'il s'agit d'un terrain syphilitique en activité tertiaire ou héréditaire, adresser son malade à son médecin habituel en vue d'un traitement antisyphilitique.

Quoi qu'il en soit, s'il y a séquestre, ne l'enlever qu'au

cas où il présenterait une certaine mobilité — sinon, attendre que son extraction soit devenue plus facile.

Enfin, lorsque la nécrose a intéressé les parois osseuses du sinus, il ne faut pas hésiter à adresser son malade au rhinologiste (*fig.* 28 et 29).

De cette façon, nous aurons accompli notre devoir de chirurgien-dentiste, tout en mettant notre responsabilité à couvert.

## 3° COLLECTIONS PURULENTES DE VOISINAGE

### I. — Abcès vestibulaire et palatin.

Que l'abcès, comme complication d'arthrite chronique suppurée, soit vestibulaire ou palatin, il est toujours *sous*-périostique. Le traitement sera donc identique à celui que nous avons déjà indiqué concernant l'abcès sous-périostique, comme complication de l'arthrite phlegmoneuse (1). (Pages 254 et 255.)

### II. — Pyosinus et pyosinusite chronique.

Ici, le traitement sera simple et radical : il faut extraire la dent.

L'extraction faite, un moyen fort simple s'offre à nous pour vider rapidement le sinus. Il suffit de presser les narines du malade et de l'inviter à souffler fortement par le nez : on entend aussitôt un sifflement buccal dû à l'air qui, du sinus, sort par la solution de continuité alvéolaire en entraînant tout le pus qui était accumulé dans l'antre d'Hygmorre. Après quoi, on fait une injection *d'eau bouillie* dans le sinus.

On termine l'opération en curettant rapidement, à l'aide

---

(1) L'évacuation du pus, par l'apex, sera ici facilitée par le ou les pertuis alvéolaires pathologiques qui font communiquer le foyer arthro-dentaire suppuré à la poche de l'abcès. (Voir pages 108 et 172.)

d'une fraise montée sur le tour, les parois de la cavité de nécrose alvéolaire, *en évitant de pénétrer dans le sinus.*

Si, après évacuation du pus, la diaphanoscopie (méthode d'Héring) donnait de nouveau une tache opaque, il faudrait alors songer à la pyosinusite chronique et adresser le malade à un rhinologiste qui, seul, a compétence pour traiter la complication.

Si, au contraire, la diaphanoscopie nous donne, après évacuation du pus et lavage du sinus à l'*eau bouillie,* une tache claire, c'est qu'il est presque certain que nous avons affaire à un pyosinus.

Comme prescriptions : lotions buccales antiseptiques au permanganate de potasse ou à l'eau oxygénée diluée ; recommandations au malade d'éviter de manger, durant les huit jours qui suivent, du côté lésé, de crainte d'une auto-infection sinusienne par pénétration d'aliments.

## 4° ADÉNITES CHRONIQUES

Nous avons vu que, au point de vue clinique, l'adénite chronique ne persistait qu'à la période d'induration, mais que, sous l'influence d'une cause générale ou d'une poussée aiguë de l'arthrite chronique qui lui avait donné naissance, elle pouvait évoluer vers la suppuration.

Dans ce dernier cas, le traitement sera le même que pour l'adéno-phlegmon, complication d'arthrite aiguë.

Si cependant nous étions appelé à intervenir pour une adénite chronique indurée survenant comme complication d'une arthrite chronique, nous laisserions de côté le phénomène adénite pour ne traiter que la cause, c'est-à-dire la dent.

Contrairement à l'adénite indurée d'origine *aiguë,* qui disparaît en une ou 2 semaines, l'induration ganglionnaire *chronique* (complication d'arthrite chronique) persistera plus longtemps et ne disparaîtra que *très lentement*, un mois et quelquefois deux mois après le traitement de la dent.

## 5° INFECTION D'UNE DENT PAR CONFLUENCE INTERALVÉOLAIRE

Nous devrons toujours penser à la possibilité d'une infection d'une dent voisine, par confluence interalvéolaire infectieuse, chaque fois que nous aurons eu *un insuccès* après le traitement rationnel d'une dent atteinte d'arthrite chronique compliquée.

Si, malgré notre intervention, la complication persistait (fistule, abcès, adénite, nécrose, etc.), il nous faudrait alors examiner, suivant les moyens ordinaires, les dents voisines au point de vue de leur vitalité.

En cas de mortification pulpaire, ne pas hésiter à la ou les trépaner et traiter suivant la méthode préférée.

## 6° KYSTES VOLUMINEUX

Le traitement des kystes volumineux peut se faire suivant deux méhodes : 1° par extirpation de la poche kystique ; 2° par sa destruction sur place.

### MÉTHODES PAR EXTIRPATION

Les méthodes de traitement par extirpation de la poche kystique comprennent deux procédés : 1° le procédé de Jacques (de Nancy) ; 2° le procédé de Rodier.

#### I. — Procédé de Jacques (de Nancy) (1)

Comprend deux phases : 1° Extirpation du kyste ; 2° Autoplastie de la cavité opératoire.

(1) P. Jacques. *Symptômes, diagnostic et traitement des kystes paradentaires du maxillaire supérieur*. Congrès de l'Association Française de Chirurgie de 1902. L'Odontologie. N° du 30 octobre 1907.

1^re^ Phase. — *Extirpation du kyste.*

*a)* Incision horizontale de la muqueuse buccale au point le plus saillant et le plus aminci de la coque maxillaire (cul-de-sac gingivo-génien d'ordinaire).

*b)* Excision à la pince coupante de toute la portion soulevée de cette coque osseuse. La pince coupante (modèle spécial de l'auteur de la méthode) doit agir de haut en bas sans masquer le champ opératoire.

*c)* Décollement à la spatule de la poche kystique ainsi largement découverte. Ce décollement, très aisé partout où la loge est limitée par du tissu osseux, devient beaucoup plus laborieux et plus minutieux dans les points où, la coque osseuse ayant été entièrement résorbée, il y a fusion plus ou moins intime entre la poche fibreuse et la fibro-muqueuse buccale.

La dissociation est également difficile au niveau de l'alvéole et de la dent d'origine : là il devient presque inévitable de déchirer le kyste.

2^e^ Phase. — *Autoplastie de la cavité opératoire.*

La technique opératoire diffère suivant que le kyste a évolué au dépens de la bouche ou au dépens du nez et de ses annexes. Si l'évolution s'est faite vers la table alvéolaire (joue) ou interne (palais), le professeur Jacques résèque la portion osseuse soulevée, sur toute son étendue, ce qui lui permet de mettre immédiatement le fond de la cavité osseuse de niveau avec les bords et, par suite, d'y appliquer sur le champ les parties molles décollées.

La réunion de la fibro-muqueuse à l'os se fait très rapidement et il n'existera, en somme, à cet endroit qu'une simple dépression, à fond muqueux.

Si, au contraire, l'évolution du kyste s'est faite au dépens des fosses nasales ou du sinus, le professeur Jacques fait communiquer la cavité osseuse kystique avec celle de ces deux régions effondrée à la suite du développement kystique et suture, très minutieusement, la muqueuse vestibulaire à ce niveau. La bouche se trouve, de ce fait, entièrement isolée de l'os cruenté, qui, à l'abri de la flore buccale, se répare rapidement, sans répercussions fâcheuses pour le malade.

### II. — Procédé de Rodier (1).

Ce procédé comporte six temps :

1° Anesthésie locale ; 2° Incision ; 3° Décortication ; 4° Traitement de la dent (extraction ou conservation) ; 5° Pansement ; 6° Soins consécutifs.

1° *Anesthésie locale.*

Les piqûres doivent être faites au pourtour (voûte palatine et rebord gingival) et superficiellement dans l'épaisseur de la muqueuse qui recouvre la tumeur. Rodier se sert, pour cela, de la solution cocaïne, eucaïne β et adrénaline.

2° *Incision.*

Faire sur le point le plus saillant *deux incisions* ayant à peu près les dimensions de la tumeur et perpendiculaires l'une à l'autre *(incision en potence)*. La muqueuse doit être incisée très lentement jusqu'à ce que la pointe du bistouri arrive au niveau de la poche fibreuse violacée du kyste : ce que l'on reconnaîtra au cri spécial du bistouri sur cette poche qui est plus dure que le tissu muqueux.

3° *Décortication.*

A ce moment, on saisit à l'aide des pinces l'angle d'un des lambeaux et on commence la *décortication*, en ayant soin d'éviter la perforation du kyste. Cette partie de l'opé-

---

(1) Henri Rodier. — *Note sur l'énucléation des gros kystes des mâchoires. Présentation des pièces sèches.* Société de Stomatologie. 15 octobre 1906. Revue de Stomatologie. Janvier 1907.

ration s'effectue à l'aide d'une spatule boutonnée d'un peu d'ouate dont on insinue la pointe entre la muqueuse et la poche.

Lorsque la décortication atteint la partie postérieure, il est très difficile d'éviter alors la rupture de la poche à cause de ses adhérences osseuses alvéolaires. La poche est alors attirée au dehors à l'aide d'une pince à forcipessure et les dernières adhérences sont rompues à l'aide de la spatule débarrassée de son coton.

4° *Traitement de la dent.*

La dent est ensuite traitée. Suivant qu'on décide de la conserver ou non, on fait l'opération de la résection de l'apex sur place ou on procède à son extraction.

5° *Pansement.*

La cavité est d'abord *savonnée* à l'aide d'un tampon d'ouate ; puis, après des irrigations d'eau bouillie, on termine par des badigeonnages, dans la profondeur de la poche, à l'aide de teinture d'iode fraîche.

6° *Soins consécutifs.*

Le malade savonne lui-même la cavité avec du savon pris sur de l'ouate, qu'il enroule autour d'une allumette. D'après Rodier la guérison est assurée au bout de quelques semaines.

### MÉTHODE PAR CAUTÉRISATION

Le traitement par l'extirpation, d'après les méthodes de Jacques et Rodier, n'est pas souvent accepté par les malades, qui exagèrent trop facilement la gravité de cette opération. Celle-ci, pourtant, ne présente aucun danger et ne demande pas une mise en scène opératoire telle qui puisse éveiller outre mesure la pusillanimité du malade. Force nous est donc, parfois, de traiter cette complication par la méthode destructive « *in situ* », au moyen de cautérisations ignées ou potentielles.

En présence d'un kyste volumineux suppuré ou non, voici donc la technique à suivre, qui nous a donné, pour notre compte personnel, de très bons résultats dans trois cas que nous avons eu à traiter. On ouvre, au thermo-cautère, la poche à son point le plus déclive et on la vide de son contenu comme s'il s'agissait d'un abcès. Puis, par l'ouverture ainsi pratiquée — que l'on agrandit quelque peu — on badigeonne l'intérieur de la poche avec du *formol-créosote* (1). Le badigeonnage doit être fait consciencieusement sur toutes les parois de la poche. On se sert pour ce faire d'une spatule dont on entoure l'extrémité avec de la ouate bien serrée. On lave ensuite la poche avec une solution antiseptique quelconque et on laisse la plaie livrée à elle-même. Quant à la dent malade, on peut alors soit l'extraire, soit la traiter par la méthode préférée, mais l'extraction, étant donnée l'étendue de la résorption alvéolaire, est préférable, surtout s'il s'agit d'une racine. La guérison par cicatrisation devient un fait accompli au bout de quelques semaines, deux mois au plus (2).

(1) O. Amoëdo badigeonne l'intérieur de la poche kystique avec de l'*acide chromique* et lave ensuite avec de l'eau bouillie, mais laisse à demeure un tamponnement à la gaze antiseptique. O. Amoëdo. *Traitement des dents à pulpe morte*. Travail cité.

(2) Dans un article paru dans les « Annales Dentaires », Ed. Rivière décrit un procédé spécial pour le traitement des kystes par la cautérisation. Nous sommes heureux de constater que le procédé de Ed. Rivière est exactement semblable à celui dont nous avons eu l'initiative et qui nous a servi dans les trois cas que nous avons eu à traiter. La seule différence consiste en ce que Ed. Rivière badigeonne l'intérieur de la poche kystique, à l'aide de la *créosote pure de hêtre*.

Le procédé de Ed. Rivière consiste à :

1° Extraire la dent ;

2° Faire au thermo ou galvano-cautère une ouverture à la partie la plus déclive de la tumeur, puis évacuation du contenu par ladite ouverture ;

3° A travers l'orifice ainsi pratiqué, faire une cautérisation à la *créosote* en badigeonnant avec soin toutes les parois du kyste.

Ed. Rivière a opéré dix cas de kystes paradentaires suivant ce procédé. (Ed. Rivière. *Traitement des kystes paradentaires par la cautérisation créosotée*. Annales Dentaires. Novembre 1909).

# APPENDICE

## TRAITEMENT DE LA POLYARTHRITE ALVÉOLO-DENTAIRE

### Considérations générales

Nous avons eu déjà l'occasion, au cours de l'étude de l'étiologie et du diagnostic (1) des arthrites alvéolo-dentaires, de préciser certains points cliniques concernant l'évolution de la polyarthrite alvéolo-dentaire suppurée.

Par cet appendice, nous n'aurons pour but que d'indiquer, d'une façon aussi succincte et aussi claire que possible, les éléments thérapeutiques connus employés couramment, à l'heure présente, pour combattre cette affection.

Nous savons qu'au point de vue clinique la polyarthrite peut se présenter sous la forme sèche ou la forme suppurée, pyorrhéique.

Or il est rare qu'un malade vienne nous consulter pour une polyarthrite à forme *sèche*, car celle-ci, de nature essentiellement trophonévrotique, sans tartre ni pus, n'offre pas un cortège symptomatique assez prononcé pour obliger le malade à faire appel à nos soins.

Cliniquement, c'est lorsque la polyarthrite présentera la forme suppurée, c'est-à-dire pyorrhéique, ou bien, au cours d'une poussée subaiguë ou aiguë, coïncidant ou non avec une crise de l'état général, que le malade viendra nous consulter, tout spécialement.

---

(1) Voir pages 66, 67 et 95.

Le traitement de la polyarthrite devra, avant tout, avoir pour but la conservation de la dent.

*L'extraction*, que recommandait FAUCHARD et JOURDAIN comme le seul traitement efficace et radical de cette affection, ne doit à l'heure actuelle intervenir que comme traitement « in extremis. » On ne devra, en effet, y avoir recours que dans trois cas : 1° lorsque tout traitement conservateur de la dent aura échoué, ou, en présence d'une résorption alvéolaire trop étendue, aura été jugé inutile ; 2° lorsque l'extraction devra être faite sur la demande expresse du malade — et ce, malgré notre affirmation de la possibilité d'un résultat favorable par un traitement conservateur ; 3° lorsque l'affection résulte d'une anomalie de position de la dent.

Si l'extraction peut, en effet, être considérée comme le traitement radical de la lésion pyorrhéique de la dent sur laquelle on opère, elle ne peut, par contre, influencer en quoi que ce soit la marche de l'affection en ce qui concerne les autres dents : la polyarthrite étant, comme chacun sait, conditionnée, tant au point de vue anatomo-pathologique que clinique, par les fluctuations morbides d'un état général présentant des troubles organiques ou physiologiques.

Quant au traitement conservateur il devra être à la fois local et général.

Le traitement local devra porter non seulement sur la lésion arthro-dentaire, mais encore sur les causes adjuvantes qui peuvent la favoriser et l'entretenir.

Le traitement général aura pour but l'amélioration du terrain en intervenant du côté de l'état général.

### A. — Traitement local.

Le traitement local, dans la polyarthrite à forme pyorrhéique, présente trois phases bien distinctes : 1° le traitement préparatoire ; 2° le traitement de la lésion ; 3° le traitement consécutif.

### 1° TRAITEMENT PRÉPARATOIRE.

Le traitement préparatoire consiste en l'enlèvement du tartre, salivaire et sérique, et en la mise à l'état d'asepsie de la cavité buccale.

*L'enlèvement du tartre* est une opération très délicate et qui demande beaucoup de soins, de minutie et d'habileté professionnelle. A ce sujet, il nous est pénible de constater que dès la deuxième année de leur scolarité, la plupart des élèves montrent non seulement de l'apathie mais encore un certain dédain pour cette opération.

Aussi ne faut-il pas s'étonner outre mesure que le traitement radical de FAUCHARD et JOURDAIN soit encore en honneur parmi nombre de praticiens. C'est un tort, car il est quelquefois difficile de faire admettre par le malade que, avec tous les progrès dont l'Art dentaire a bénéficié jusqu'à ce jour, l'on ne puisse lui proposer, comme seul et unique traitement, que l'extraction.

D'autre part, beaucoup de malades ne se séparent pas ainsi de gaîté de cœur et sans tentatives de conservation, de dents dont la rareté les rend d'autant plus précieuses.

L'enlèvement du tartre, avons-nous dit, est une opération très délicate, longue et minutieuse.

Elle devra porter à la fois sur le tartre salivaire, d'origine exogène, et sur le tartre sérique, d'origine endogène.

Le premier se dépose sur toute la surface de la dent et principalement au niveau du voisinage des orifices excréteurs des glandes salivaires (face génienne des molaires de 6 ans ; face linguale des incisives inférieures) ; quant au deuxième, il existe sous forme de concrétions, dures et très adhérentes, au niveau des racines — c'est le *tartre dangereux* de P. ROBIN.

Étant donné l'ébranlement des dents par suite de leur déchaussement, certains auteurs ont proposé, afin de faciliter l'enlèvement du tartre, soit la ligature en palissade des dents, soit l'application d'un appareil métallique de contention.

La ligature se fera avec un fil métallique (laiton, argent ou platine) enserrant chaque dent au-dessus de leur collet. L'appareil de contention se fera à l'aide d'une plaque métallique estampée et recouvrant à la fois le bord libre et la moitié des faces externe (labiale ou génienne) et interne (palatine ou linguale) des dents. Cet appareil, que l'on met en place au moment de l'opération, a l'avantage de maintenir immobiles toutes les dents à la fois.

Il est cependant préférable de pouvoir procéder à l'enlèvement du tartre en maintenant simplement chaque dent avec les doigts de la main gauche, qui sert en même temps de point d'appui pour la main droite qui opère. Cette façon d'opérer demande une certaine habileté, qui ne peut s'acquérir que par une longue habitude.

L'enlèvement du tartre salivaire se fera à l'aide des instruments à nettoyer ordinaires. Quant au tartre sérique, étant donnée sa situation, plusieurs séries d'instruments spéciaux ont été préconisés en vue de son enlèvement : ce sont les séries de CUSTRING, de WHITE, de HARLAN, de YUNGER et de DARBY-PERRY.

Nous ne décrirons pas ici la forme de ces divers instruments, mais seulement leur mode d'action respectif. Après l'introduction de l'extrémité de l'instrument entre l'alvéole et la racine, le tartre sérique sera enlevé par *pression vers l'apex* avec les séries de CUSTRING et de DARBY-PERRY, par *traction vers la couronne* avec les séries de HARLAN et de WHITE et par une action de *râclage dans le sens latéral* avec la série de YUNGER. L'enlèvement du tartre sérique devra être accompagné d'un curettage consciencieux des parois cémentaire et alvéolaire de l'articulation, de façon à détruire toutes les parties nécrosées de ces parois et faciliter d'autant l'action du caustique au cours du traitement de la lésion qui suivra le curettage.

Au cours du curettage des parois radiculaire et alvéolaire, il faut avoir soin de faire de fréquents lavages à l'eau oxygénée ou simplement à l'eau bouillie, à l'aide d'une seringue de Pravaz dont on introduit l'aiguille assez profondément dans le cul-de-sac alvéolo-radiculaire. Ces lavages ont pour but d'expurger le clapier pyorrhéique de toute parcelle de tartre ou de produits pathologiques détachés avec l'instrument à nettoyer. Enfin, nous terminerons cet exposé sur l'enlèvement du tartre en disant que, assez facile pour le tartre salivaire, cette opération est *plus longue* et *plus difficile* — parce que douloureuse — pour le tartre sérique ou radiculaire.

Il est nécessaire que la cavité buccale soit — en vue du traitement qui va suivre — dans un état d'asepsie aussi parfait que possible.

Pour cela on devra procéder, ainsi que le conseille P. ROBIN, à l'extraction de tous débris radiculaires, racines ou dents dont l'étendue des lésions pyorrhéiques est telle que toute chance de conservation a dû être écartée.

## 2° TRAITEMENT DE LA LÉSION.

Le traitement de la lésion arthro-dentaire peut se faire suivant deux sortes de méthodes : 1° méthodes chirurgicales ; 2° méthodes médicales.

| | | | |
|---|---|---|---|
| I. Méthodes chirurgicales. | 1° | Par réimplantation de la dent après agrandissement de l'alvéole en profondeur. | Procédé de YUNGER. |
| | 2° | Par excision du lambeau gingival, combinée avec la cautérisation ignée. | Procédé de CRUET. |

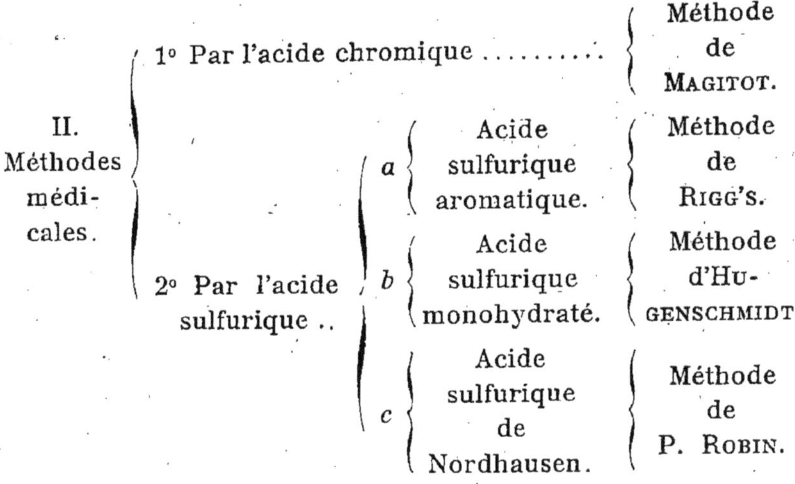


## I. — MÉTHODES CHIRURGICALES.

### 1° Procédé de Yunger.

Le procédé de Yunger consiste à réimplanter la dent atteinte de polyarthrite suppurée après : 1° la trépanation, l'antisepsie et l'obturation définitive de sa chambre pulpaire et de son canal radiculaire ; 2° le forage en profondeur de l'alvéole, jusqu'à ce que, la dent étant remise en place, cette dernière soit au même niveau que ses voisines immédiates.

Yunger n'emploie ce procédé que pour les dents incisives ou canines présentant un degré d'élongation extrême. Pour les autres dents, Yunger procède suivant les méthodes médicales par des cautérisations à l'acide lactique.

La technique du procédé chirurgical de Yunger consiste en ceci. La dent est extraite, puis on curette soigneusement sa surface radiculaire nécrosée et l'on trépane sa couronne. Ceci fait, on enlève la pulpe et son filet radiculaire et, après désinfection, on obture canal et chambre pulpaire. Laissant alors la dent de côté (dans un bain antiseptique) on s'occupe de l'alvéole que l'on agrandit en profondeur, à l'aide d'une fraise, jusqu'à ce que la dent puisse être de niveau, une fois en place, avec ses voisines immédiates.

Après quoi, on replace la dent définitivement, non sans avoir fait des lavages antiseptiques alvéolaires, et on la maintient à ses voisines à l'aide, soit d'une ligature, soit d'un appareil de contention.

En France, ce procédé a été préconisé et appliqué par O. Amoëdo (1).

2° Procédé de Cruet.

Le procédé de Cruet consiste en une excision au ciseau, combinée avec une cautérisation ignée, du lambeau gingival du clapier pyorrhéique. On introduit une des branches du ciseau à gencives jusqu'au fond du clapier et on sectionne la gencive verticalement. Puis on sectionne de nouveau, à l'aide d'un ciseau courbe, les deux lambeaux de gencive et l'on cautérise le fond du clapier à l'aide du thermo-cautère ou du galvano-cautère.

On peut reprocher au procédé de Cruet d'être à la fois *douloureux* et *inopportun* ou *inefficace*, dans certains cas.

En effet, lorsque la dent est vivante — c'est-à-dire lorsqu'elle ne présente pas de mortification pulpaire, comme complication de la polyarthrite, par voie apexienne — elle réagit douloureusement au contact du thermo-cautère sur ses racines, de même que la muqueuse gingivale. D'autre part, il faut tenir compte de l'esthétique que ce procédé déparera quelque peu, puisque, d'emblée, il porte à son maximum le déchaussement de la dent. Enfin, si ce procédé est radical et parfait pour les dents monoradiculées, en revanche il est inefficace en ce qui concerne les dents multiradiculées « dont les clapiers très reculés ou

(1) Amoëdo. — Discussion à propos du « *traitement de la périodontite expulsive* » par le Dr Hugenschmidt (Congrès dentaire de Nancy, 1906).

placés sur un plan plus postérieur seront inaccessibles à la pointe du ciseau », ainsi que pour « les clapiers situés entre les faces intersticielles » (1).

## II. — MÉTHODES MÉDICALES

Les méthodes médicales consistent à cautériser, puis à provoquer la cicatrisation des culs-de-sac pyorrhéiques par l'intermédiaire d'antiseptiques ou de caustiques, déposés à même au fond des clapiers. Il nous est impossible de décrire ici, dans leurs détails, tous les procédés qui s'inspirent de ces méthodes. Nous ne citerons donc que pour mémoire les procédés de Witzel (solution aqueuse de chlorure de zinc, acide phénique, acide chlorhydrique, etc., etc.) ; de Harlan (iodure de zinc) (2) ; Kirk (solution d'aristol au 1/10) : Cravens (nitrate d'argent en poudre introduite jusqu'au fond des clapiers à l'aide d'une tige en platine) ; Marchal de Calvi (teinture d'iode) ; Desprès (chlorure de zinc), Vidal (perchlorure de fer), etc., etc...

A l'heure actuelle, il existe deux substances chimiques qui jouissent d'une très grande faveur en Odontologie, ce sont : 1° l'*acide chromique*, 2° l'*acide sulfurique*.

### Traitement par l'acide chromique ou Méthode de Magitot.

Le procédé de Magitot consiste à traiter la lésion par des cautérisations des culs-de-sac pyorrhéiques à *l'acide chro-*

(1) Abbadie. *Traitement de la pyorrhée alvéolo-dentaire.* Thèse Paris. 1906.

(2) Après le nettoyage minutieux de la dent, Harlan (de New-York) fait 3 incisions au niveau du lambeau gingival et allant jusqu'au fond du cul-de-sac pyorrhéique. Puis, par ces incisions, il introduit de l'iodure de zinc. L'iodure de zinc provoque un vif bourgeonnement, qui constituera le tissu gingival devant recouvrir et sertir la racine déchaussée. (Congrès dentaire international de Genève. F. D. I. Août 1906).

*mique* et à faire suivre cette cautérisation d'un traitement local adjuvant, comprenant à la fois l'application *d'antiphlogistiques locaux* (sangsues, scarifications) et l'ingestion de *chlorate de potasse* en pastilles. Enfin, MAGITOT fut le premier qui eut l'idée de traiter en même temps l'état général.

L'application de l'acide chromique s'opère de la façon suivante. Après avoir bien limité son champ opératoire à l'aide de rouleaux d'ouate, de façon à empêcher son envahissement par la salive, on assèche le cul-de-sac pyorrhéique avec des mèches d'ouate enroulées autour d'une sonde; puis, à l'aide d'une petite baguette de bois très effilée, on introduit quelques cristaux d'acide chromique dans les clapiers. L'acide chromique étant très avide d'eau, la solution se fait à même dans le clapier : d'où pénétration rapide du caustique. Attendre 4 à 5 minutes, puis inonder la dent traitée avec de l'eau bouillie, afin de neutraliser l'excès du caustique qui pourrait fuser vers la gencive. Nous rappellerons, à ce sujet, qu'il ne faut jamais se servir de solution d'eau oxygénée pour neutraliser l'excès d'acide chromique : ce médicament, au contact de cet acide, donne un mélange noirâtre, d'aspect désagréable pour le patient.

L'excès d'acide enlevé, la gencive nous apparaît alors festonnée, au pourtour de la dent, d'un *liseré jaunâtre* qui n'est autre que la portion escharifiée, devant s'éliminer par la cicatrisation.

Le traitement par l'acide chromique a, encore à l'heure actuelle, beaucoup de partisans et nombre de praticiens n'en pratiquent pas d'autres. Par contre, le traitement local adjuvant tend à être de plus en plus en défaveur, du moins tel que le prescrivait MAGITOT. Le chlorate de potasse n'est plus ou très peu employé. Quant aux sangsues et aux scarifications des gencives, elles sont, à l'heure actuelle, remplacées avantageusement par les attouchements au collutoire à la teinture d'iode et d'aconit et par les massages des gencives avec les doigts.

II. — TRAITEMENT PAR L'ACIDE SULFURIQUE.

La nature de l'acide sulfurique employé varie suivant les auteurs : acide sulfurique aromatique (méthode de RIGG'S) ; acide sulfurique monohydraté (méthode d'HUGENSCHMIDT) (1) ; acide sulfurique de Nordhausen (méthode de P. ROBIN) (2).

De ces 3 méthodes, la plus active et la plus efficace est sans contredit celle de P. ROBIN avec l'acide sulfurique de Nordhausen. Par cela même, elle réclame plus d'attention de la part de l'opérateur.

D'aspect oléagineux, l'acide sulfurique de Nordhausen doit être tenu dans un flacon bien bouché, car, exposé à l'air, il répand des fumées abondantes.

Pour que l'application de l'acide sulfurique puisse produire son maximum d'effet, deux conditions sont nécessaires : 1° l'étanchéité du champ opératoire, constitué ici par le collet des dents ; 2° l'asséchement aussi parfait que possible des clapiers purulents (ABBADIE). Ces deux conditions sont donc exactement les mêmes que celles prescrites pour l'application de l'acide chromique. Toutefois, la technique opératoire est quelque peu différente. L'application de l'acide sulfurique se fera à l'aide, soit de sondes en cuivre, soit de tiges de platine fines et aplaties. Après l'application, on attendra 2 à 3 minutes, puis on inondera le champ opératoire à l'aide d'une solution saturée de *bicarbonate de soude*, afin de neutraliser l'excès d'acide qui pourrait fuser vers la gencive (3). *L'application de l'acide*

---

(1) HUGENSCHMIDT. *Traitement de la périodontite expulsive.* Congrès dentaire national. Nancy. Séance du 15 août 1896.

(2) P. ROBIN. Société de Stomatologie. 1902.

(3) Dans ces dernières années, P. ROBIN a proposé de faire, immédiatement après l'application de l'acide sulfurique de Nordhausen « avec les

*sulfurique provoque une sensation de chaleur et de constriction dans l'alvéole.*

Le pourtour gingival du clapier pyorrhéique, au lieu d'être jaune comme après l'application de l'acide chromique, apparaît, au contraire, *blanc* après l'action de l'acide sulfurique. Cette eschare tombe au bout de 2 ou 3 jours, en laissant, au dessous, une muqueuse rose et saine. Les applications suivantes d'acide sulfurique ne devront être faites qu'après l'élimination de l'eschare résultant de l'application qui a précédé.

Pour les dents de la mâchoire supérieure, HUGENSCHMIDT recommande de placer la tête du patient, très en arrière et en extension forcée « afin que le sommet du décollement ou sommet radiculaire soit à un niveau inférieur à celui du collet de la dent et que le médicament arrive bien au fond du cul-de-sac ».

Il nous faut reconnaître que cette position n'est pas très facile à obtenir ni très commode pour le patient. De plus, après l'application du caustique, le lavage à l'eau bicarbonatée arrivant brusquement dans l'arrière-bouche peut être très pénible pour le patient.

Personnellement, nous opérons pour les dents de la mâchoire supérieure absolument comme pour la mâchoire inférieure, c'est-à-dire dans la position assise. *Nous intro-*

---

mêmes précautions pour isoler les dents et dessécher les collets, avec la même aiguille et de la même façon », une nouvelle application de *nitrate acide de mercure.* L'application successive du nitrate acide de mercure après celle de l'acide sulfurique de Nordhausen donnerait, paraît-il, un résultat plus rapide, mais son application serait plus douloureuse que dans la cautérisation par l'acide sulfurique de Nordhausen seul.

D'autre part, P. ROBIN conseille au cas où, par suite de la grande profondeur des clapiers, on voudrait procéder à l'ablation du lambeau gingival flottant, de profiter de ce que la dent est isolée de la salive pour faire, immédiatement après l'application du caustique, une double incision en V du lambeau gingival « l'ouverture étant dirigée vers la couronne et les extrémités des branches se dirigeant vers les languettes interdentaires ». Il n'y a pas d'hémorragie, l'acide de Nordhausen faisant l'hémostase immédiate. (P. ROBIN. — *Nouveau traitement potentiel de la pyorrhée alvéolo-dentaire.* XIVe Congrès international de médecine. Madrid. 1906).

*duisons l'acide sulfurique au fond des clapiers à l'aide de fibres d'amiante,* enroulées, serrées, autour d'une sonde en cuivre, qui retiennent le caustique sans être détruites par ce dernier.

Pour les dents de la mâchoire inférieure, ces précautions sont inutiles ; l'acide diffuse vers le fond des clapiers à la fois en vertu de la loi de pesanteur et par sa grande affinité pour l'eau.

### 3° TRAITEMENT CONSÉCUTIF (1).

Au cours et après le traitement de la lésion (cautérisation des clapiers pyorrhéiques) on devra recommander au malade : 1° le brossage de ses dents ; 2° des bains de bouche antiseptiques ; 3° des massages de ses gencives ; 4° de mastiquer alternativement des deux côtés des mâchoires.

1° *Brossage des dents.*

Le brossage des dents est indispensable, surtout au niveau des interstices interdentaires. Les débris alimentaires trouvent, en effet, là — comme nous l'avons déjà dit au cours de l'étude étiologique des arthrites (2) — un lieu d'agglomération et de fermentation, dont le voisinage morbide peut retarder le processus de cicatrisation des clapiers arthro-dentaires. Ce brossage devra être effectué matin et soir, *surtout le soir,* ou mieux après chaque repas, à l'aide d'une brosse plutôt dure (3), dans le sens vertical et en ayant soin de faire pénétrer les soies de la brosse dans les interstices interdentaires.

---

(1) Lorsque l'affection est traitée à temps, c'est-à-dire dès son commencement, il est indiqué de procéder à la dévitalisation pulpaire, préconisée pour la première fois par Rhein (de New-York). Cette opération favorise la consolidation de la dent en augmentant le débit sanguin et, partant, les échanges nutritifs dans la circulation arthro-dentaire.

(2) Voir pages 62, 63 et 64.

(3) Proscrire les brosses en blaireau et à pointes de caoutchouc.

Les débris alimentaires, auxquels il faut ajouter le mucus buccal, présentant une certaine viscosité, le savon, par son pouvoir émulsif, est tout indiqué pour le nettoyage parfait des dents. On formulera une poudre savon dentifrice à la fois alcaline et d'un pouvoir mécanique faible. On proscrira à cet effet toute poudre contenant de la pierre ponce, de la poudre de charbon ou d'iris.

Voici la formule que nous prescrivons d'une façon constante pour l'hygiène dentaire journalière :

*Poudre savon dentifrice.*

| | |
|---|---|
| Borate de soude. . . . . . . . . . . | 15 grammes |
| Carbonate de chaux précipité . . . . | āā 10 gr. |
| Savon amygdalin . . . . . . . . . . | |
| Essence de menthe anglaise . . . . | XXV gttes |
| Carmin. . . . . . . . . . . . . . | Q. S. |

FSA.

Pendant le traitement de la polyarthrite suppurée, et suivant le degré d'altération du milieu buccal, nous ajoutons, comme principe actif, à notre formule :

| | |
|---|---|
| Résorcine . . . . . . . . . . . . . | 3 grammes. |

2° *Bains de bouche antiseptiques.*

Les bains de bouche, ou lotions buccales, doivent être pris d'une façon prolongée, durant au moins 5 minutes (1), faute de quoi leur action ne serait qu'illusoire.

Enfin, si la polyarthrite donnait lieu à une poussée subaiguë ou aiguë, il faudrait ordonner la solution chloralée au décocté de guimauve et pavot (2).

3° *Massages des gencives.*

Nous ne conseillerons pas, comme le veut P. Robin, le brossage des gencives. Nous pensons au contraire, avec

(1) Hugenschmidt. — Travail cité.

(2) Voir pour les formules : pages 216 et 222.

Hugenschmidt, que le *massage* des gencives à l'aide des doigts est de beaucoup préférable ; car, « avec la brosse, les patients trouvent le procédé très douloureux et le font très imparfaitement, tandis qu'avec le doigt on peut faire une friction très énergique sans douleur. »

Ces massages devront être faits (1) : 1° horizontalement, sur toute l'étendue des gencives (faces interne et externe des bords alvéolaires) ; 2° longitudinalement, sur le trajet radiculaire de chaque dent pyorrhéique (2).

Ces massages auront pour effet de stimuler la circulation gingivale et, par conséquence, être un facteur favorable pour la circulation arthro-dentaire.

4° *Récupération du fonctionnement masticatoire des dents.*

Nous savons que l'intégrité physiologique de l'articulation alvéolo-dentaire est sous la dépendance *directe* du fonctionnement masticatoire des dents (3).

De plus, la physiologie de la digestion nous apprend que l'acte masticatoire constitue un facteur adjuvant important, par voie reflexe, des sécrétions salivaire et gastrique, et, partant, de l'acte digestif. Or, chez les malades atteints de polyarthrite alvéolo-dentaire suppurée, l'acte masticatoire se fait d'une façon très défectueuse, autant par crainte de douleurs ou d'ébranlement des dents que par le genre d'alimentation en rapport avec les habitudes ou la situation sociale de chacun. De plus en plus, en effet, nous avons tendance à ne manger que des mets dont la préparation parfaite rend l'acte masticatoire sinon inutile mais, tout au moins, trop facile. Chez l'arthritique, ce défaut de mastica-

(1) Deux fois par jour, et pendant 2 minutes au moins (Hugenschmidt).

(2) Ch.-L. Fleichmann (de Lyon) a imaginé, tout dernièrement, en vue du massage de la région gingivale de chaque dent pyorrhéique, une série de neuf instruments spéciaux qu'il appelle « *masseurs vibratoires* ». Ce sont des pointes, se montant sur le maillet électrique à aurifier, et munies à leur extrémité d'une tête en caoutchouc mou, de formes diverses.

(3) Voir pages 23 et 24.

tion ne pourra que favoriser l'évolution de la lésion arthro-dentaire. Il est donc de toute nécessité de permettre au malade de faire récupérer, à ses dents, leur fonction masticatoire normale. Pour cela, on lui prescrira de mastiquer lentement, et pendant longtemps, au moment des repas, en ayant soin de mâcher alternativement des 2 côtés de ses mâchoires. Au cas où quelques dents feraient défaut, il serait nécessaire de les remplacer par un appareil de prothèse, qui non seulement permettra aux dents isolées de fonctionner à nouveau, mais constituera pour celles-ci un appareil de maintien et pourra hâter, de ce fait, leur consolidation.

Enfin, au surplus, la récupération du fonctionnement masticatoire des dents atteintes de polyarthrite ne pourra qu'influer favorablement sur le retour à l'intégrité physiologique des portions du ligament alvéolo-dentaire non encore détruites par l'exsudat pyorrhéique.

### B. — **Traitement général.**

La polyarthrite alvéolo-dentaire étant une manifestation pathologique locale, liée et conditionnée par un état général pathologique ou troublé dans ses fonctions physiologiques, il s'ensuit que, traiter la lésion locale sans traiter en même temps l'état général qui la conditionne, équivaudrait à traiter un symptôme sans traiter la cause.

Au traitement local, que nous venons d'exposer en détail (1° enlèvement des tartres salivaire et sérique ; 2° curettage et cautérisation ignée ou potentielle des clapiers pyorrhéiques ; 3° brossage des dents ; 4° lotions buccales antiseptiques ; 5° massages des gencives ; 6° récupération du fonctionnement masticatoire des dents), devra donc s'ajouter, en même temps, le traitement de l'état général.

L'institution de ce traitement doit être laissée à la compétence du médecin et rester en dehors de notre domaine thérapeutique. Notre rôle, en l'espèce, doit consister à dépister l'affection ou le trouble de l'état général que peut présenter le malade.

Parmi le grand nombre de causes générales, connues ou ignorées, qui prédisposent et conditionnent la polyarthrite, il en est de physiologiques et de pathologiques : l'âge ; la ménopause chez la femme — sans parler des menstrues qui, chez une femme atteinte de polyarthrite alvéolo-dentaire suppurée, constituent le baromètre mensuel de l'accentuation des phénomènes polyarthritiques ; — les troubles de la nutrition (en particulier *le diabète*) ; les affections cardio-rénales chroniques, etc., etc. : toutes causes qu'il nous est facile de pouvoir déceler. Si l'interrogatoire écarte, par ses résultats négatifs, toute indication de causes physiologiques ou de causes pathologiques ignorées du malade, nous devons ordonner à celui-ci de faire procéder à l'analyse de ses urines.

Cette analyse nous révèlera la présence ou l'absence, soit du sucre, soit de l'albumine — tout en nous renseignant sur la quantité ou la nature chimique des produits de décomposition, complète ou incomplète, des matières azotées. Ce n'est que muni des résultats de cette analyse, ainsi que des renseignements recueillis au cours de notre interrogatoire, que nous pourrons, *s'il y a lieu*, adresser notre malade à son médecin habituel ou le diriger vers la spécialité médicale qui le concerne.

---



## ERRATA

Page 45.

Au lieu de... « Personnellement nous n'employons systématiquement que le formol associé au 1/3 à la créosote de hêtre... » lire... « *Personnellement nous n'employons systématiquement que le formol associé* A PARTIES ÉGALES *à la créosote...* »

# TABLE DES MATIÈRES

## CHAPITRE III

### Thérapeutique

## Appendice.

Bar-le-Duc. — Imprimerie Ed. JOLIBOIS, 55, Boulevard de la Banque.

# CONTENAU-GODARD & COLLIGNON

23, Rue Croix-des-Petits-Champs, PARIS

TÉLÉPHONE : 214-53 — Adresse Télégraphique : CONTENOGODAR-PARIS

## LAVABO ASEPTIQUE POUR CABINET DENTAIRE

Eau chaude et eau froide
filtrée sur l'appareil.

GRAND MODÈLE
monté sur dossier marbre
2.20 × 0.90
**490** fr.

PETIT MODÈLE
monté sur dossier marbre
2.00 × 0.75
**390** fr.

L'appareil contient 10 litres
d'eau
pour le grand modèle
6 litres pour le petit.

*Tuyauterie et Consoles*
*en cuivre*
*nickelé ou oxydé.*

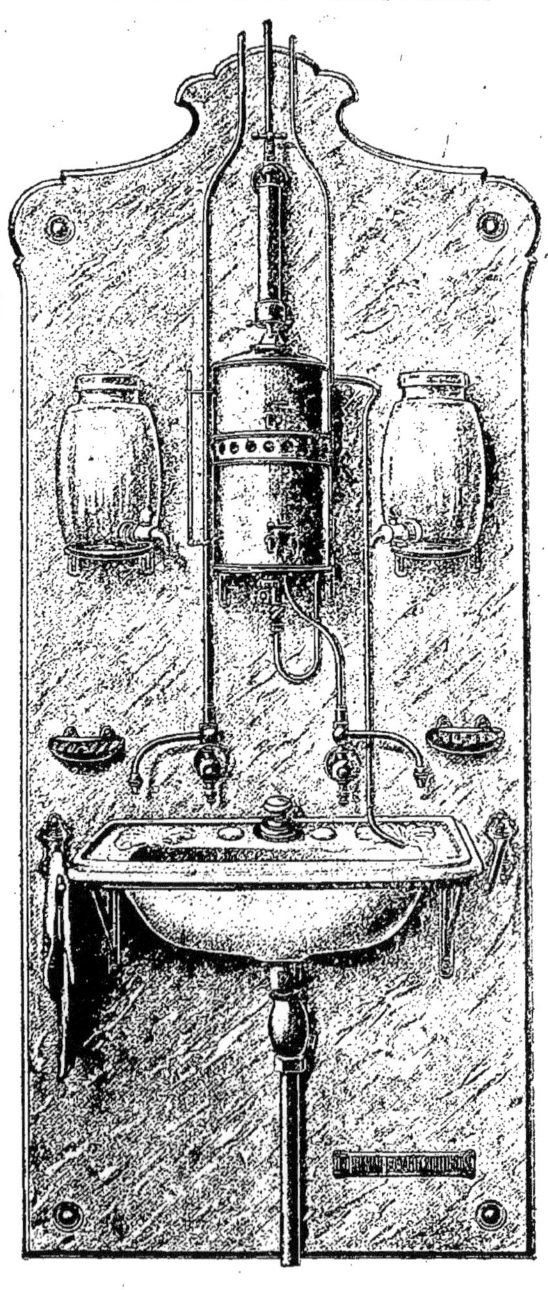

BAR-LE-DUC. — IMPRIMERIE Ed. JOLIBOIS
55, BOULEVARD DE LA BANQUE

www.ingramcontent.com/pod-product-compliance
Ingram Content Group UK Ltd.
Pitfield, Milton Keynes, MK11 3LW, UK
UKHW020103200726
13856UKWH00002B/349

9 782011 742872